内容实实在在 关怀点点滴滴

十月怀胎
大百科

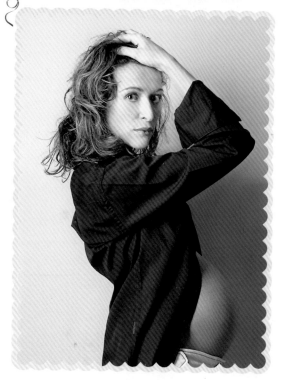

张秀丽/编著

U0278114

中国人口出版社

经典月子菜

JINGDIANYUEZICAI

红豆紫米甜汤

材料 红豆 30 克，紫糯米 50 克，桂圆肉 10 克

做法 ▶▶▶

1. 将红豆与紫糯米洗净后浸泡一晚。
2. 将红豆和紫糯米加 2 碗水先用大火煮开约 10 分钟后，再用小火煮至红豆和紫糯米完全熟透。
3. 加入桂圆肉煮至桂圆肉完全蓬松，加入适量的糖调味即可。

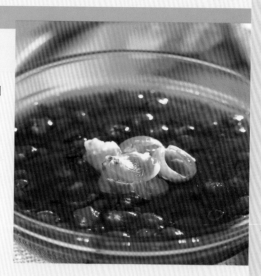

银耳猪肝粥

材料 大米200克，银耳50克，猪肝150克，鸡蛋1个

做法 ▶▶▶

1. 将大米洗净，浸泡 30 分钟，备用。
2. 将把银耳放入温水中泡发，撕成瓣状；猪肝洗净、切片。
3. 把猪肝放在碗内，加入淀粉、盐打入鸡蛋拌匀挂浆，待用。
4. 将大米煮成白粥，放入银耳。
5. 再倒入猪肝鸡蛋液，煮 10 分钟即成。

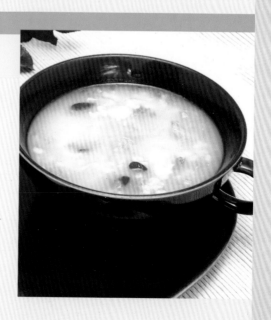

猪肝豆腐汤

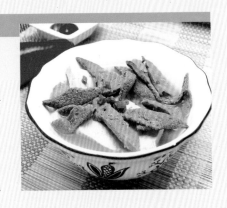

材料 猪肝 100 克，豆腐 250 克，葱花 1 小匙，姜 2 片

做法 ▶▶▶

1. 将猪肝洗净，切成薄片；将豆腐漂净切厚片。
2. 将豆腐放入锅内加适量水及盐、葱、姜，以小火煮沸。
3. 投入猪肝，用大火滚沸即成。

豆苗炒牛肉

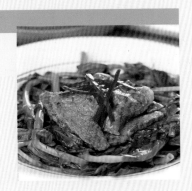

材料 豆苗 150 克，牛肉 100 克，姜 2 片

做法 ▶▶▶

1. 将豆苗洗净切段，牛肉切片用水淀粉和酱油拌匀。
2. 锅中热油，将牛肉泡油，沥干油分备用。
3. 再取少量油，将豆苗、牛肉、姜片放入加糖拌炒均匀即可。

薏仁赤小豆鸡汤

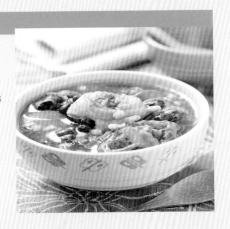

材料 薏仁 10 克，红豆 20 克，生姜 2 片，鸡腿 2 个

做法 ▶▶▶

1. 将鸡腿洗净剁块，红豆和薏仁洗净泡水 1 小时。
2. 将鸡腿、薏仁、红豆放入炖锅加水炖熟，
3. 再加入适量盐和姜片调味即可。

补身四物鸡

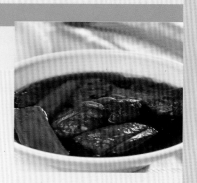

材料 四物（当归 12 克，熟地 8 克，白芍 10 克，川芎 8 克），带骨鸡块 200 克。

做法 ▶▶▶

1. 将鸡块洗净剁块。
2. 将鸡块和当归、白芍、熟地、川芎一起放入炖锅加中 2 碗水炖煮到鸡块熟烂即可。

洋葱番茄炖肉

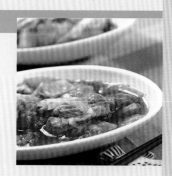

材料 洋葱1个，番茄1个，五花肉200克

做法 ▶▶▶

1. 将洋葱切半，剥去外膜，洗净切成块状。
2. 将番茄洗净切成块状。
3. 将洋葱、番茄、五花肉及调味料加水 2 碗大火煮开后转小火煮约 25 分钟即可。

苹果木耳鸡汤

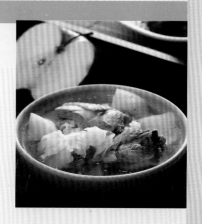

材料 苹果1个，银耳 5 朵，鸡腿 2 个

做法 ▶▶▶

1. 将苹果削皮，去子洗净切块。
2. 将银耳泡软洗净去蒂，撕成小块。
3. 将鸡腿剁块，洗净后放热水中汆烫再捞起沥干。
4. 将鸡腿、苹果、银耳放锅中加适量水大火煮开后转小火慢炖约 25 分钟。
5. 加少量盐调味。

沙茶韭菜煮鸭血

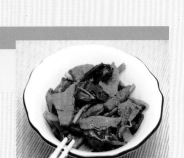

材料 鸭血 1 条（约 500 克），酸菜 2 片，韭菜 1 小把，
红辣椒丝少许

做法 ▶▶▶

1. 将鸭血切除有泡沫部分，改刀切片，用开水汆烫出。
2. 将酸菜切丝，韭菜切段。
3. 将酸菜丝放入高汤内先煮，再放入鸭血煮熟后，加盐调味。
4. 放入韭菜即熄火，加沙茶酱调味，撒上些许红辣椒丝即成。

菠菜炒猪肝

材料 菠菜 300 克，猪肝 200 克，葱 2 根，姜 2 片

做法 ▶▶▶

1. 将姜去皮，葱洗净，均切末；猪肝泡水 30 分钟后捞
   出切片，再加酱油、醪糟、水淀粉腌 5 分钟；菠菜洗净切段。
2. 将猪肝以大火炒至变色，盛起。
3. 将油锅烧热，加菠菜略炒一下。
4. 将猪肝回锅，加适葱、姜末、量盐和糖可。

冰糖山药

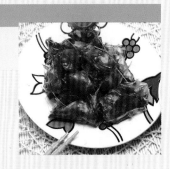

材料 山药500克，冰糖75克

做法 ▶▶▶

1. 将山药刮去皮切滚刀块。
2. 将冰糖碾碎成面儿；盘中涂上少许香油。
3. 锅内注入油烧至五成热，放入山药炸至金黄皮脆里熟，倒入漏勺内。
4. 锅内留油少许，放入冰糖面和一调匙清水，加桂花卤熬糖，待糖汁表面的大气泡变
   小，糖开始微微有点儿浅红色时，马上将炸过的山药、芝麻倒入勺中搅动。
5. 用糖汁将山药包匀，倒入涂油的盘中即可。

菠菜鱼片粥

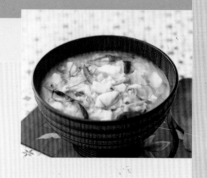

材料 鲷鱼80克，菠菜100克，白米60克，红枣3枚

做法 ▶▶▶

1. 将白米洗净，浸泡 30 分钟备用。
2. 将鲷鱼片洗净，菠菜洗净切段，红枣去子并切成条状。
3. 将白米、红枣放至锅中加入高汤和适量清水，煮沸后转小火煮约 20 分钟。
4. 再加入鲷鱼片和菠菜煮 3 分钟，起锅前加适量盐调味即可。

青笋炒瘦肉

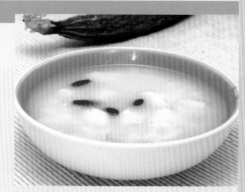

材料 青笋300克，瘦肉300克，蒜末半大匙

做法 ▶▶▶

1. 将青笋洗净，削净根部粗硬部分；加水半锅烧开，加盐，将青笋整根放入汆烫，稍软时捞出，冲凉，再切小片。
2. 将瘦肉切丝，拌入调味料 B 腌 15 分钟。
3. 先将肉丝过油，捞出后将油倒出；锅内留 2 大匙油，先炒香蒜末，再放入青笋炒。
4. 肉丝回锅与青笋同炒，并加入调味料 C 和适量清水调味，炒匀即盛出。

甜藕糯米粥

材料 鲜藕200克，糯米100克，枸杞子少许

做法 ▶▶▶

1. 将藕冲洗干净，刮去外皮，切成丁块。
2. 将糯米淘洗干净，用清水浸泡。
3. 将沙锅置火上，放入适量清水、糯米、藕块。
4. 用大火煮沸后，改用小火熬至粥成。
5. 加入白糖，撒上枸杞子，调入桂花卤即可。

芥菜猪肝汤

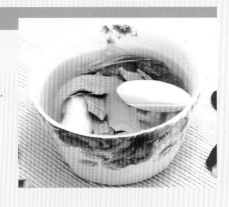

材料 小芥菜 300 克，猪肝 200 克，咸蛋 2 个，姜 1 小块

做法 ▶▶▶

1. 将将小芥菜洗净，切段。
2. 将姜去皮洗净，切片。
3. 将猪肝洗净，切成薄片，咸蛋切瓣。
4. 在锅中倒半锅水煮滚，放入所有材料滚沸。熄火，加盐调味，即可盛出。

核桃仁干山楂汤

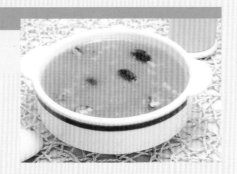

材料 核桃仁 100 克，干山楂少许

做法 ▶▶▶

1. 将核桃仁、干山楂用水浸至软化，放入搅拌机打碎。
2. 加适量水，过滤去渣。
3. 将滤液煮沸，加入红糖调味即可。

炒藕片

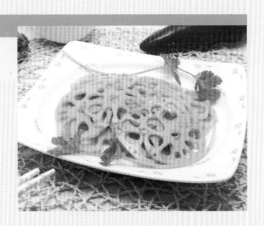

材料 鲜藕300克

做法 ▶▶▶

1. 将藕去皮洗净，切成片。
2. 将锅置火上，加油烧热，放入花椒，炸出香味后捞出不要。
3. 加入藕片略炒。
4. 加入少许肉汤、盐、白糖，翻炒均匀。
5. 淋上香油，起锅即成。

目录

CONTENTS

十·月·怀·胎·大·百·科

第一章　做好孕前准备，预订一个健康聪明的宝宝

第二章 怀孕,和宝宝一起健康度过 10 个月

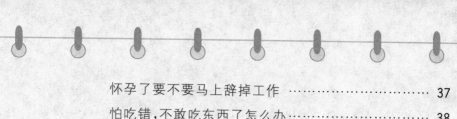

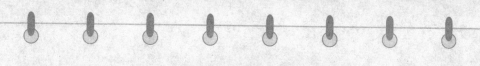

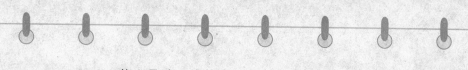

怎么进行胎教最有效

分娩前后要做好哪些准备工作 …………………… 319

第三章　产后新妈妈保健

新妈妈产后需要哪些护理 ……………………………… 352

第四章　产后,细心呵护新生宝宝

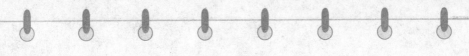

第一章

做好孕前准备，预订一个健康聪明的宝宝

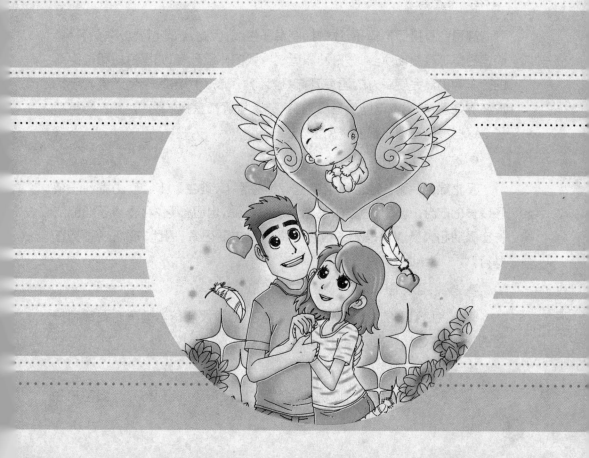

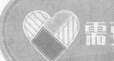 **需要特别关注的受孕常识**

怎样培育健康的精子

在孕育过程中,精子好比是一颗种子,而种子的质量是影响孕育结果的一个重要因素。想要培养健康的精子,准爸爸在日常生活中要注意以下事项:

■ 远离高温环境

高温会直接伤害精子,还会抑制精子生成,因此,准爸爸要少去桑拿房、蒸汽浴室等高温场所。此外,剧烈运动导致的体温升高,如马拉松和长距离的骑车等仍然会使睾丸的温度升高,破坏精子成长所需的凉爽环境。手机放在裤兜里、笔记本电脑放在膝盖上、穿紧身裤都会提高阴囊温度,伤害精子。这些事情准爸爸都要避免去做。

■ 改变饮食习惯

多吃绿色蔬菜。绿色蔬菜中含有维生素 C、维生素 E、锌、硒等利于精子成长的成分。坚果、鱼类中富含 ω-3 脂肪酸,也应多吃,利于精子细胞成长。吸烟和大量饮酒是精子数量下降的最主要因素,因此,戒烟戒酒势在必行。

■ 避免压迫睾丸

骑车会使脆弱的睾丸血管处于危险之中,建议准爸爸骑车时要穿有护垫的短裤,并选择减震功能良好的自行车。

■ 减去多余脂肪

研究表明,男性身体过度肥胖,会导致腹股沟处的温度升高,损害精子的成长，从而导致不育。因此，体重超标的准爸爸孕前应积极减肥，将体重控制在标准范围内。

■ 减少压力

精神压力过大也对精子的成长有负面影响。所以准爸爸应做些能让自己放松的事情，如散步、洗澡等，然后再享受性生活。

爱心贴士

计划怀孕的准爸爸要注意，受孕之前，房事不可过度，也不要频繁手淫，以免降低精子的质量。

怎样培育健康的卵子

为了优生，准妈妈最好先打造高质量的卵子，再计划怀孕，以保证孕育一个健康聪明的宝宝。提高卵子质量要从调理月经等多方面入手。

■ 调理月经

月经的正常与否是子宫环境和内分泌正常与否的信号。痛经、经期提前或推后、排卵期出血、月经血块多、经量过多或过少，可能都是准妈妈的孕育能力受到伤害的表现。因此，一旦月经有异常，应该积极治疗、调理，然后再考虑怀孕。

■ 保持身体健康

准妈妈身体越健康，卵子发生染色体变异的概率越低，不仅会如愿受孕，将来流产的危险也小。

■ 保持心情轻松愉快

如果准妈妈精神过于压抑，会抑制排卵，使子宫和输卵管痉挛及宫颈黏液分泌异常等，干扰正常受孕。因此，计划怀孕的准妈妈应注意放松精神，尤其不可过分在意能否受孕这个问题。

■ 远离污染

生活环境中影响卵子的不利因素很多，一些工业化的产物，如食品防腐剂，仪器着色剂，农药类的 DDT，杀虫剂，油漆中的苯，装修材料中的甲醛，

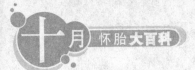

汽车尾气,电离辐射,化妆品中可能存在的甲基汞、铅、镉等,还有烟、酒类,这些都会使卵子的质量受到影响,甚至可引起遗传基因发生突变。而噪声对准妈妈而言,则会导致流产和胎儿畸形。所以如果想要步入准妈妈的行列就要充分了解以上问题,在日常生活中加以避免。

> **爱心贴士**
>
> 年龄对卵子质量(卵子的受孕能力)有重要影响。女性的最佳生育年龄是 24～29 岁,准妈妈最好不要错过这个时间段。

月经不调影响受孕,如何调理

受孕是一个复杂而又精细的过程,有正常的精子和卵子,精卵能够相遇,卵子能受精发育,受精卵能在适当的时候种植到子宫内膜中,最终才能受孕成功并发育成胎儿。这一过程完全依赖于性腺轴的功能是否正常,任何一个环节出了问题都可能影响受孕。月经异常常提示性腺轴或子宫出了问题,这就必然会影响受孕。

■ 月经不调需排查

月经不调的常见症状包括月经周期的过短、过长、紊乱或闭经、经量过多、淋漓不断等,严重的痛经、经前期综合征也属于月经不调的范畴。

月经不调只是一种外在表现,它可以是全身或内外生殖器器质性病变的表现,也可以是神经内分泌机制失常引起的,而生殖器官本身并没有病变。

因此,出现月经失调,首先要排除全身或内外生殖器的器质性病变。可以通过实验室检查、B型超声检查、宫腔镜检查、子宫内膜病理检查来进行诊断。如果经检查没有全身和生殖器的器质性病变,那么月经失调多数是由于神经内分泌机制失常而引起的。

■ 生活中怎么预防月经不调

要预防月经不调的发生,准妈妈要在日常的生活和工作中做到:

❶ 改善不良的生活习惯、环境因素和精神因素。

❷ 减缓工作中的压力，让心情放松。

❸ 远离电磁波和噪声。

❹ 切勿滥用药物，不吸烟，不要盲目减肥。

❺ 经常参加锻炼，如游泳、跑步、快走、有氧操等，因为运动可以增强体质、保持体型，还可以缓解精神压力。

❻ 平时注意饮食的均衡和多样化。

❼ 注意保暖，尤其是在经期，应避免淋雨、涉水、游泳、吃冷饮等。

错过了最佳受孕年龄怎么办

从生理上看，女性选择在 24～29 岁受孕比较符合优生优育的原则，最好不要超过 30 岁，特别不要超过 35 岁怀孕。但是，如果准妈妈错过了最佳怀孕年龄怎么办呢？

■ 做好孕前检查

一些疾病如果没有临床症状，很难被发现，例如糖尿病。孕前做个全面的身体检查，包括妇科检查、乙肝两对半、血压等是很有必要的。

■ 提前做好营养准备

❶ 补充叶酸。叶酸应该从孕前 3 个月就开始补充，每天应该补充 400 微克。

❷ 改掉不良的饮食习惯。一些平时的饮食习惯，如喜欢喝咖啡、浓茶等，有可能会对孕期产生不良的影响。

■ 保持正常体重

大龄本身就是妊娠高血压综合征和妊娠期糖尿病等妊娠合并症发生概率提高的原因，如果同时体重超标，就更会使患病的危险性增加。因此，为了孕期健康，准妈妈要注意控制和保持正常体重。

■ 消除心理压力

很多大龄准妈妈都会心存顾虑，一方面是担心自己能否健康地度过孕期，另一方面则是担心孩子。一个健康的大龄准妈妈，除了在染色体基因变

异方面发生的可能性会高一些外,其他各方面的状况都和其他年龄段的准妈妈没有太大的差异,无须太多顾虑。

爱心贴士

孕前,如果因为体重超标而减肥,最好不要马上怀孕。因为减肥会打乱身体原有的循环模式,最好能留出 3 个月到半年的时间,让身体适应新的模式,并建立良好的循环,再怀孕也不迟。

太瘦的女性孕前要怎么调理

太瘦不但影响受孕,还会使宝宝生下来体重偏轻。准备怀孕的准妈妈,应积极将体重调整到标准范围内。

■ **体重的正常范围值**

一个人是胖是瘦不是凭眼睛看就能测算的,可以根据以下公式算出自己体重是否正常:

[身高(厘米)－100]×0.9 千克

根据以上公式,计算得出的答案就是本人标准体重。实际体重低于或高于标准体重10%都属于正常现象。如果实际体重低于标准体重10%以上,就要考虑自己是否偏瘦了。在这种情况下,增肥就是势在必行了。

■ **备孕期间如何增重**

❶ 三餐不可少,且要营养均衡,食材品种及颜色越多样越好。三餐间要加 2～3 次点心,选择高蛋白及高营养素的食物,如优酪乳、三明治、卤蛋、豆浆、馄饨、水果等。多喝排骨汤、鱼汤或鸡汤,以增加热量及营养素的摄取。

❷ 进行一些有氧运动,如走路、游泳等,可增加食量。准妈妈不妨先选用慢跑、打乒乓球、俯卧撑等小运动体育项目,每天进行,适时适量地使体重稳步增长。

❸ 保证充分的睡眠时间与质量。睡眠是人体能量形成的重要时期,也是促进肌肉生长的"生长激素"分泌活跃的时期,所以保证夜晚的睡眠品质

对于瘦人来说非常重要。

❹ 减轻压力。神经质体质，或压力超过负荷，常是孕期体重不上来的缘由，应针对来源将压力降到最低，将有助于体重提升。

> **❤ 爱心贴士**
>
> 　　如果准妈妈还没来得及增重到正常范围就怀孕了，孕期就要注意在医生指导下及时补充各类营养素，满足胎宝宝的生长需求，也维护好自身健康。

过胖的女性孕前要怎么调理

怀孕前身体肥胖的准妈妈产下有缺陷宝宝的可能性要比体重正常的准妈妈大得多。同时，肥胖的准妈妈一旦怀孕后，孕期并发高血压、糖尿病等高危病症的概率也增大。所以，过胖的准妈妈在孕前要进行适当的减肥。

■ 饮食

早餐吃饱，不吃油炸、高热量食品；中午吃七分饱；晚餐尽量少吃。也可少食多餐，将全天的饮食量分配成5～6餐进食。吃饭时要细嚼慢咽，延长进食时间，以增加饱腹感。平时习惯吃零食的准妈妈，应尽量选择在两餐中间食用，且不吃垃圾食品，不吃高脂肪甜点，以选择新鲜的水果或蔬菜为宜。有条件的准妈妈可以根据营养师为自己制订的营养食谱安排饮食。

过胖的准妈妈可以参考以上方法科学地安排饮食，但千万不能靠节食减肥，否则身体会因为缺乏正常运行的各类营养素而影响到健康。而且节食过度还会引起内分泌失调，导致生殖机能紊乱，严重的话还会影响到排卵，从而导致不孕。

水分可以增加身体的代谢，想减肥的准妈妈要多喝水。可在起床后早饭前30分钟喝500毫升25℃～30℃的新鲜开水或凉开水，每天上午、下午各喝500毫升的凉开水，晚上可少喝一些。注意，每天的饮水量保持在1600～2000毫升即可。

■ 运动

加强锻炼，以中等或低等强度运动为宜，如每天爬楼梯20层，晚上原地

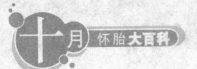

跑步30分钟或外出散散步,以及周末进行户外活动,爬山、游泳、打球等,但不要过于疲劳。上班尽可能走路,不骑电动车,不坐公交车。

> **爱心贴士**
>
> 减肥茶中一般都含有药物成分,会影响胎宝宝的正常发育,准妈妈千万不要依靠减肥茶来控制体重。

患有哪些疾病暂时不宜怀孕

孕前夫妇双方的身体状况直接影响精子、卵子的质量,没有健康的精子和卵子,就不可能生出健康的宝宝。因此,患有下列疾病的准妈妈应暂缓怀孕,治愈后再考虑生育。

疾病名称	应暂缓怀孕的原因
牙周炎	众多的牙周致病菌可进入血液循环,播散全身,并有可能通过血流进入胎盘,影响胎宝宝的生长发育,甚至发生早产
阴道炎	由念珠菌、衣原体、链球菌感染引起的炎症。如果带病妊娠可能会导致胎膜早破、早产,如果分娩的话,会感染胎宝宝
病毒性肝炎活跃期	肝炎病毒可以通过母亲胎盘、产道或哺乳等途径,传染给胎宝宝
贫血	严重贫血,不仅使准妈妈的妊娠过程变得辛苦,而且影响胎宝宝的发育,更不利于产后恢复
子宫肌瘤	有的肌瘤有可能因妊娠而迅速增大而导致肌瘤变性、坏死
结核病	结核病病人需使用大量抗结核药物治疗,如链霉素、雷米封等,这些药物可导致胎宝宝畸形
肾脏病	如果孕前已有肾炎,则孕期可使病情恶化,严重者可导致肾功能衰竭,直接威胁到母子的安全

续表

疾病名称	应暂缓怀孕的原因
高血压	孕前患高血压，怀孕后约有15%～30%发生妊娠高血压综合征，甚至发生子痫、子宫卒中、产时大出血等，直接威胁孕产妇生命
糖尿病	未完全控制的糖尿病患者怀孕，不仅会加速病情发展，还易并发妊娠高血压、羊水过多、产褥期感染、败血症以及产后子宫收缩不良性出血
指定传染病	夫妇双方一方患有传染性疾病，如艾滋病、淋病、梅毒、麻风病等，都易造成胎宝宝畸形，也可使病情加重
肝脏病	妊娠会增加肝脏的负担，有肝功能障碍的患者，肝脏负担进一步加重会造成病情恶化，引起严重的妊娠剧吐，甚至会发生妊娠高血压综合征，最终不得不终止妊娠

什么季节受孕准妈妈最舒适

相对而言，一年中的7月上旬到9月上旬受孕最为适宜。原因有以下几点：

■ 食物丰富，有利于保证宝宝营养

在妊娠初期40～60天发生妊娠反应时，正好处在9月或10月，准妈妈大多胃口差、挑食，但此时可供准妈妈食用的蔬菜、瓜果品种繁多，有利于调节和增进食欲，保障胎宝宝的营养需求。两三个月后正值晚秋，气候凉爽，准妈妈食欲渐增，对胎宝宝的生长发育十分有利。

■ 孕早期避开流行性疾病高发期

7～9月份受孕，可以让准妈妈在最为敏感娇弱的孕早期避开寒冷和污染较严重的冬季，等来年的初春携着风疹、流感等病毒而来时，妊娠已达中期，胎宝宝已平安地度过了致畸敏感期。另外，春暖花开时，胎宝宝已渐趋成熟，良好的气候条件和美丽的大自然，为胎教的实施提供了优良的外界

环境。

■ 坐月子气候适宜

分娩之时正是春末夏初,气温适宜,母亲哺乳、婴儿沐浴均不易着凉,蔬菜、鱼、蛋等副食品供应也十分丰富,准妈妈食欲好,乳汁营养也丰富,是坐月子的最佳季节。

■ 宝宝出生后,气候更适宜宝宝的生长发育

宝宝满月后,时令已入夏,绿树成荫,空气清新,阳光充足,便于进行室外日光浴和空气浴。宝宝半岁前后正好处在金秋十月,该增加辅食时又已顺利地避过夏季小儿肠炎等肠道疾病的流行季节。

到了宝宝学习走路,开始断奶的周岁,则又是春夏之交,气候温和,新鲜食品充足,为孩子的生长发育提供了有利的条件。而且,春夏之交,肠胃易适应,断奶也易成功。

> **爱心贴士**
>
> 现在生活条件好了,其实什么季节受孕对准妈妈的影响并不大,冬夏有空调等调温设备,食物种类也特别丰富,因此,准妈妈不可执著于受孕的最佳季节。

如何测算排卵期

成年男子每次射精的精液中含有8千万至6亿个精子,而成年女性通常每月只能排出一个发育成熟的卵子。希望生儿育女的夫妻必须掌握测算女性排卵期的方法,以便在排卵期同房,提高受孕概率。

■ 通过月经周期推算

如果准妈妈月经周期是稳定的28天,从月经的第一天算起,倒数14天就是排卵日,排卵日及其前2天和后3天加在一起称为排卵期。不过此方法不适合月经不规律的准妈妈使用。

■ 通过基础体温推测

对于月经不规律的准妈妈,排卵的日期可能就不太好掌握,一般最

简单的方法就是通过测量基础体温来找出排卵的日期。基础体温正确的测量方法是每天清晨睡醒后不做任何活动,将体温计放在舌头下测量3～5分钟。测完以后把每天的体温记录在表格上,如果体温比前一天升高了0.5℃,并且持续了3～5天,体温升高的这个日子可能就是排卵的日子。

■ 通过观察宫颈黏液推测

排卵期,体内的雌激素分泌达到高峰,宫颈黏液(白带)量最多,常有细带状的白带流出,有时可拉长达十几厘米(即拉丝度),像鸡蛋清似的,此时准妈妈下身最潮湿。观察宫颈黏液每天需要数次,准妈妈可利用起床后,洗澡前或小便前的机会用手指从阴道口取黏液检查,观察手指上的黏液外观、黏稠程度以及用手指作拉丝反应等几方面。这样经过3个以上月经周期的观察,就可以掌握自身的宫颈黏液分泌规律和排卵期。一旦发现外阴部有湿润感及黏稠的黏液有变稀的趋势,黏液能拉丝达数厘米时,就可认为处于排卵期。

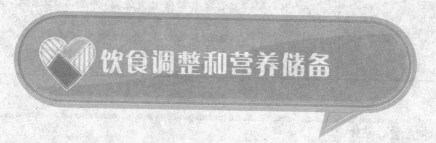

饮食调整和营养储备

如何判断自己缺乏哪类营养素

营养素是维系人体健康的重要物质,如果人体中缺乏某种营养素,相应地也会在身体上出现某些细节变化。这些细节变化就像是一盏盏"信号灯",准妈妈要准确地读懂它们,及时补充相应的营养,才能保证以良好的身体状态来迎接胎宝宝的"入住"。

身体信号	缺乏的营养素	营养对策
头发干燥、变细、易断、脱发	蛋白质、脂肪酸、微量元素锌	每日保证主食的摄入。每日保证150克瘦肉、1个鸡蛋、250毫升牛奶,以补充优质蛋白质,同时可增加必需脂肪酸的摄入。每周摄入2~3次海鱼,并可多吃些牡蛎,以增加微量元素锌
夜晚视力降低	维生素A	增加胡萝卜和猪肝等食物的摄入
舌炎、舌裂、舌水肿	B族维生素	主食粗细搭配、荤素搭配。有吃素习惯的话,每日应补充一定量的复合B族维生素药物制剂
嘴角干裂	核黄素和烟酸	每周补充1次(100~150克)猪肝、每日应补充250毫升牛奶和1个鸡蛋
牙龈出血	维生素C	每日应大量进食新鲜蔬菜和水果,最好能摄入500克左右的蔬菜和2~3个水果,其中,蔬菜的烹调方法以热炒和凉拌结合为好
味觉减退	锌	适量增加贝壳类食物,如牡蛎、扇贝等,是补充微量元素锌的有效手段。另外,每日确保1个鸡蛋、150克红色肉类和50克豆类也是补充微量元素锌所必需的

爱心贴士

以上检测标准只能是粗略地判断,准妈妈如出现这些情况最好去医院作进一步确认才可下定论,或是在产检时跟医生说明。

哪些不良饮食习惯要改掉

孕前良好的营养状况可以为孕期做好充分的准备。孕前有挑食、偏食、厌食、节食、吸烟、饮酒等不良饮食习惯,势必导致营养状况较差,一旦怀孕就会影响胎宝宝的正常生长发育。因此，孕前及时改掉不良饮食习惯，调整营养结构是准爸爸和准妈妈的必修课。

不良饮食习惯	危害
偏食挑食	造成营养单一
食品过精、过细	造成维生素 B_1 严重缺乏和不足
常喝含咖啡因的饮料	咖啡因会使女性体内的雌激素水平下降，影响卵巢的排卵功能，从而降低准妈妈的受孕机会。男性常期大量喝可乐，会直接伤害精子，影响生育能力
大量食用辛辣食物	辣椒、胡椒、花椒等调味品刺激性较大，多食可引起便秘。若计划怀孕或已经怀孕的准妈妈过量食用这类食品，会出现消化功能障碍
吃过甜、过咸的食物	糖代谢过程中会大量消耗钙，吃过甜食物会导致孕前和孕期缺钙和引起肥胖。吃过咸食物容易引起孕期水肿
多食味精	味精的成分是谷氨酸钠，进食过量可影响锌的吸收
吸烟饮酒	香烟里的有害物质可以通过吸烟者的血液循环进入生殖系统，可以使精子、卵子发生异变，增加流产、死胎和早产的发生率，或者使宝宝出现形态功能等方面的缺陷。因此，为了宝宝的健康，准爸爸准妈妈最好尽早(提前1年)戒烟
摄入过多植物脂肪	造成单一性的植物脂肪过高，对胎宝宝脑部发育不利，也影响母体健康。应适当摄入一定量的动物脂肪，如猪油、肥肉等

爱心贴士

准妈妈孕期可以用新鲜水果，如苹果、梨、西瓜、橙子榨汁，还可以根据个人口味不同，将不同种类的果汁混合在一起，再调入适量蜂蜜，酸甜可口，营养健康。

补充维生素 E 可以帮助受孕吗

■ 缺乏维生素 E 的危害

维生素 E 又叫生育酚或产妊酚，能维持生殖器官正常机能，促进卵泡的成熟，使黄体增大，增加孕酮的作用，从而增加受孕率。如果准妈妈缺乏维生素 E，可出现生殖器官损害，导致不孕症或习惯性流产。

另外，缺乏维生素 E 的准妈妈，因为肌肉无力，经常在生产时耗时过久或难产，造成婴儿死亡，或因脑部缺氧而受损。由此可知维生素 E 能降低身体对氧气的需要量，并且预防胎宝宝及初生婴儿的大脑受损。

■ 如何确定准妈妈需要补充维生素 E

人体一般都不会缺乏维生素 E。孕前是否需要服用维生素 E 制剂应该根据个人的具体情况确定。维生素 E 虽然无毒，但当服用剂量大（每天多于 1200 国际单位）时，会引起反胃、胃肠气胀、腹泻和心脏急速跳动等不良反应。

建议准备在孕前服用维生素 E 的准妈妈，一定要咨询专业的医生，不要随意服用，以免产生不良后果。

■ 如何补充维生素 E

通过食物补充维生素 E，更安全可靠。谷类、小麦胚芽、棉子油、南瓜、绿叶蔬菜、蛋黄、坚果类、肉及乳制品中，均含丰富的维生素 E。荞麦、卷心菜、香蕉、豆芽、动物肝脏等也含有丰富的维生素 E，准妈妈可以适当多吃。

锌能提高精子质量，准爸爸如何补

锌有"生命的火花"与"婚姻和谐素"之称。想要做爸爸的年轻男性如果想得到一个聪明健康的宝宝，需要注意体内的锌含量，如果缺乏就要及时补充。

正常人的血浆中锌含量为 0.6～1.33 微克／毫升。而精液中锌含量比血液含锌要高百倍。锌直接参与精子内的糖酵解和氧化过程，保持精子细胞膜的完整性和通透性，维持精子的活力。男性如果缺锌，睾酮、二氢睾酮（雄激素）减少，不利于精液生成。缺锌易使前列腺炎不愈，这些都可造成男性不育。所以，备孕期间准爸爸不可缺锌。

■ 通过食物和药物补锌

如果准爸爸检查发现精液中锌含量过低，可以多服用以下食物和药物补锌：

❶ 进食富含锌的食物。锌的主要食物来源有猪肝、蛋黄、瘦肉、花生、核桃、苹果等。

❷ 补锌药物。最常用的是硫酸锌糖浆或片剂，成人每天 300 毫克，1～3 个月为 1 个疗程，然后复查血与精液的锌含量和精子的数量、活力。如锌含量仍不足，可重复 1 个疗程。

■ 补锌要注意的问题

❶ 补锌不可过量。补锌太多，易发展成冠心病、动脉硬化症等。另外，锌摄入量过多，会在体内蓄积引起中毒，出现恶心、吐泻、发热等症状，严重的甚至突然死亡。

❷ 避开钙、铁、锌同补的产品。过多的钙与铁在体内吸收过程中将与锌"竞争"载体蛋白，干扰锌的吸收。

♥ 爱心贴士

营养品常常在工作繁忙的时候会忘记吃，难于坚持，准爸爸可以用加锌强化营养盐来补锌，持续、安全、有效，而且经济实惠。

孕前应该如何补叶酸

叶酸在人体内的生理功能是促进红细胞的发育和成熟，缺乏时，红细胞的发育会受到影响，造成巨幼红细胞贫血。准妈妈在怀孕早期缺乏叶酸则会导致胎宝宝发生脊柱裂或无脑等先天畸形，还可使眼、口唇、腭、胃肠道、心血管、肾、骨骼等器官的畸形率增加。

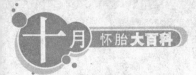

■ 叶酸要怎么补充

孕前准妈妈每天需要补充 0.4 毫克叶酸增补剂,一天一片。为保证足够的叶酸摄入量,从孕前 3 个月吃到怀孕后 3 个月即可。一般来说,按照医生开的剂量补充叶酸,是不会有副作用的,还可以预防一些疾病的产生,尽可放心服用。

此外,叶酸也可以通过食物来摄取,如动物肝脏、肾脏、蛋类、鱼类,植物性食物中的菠菜、芹菜、菜花、土豆、莴苣、蚕豆、梨、柑橘、香蕉、柠檬、坚果类及大豆类等,都属于叶酸含量较高的食物,准备怀孕的女性平时也要注意多加摄取。

■ 注意食物的储存、烹调,减少叶酸流失

由于叶酸是一种水溶性的 B 族维生素,遇光、遇热就不稳定,容易失去活性。如蔬菜贮藏 2～3 天后叶酸损失 50％～70％;煲汤等烹饪方法会使食物中的叶酸损失 50％～95％;盐水浸泡过的蔬菜,叶酸的成分也会损失很大。所以,要想从食物中摄入叶酸,就必须在食物的储存、烹饪上多加注意。

> **爱心贴士**
>
> 对于计划当爸爸的男性而言,补充叶酸也十分重要。叶酸不足会影响受精卵的质量,减弱精子的活动能力,一方面使得受孕困难,另一方面会增加染色体缺陷的概率。

身体的哪些信号提示准妈妈需要排毒了

我们每天从外界吸收各种各样的"毒物",在体内长久积蓄,就会对身体健康造成危害。尤其是准备怀孕的准妈妈,最好给身体彻底排毒。一个干干净净的内环境,对孕育健康宝宝十分有益。当准妈妈发现自己身上出现以下小毛病时,就暗示是急需排毒了。

❶ 便秘。大肠形成粪便,并控制排便,是人体向外排出毒素的主要通道之一。长期便秘,粪便不能及时排出,会产生大量毒素堆积,这些毒素被人体吸收,会引发肠胃不适、口臭、色斑等症状,导致人体器官功能减弱,抵

抗力下降。

❷ 痤疮。痤疮是一种毛囊与皮脂腺的慢性炎症性皮肤病。各种毒素在细菌的作用下产生大量有毒物质，随着血液循环危及全身，而当排出受阻时，又会通过皮肤向外渗溢，使皮肤变得粗糙，出现痤疮。

❸ 口臭。口臭是指口内出气臭秽的一种症状，多由肺、脾、胃积热或食积不化所致，这些东西长期淤积在体内排不出去就变成了毒素。

❹ 皮肤瘙痒。皮肤是人体最大的排毒器官，皮肤上的汗腺和皮脂腺能够通过出汗等方式排出其他器官无法解决的毒素。外界的刺激、生活不规律、精神紧张，以及内分泌障碍等使皮肤的这种功能减弱就会引发瘙痒。

❺ 湿疹。是新陈代谢过程中产生过多的废物不能及时排出体外造成的。

❻ 慢性胃炎。是由饮食没有节制，脾胃虚弱、劳役过度所引起的各种慢性胃黏膜炎性病变，形成一种毒素堆存体内、气血不通的症状。

爱心贴士

贪食辛辣与肥腻的食物，暴饮暴食，都会导致准妈妈体内"藏毒"，准妈妈要注意避免。

排出体内毒素需吃什么

除了通过体育运动加强对身体的锻炼外，日常生活中的某些食物有帮助人体排出体内毒素的作用。准妈妈可以将这些食物列入自己的食谱中，不同方式共同作用，使排毒效果发挥到最大。

❶ 动物血。动物血液中的血蛋白被胃液分解后，能产生一种有润肠作用和解毒作用的物质，这种物质可与黏附于胃肠壁的粉尘、有害金属微粒等发生化学反应，从而使这些有毒有害物排出体外。每周应该吃1～2次动物血。

❷ 黑木耳。具有清肺润肺、益气补血等功效，还能够治疗痔疮、减轻血瘀。

❸ 韭菜。富含挥发油、硫化物、蛋白质、纤维素等营养素。其粗纤维可

助吸烟饮酒者排泄体内毒物。

④ 海藻类。海带、紫菜等所含的胶质能促使体内的放射性物质随大便排出体外,可减少放射性疾病的发生。

⑤ 豆芽。豆子发芽时产生的多种维生素都能够消除体内的致畸物质,并且促进性激素生成。

> **♥ 爱心贴士**
>
> 　　准妈妈除了要有意识地多吃以上有利排毒的食物外,同时在生活习惯上,一定要戒烟、酒、甜食和咖啡。另外,适当多吃些苦味蔬菜是很有好处的。

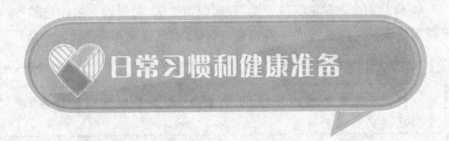

如何将作息调整到良好状态

孕前有各种各样的准备,其中很重要的一项就是要调整作息时间,使之符合健康自然的生活规律,辅以适量锻炼,让健康状况达到良好的状态。

■ 调整作息时间

想要怀孕的准妈妈,应该先养成规律作息,晚上 11 点前必须就寝,将生理机能调整到最佳状态,提高受孕概率。已经习惯熬夜的准妈妈,应提前到每天晚上 10 点钟左右就准备上床。这样,便可逐渐改掉夜半才入睡的不良积习,建立起身体生物钟的正常节律。

■ 进行适宜而有规律的体育锻炼

夫妻双方在计划怀孕前的一段时间内,若能进行适宜而有规律的体育锻炼与运动,不仅可以促进女性体内激素的合理调配,确保受孕时女性体内激素的平衡与精子的顺利着床，避免怀孕早期发生流产，而且可以促进胎宝宝的发育和日后宝宝身体的灵活程度，更可以减轻准妈妈分娩时的难度和痛苦。

对于任何一对计划怀孕的夫妻而言，应该进行一定时期的有规律的运动后再怀孕。例如：夫妻双方计划怀孕前的 3 个月，共同进行适宜与合理的运动或相关的体育锻炼，如慢跑、柔软体操、游泳、太极拳等，以提高各自的身体素质，为怀孕打下坚实的基础。

爱心贴士

当机体处于极度疲劳或患病的情况下，由于营养和免疫功能不良，会使精子和卵子的质量受到影响，同时也干扰了子宫的内环境而不利于受精卵着床和生长，导致胎萎、流产或影响胎宝宝脑神经发育，所以孕前要调整作息，保证充分的休息。

增强体质，孕前如何运动

准备怀孕的准妈妈和准爸爸，可以在计划怀孕前的 3 个月制订健身计划，加强运动，让身体更强壮。

■ 孕前适合哪些运动

运动要以舒缓的有氧运动为主。常见的有氧运动项目有：步行、快走、慢跑、滑冰、游泳、骑自行车、打太极拳、跳健身舞、跳绳、做韵律操等。

■ 孕前做运动要注意的几个问题

❶ 注意补充水分。运动过程中会不断地流失水分，准妈妈最好每隔 15～20 分钟注意补充一些水分，不要等有口渴感觉后再补充水分。

❷ 注意运动强度。孕前运动以运动后不会过于劳累为主。要做到量力而行，特别是做瑜伽时不要过分追求动作的标准度，以免伤害肌肉和韧带。如果准妈妈缺乏锻炼，或者身体素质比较弱，就要避免突然进行高强度的体能锻炼，以免造成体力不支而出现头疼、头晕的现象。

❸ 循序渐进。准妈妈运动可以循序渐进，慢慢增加运动量和运动强度。

④ 注意选择好运动的地点和时间。如条件许可,尽可能到花草茂盛、绿树成荫的地方,这些地方空气清新、氧气浓度高,尘土和噪声都较少,对身心健康大有裨益。

> ☕ **爱心贴士**
>
> 如果平时工作繁忙,没有时间运动,就要抓住一切可以运动的机会。比如睡前的轻松运动、起床前在床上做些运动、上下班的途中多走路等。

养宠物如何避免感染弓形虫

宠物的确能给生活带来很多乐趣,但是在与宠物的亲密接触中,人体很有可能会感染上一种叫做弓形虫的寄生虫。普通人感染上这种寄生虫问题不大,可一旦准妈妈感染上了,很容易导致胎宝宝发育畸形或智力低下。

■ 弓形虫病的传播途径

几乎所有的哺乳动物与鸟类都携带有弓形虫,而又以猫最为突出。研究发现,猫与其他猫科动物是弓形虫的终宿主。当人在和小动物嬉闹时,身体的部位被小动物舔就有可能会被传染。除与小动物接触会被传染外,接触动物的粪便也会被传染。弓形虫卵囊会随着动物的粪便排出体外,干燥后形成只有通过显微镜才看得见的"气溶胶"随风飘散,经由呼吸道进入人体,之后通过血液播散到全身,使人感染上弓形虫病。

■ 该如何预防弓形虫病

① 与宠物保持一定的距离,不要让宠物进入卧室,更不要和宠物共寝。

② 弓形虫的卵在 24 小时之内不会传染,所以宠物的粪便以及食盘每天最少要清理一遍。同时,为宠物专门准备的饭碗要与家里别的器具分隔开;经常清洗宠物的卧具及垫布,经常给宠物洗澡,当然这些事情最好都不要由准妈妈来做。

❸ 注意宠物是否有生病的迹象，一旦发现苗头，应立即送到宠物医院医治。

💗 爱心贴士

　　如果是怀孕前3个月发现感染，应当尽早地终止妊娠。如果是怀孕3个月后发现感染，应当在医生的指导下用药。

停服避孕药后改用什么避孕方法好

　　避孕药的雌、孕激素从体内全部排泄完毕大约需要半年时间，因此，孕前至少6个月就要停服避孕药，改用其他避孕方式避孕。其中，使用避孕套是比较安全有效的一种避孕方式，建议准爸爸准妈妈采用。

■ 怎样安全使用避孕套

❶ 使用前应查看生产日期和有效期。避孕套必须保存在阴凉、干燥和不接触酸、碱、油的环境中，如果发现变得发黏、发脆，即使在保质期内也不应再使用。

❷ 小心撕开独立密封的包装袋，避免用剪刀一类的利器，以免刺破避孕套，失去避孕效果。

❸ 必须在性交开始前戴上，套上避孕套前应捏瘪避孕套顶端供贮存精液用的小气囊，以防止气囊中的空气遇热膨胀促使射精时精液向阴茎根部溢出。

❹ 避孕套不宜事先展开，而应在勃起的阴茎头上自龟头部分顺势向下展开，保证避孕套套住整个阴茎。

❺ 射精后应在阴茎疲软前以手指按住避孕套底部连同阴茎一起抽出，每个避孕套只能使用一次，不得重复使用。

💗 爱心贴士

　　取下避孕套时一定要注意不可让精液流出，也不要让避孕套外面的阴道分泌物接触身体。如果出现精液进入阴道内的情况，应马上采用紧急避孕措施。

准妈妈孕前要做哪些检查

计划怀孕的准妈妈在孕前 6 个月左右去医院做孕前检查,以便有足够的时间来调整自身的健康状态。

准妈妈孕前体检的项目

检查项目	检查内容
生殖系统	通过白带常规筛查滴虫、霉菌、支原体、衣原体、阴道炎症,以及淋病、梅毒等性传播性疾病来检查是否有妇科疾病。如果发现准妈妈患有性传播疾病,先彻底治疗,然后再怀孕
肝功能检查	肝功能检查目前有大小功能两种,大肝功能除了乙肝全套外,还包括血糖、胆质酸等项目
脱畸全套检测	准备怀孕前 3 个月要进行风疹、弓形虫、巨细胞病毒检测
妇科内分泌	包括卵泡刺激素、黄体生成激素等 6 个项目,进行月经不调等卵巢疾病的诊断。如果准妈妈患有卵巢肿瘤,即使为良性,也会给孕育带来危险,最好治愈后再怀孕
尿常规检查	尿常规检查有助于肾脏疾患的早期诊断。根据肾脏病的程度和症状不同,是否可以妊娠、分娩。在未取得医生许可之前应进行避孕
口腔检查	在孕前 6 个月应进行口腔检查,去除牙菌斑,消除牙龈炎症。避免孕期牙病治疗药物对胎宝宝的影响
染色体检查	检查遗传性疾病,以免给宝宝带来缺憾。有遗传病家族史的育龄夫妇都必须做
普通身体体检	包括检查血型、测量血压、贫血、血糖和心脏检测等基本身体健康状况评估

💗 爱心贴士

如果准妈妈长期服用治疗某种疾病的药物，停药前需要征得医生的同意。

准爸爸孕前重点检查项目是什么

许多男性在妻子怀孕之前，都不会去做孕前检查，他们以为怀孕是女人的事，与男人无关。其实这种想法是非常错误的，准爸爸孕前一样也须检查，这是优生优育的前提。

准爸爸孕前须检查的项目

检查项目	说明
生殖系统	生殖系统是否健全是孕育的前提，除了排除这些因素外，还要考虑传染病，特别是梅毒、艾滋病等
染色体异常	准爸爸最好跟准妈妈一起进行染色体异常检测，排除遗传病
精液检查	通过检查获知精子活力、质量等状况，以便对症治疗
肝功能检查	避免将肝炎传染给准妈妈，甚至通过母体传染给胎宝宝
血常规18项	可了解病毒感染、白血病、急性感染、组织坏死、败血症、营养不良、贫血、ABO溶血等。血糖可了解血液中葡萄糖的含量，是否患有糖尿病等
尿常规3项	可了解泌尿系统是否有感染、是否有糖尿
肾功能	可了解肾脏是否有受损、是否有急慢性肾炎、尿毒症等疾病
优生五项	了解有无弓形虫、风疹病毒、巨细胞病毒、单纯疱疹病毒及其他感染

爱心贴士

　　如果已经几年没有进行体格检查建议做一次全面检查。另外，医生还会详细询问体检者及家人以往的健康状况，曾患过何种疾病、如何治疗等情况，特别是重点询问精神病、遗传病等。

孕前需要调离的工作岗位有哪些

　　职业性有害因素不仅对准妈妈本身身心健康产生不良影响，还可通过妊娠和哺乳影响胎宝宝的发育和健康成长，直接影响出生人口素质。因此，从事以下职业的准妈妈在怀孕前应该考虑调离工作岗位。

■ 生产有毒化学物的工厂

　　如果准妈妈经常接触铅、镉、甲基汞等重金属，会增加流产和死胎的危险性，其中甲基汞还会导致胎宝宝中枢神经系统先天疾患。如果准妈妈接触二硫化碳、二甲苯、苯、汽油等有机物，流产的发生率也会明显提高。从事这样工种的女性最好在计划怀孕前1年调离工作岗位，因为有害物质排泄出体外需要很长的一段时间。

■ 高温作业、振动作业和噪声过大的工种

　　工作环境温度过高，或振动甚剧，或噪声过大，均可对胎宝宝的生长发育造成不良影响，因此这些岗位的准妈妈应暂时调离岗位，以保障母婴健康。

■ 医院的传染病区

　　传染病流行期间，医务人员非常容易因为密切接触患者而被感染。而风疹病毒、流感病毒、麻疹病毒、水痘病毒对胎宝宝的发育影响较为严重。所以，医务人员在孕早期的3个月内，如正值疾病流行，即使不能暂停工作，也要格外加强预防保健措施。

■ 电离辐射环境

　　孕期接触电离辐射，会造成胎宝宝小头畸形、四肢不全、先天愚，以及成为无脑儿。接触电离辐射的工作主要有：医疗或工业生产放射室、电离辐射研究，以及电视机生产等，从事这类工作的女性应在计划怀孕前两个月调离工作岗位。

哪些疫苗有必要孕前接种

孕前注射疫苗，可以让准妈妈更安心地度过孕期，减少疾病的困扰及降低相应病毒对胎宝宝的危害。在接种前，准妈妈应该向医生说明自己的情况，以及以往、目前的健康情况和过敏史等，让医生决定究竟该不该注射疫苗。如果准妈妈不确定身上是否有抗体，可先做抗体检测，再接种疫苗。

孕前可注射的疫苗

疫苗种类	注射时间	备注
乙肝疫苗	孕前 11 个月开始注射	乙肝疫苗最好孕前 11 个月开始注射，即从第 1 针算起，在此后 1 个月时注射第 2 针，在 6 个月时注射第 3 针
风疹疫苗	孕前 8 个月注射	应该提前 8 个月注射风疹疫苗，并在 2 个月后确认体内是否有抗体产生，也能保证怀孕的时候体内风疹疫苗病毒完全消失，不会对胎宝宝造成影响
流感疫苗	孕前 3 个月注射	接种流感疫苗以后可以提供长达 1 年的抗体保护，一般可有效防止流感病毒的感染。因此，计划怀孕的准妈妈最好在怀孕前 3 个月预先接种流感疫苗
水痘疫苗	至少在孕前 3 个月注射	孕早期感染水痘，可致胎宝宝先天性水痘或新生儿水痘；怀孕晚期感染水痘，可能导致准妈妈患严重肺炎甚至致命。没有接种水痘疫苗的准妈妈可接种疫苗

爱心贴士

准妈妈最好先确定没有怀孕再注射疫苗。如果接种后就立刻发现怀孕，要请医师进行密切产检追踪观察，以确保没有问题。虽然打了疫苗可以达到不错的保护成效，但防御力仍非百分之百。因此，准妈妈要减少出入公共场所；避免接触传染病患者；多运动，增强个人的抵抗力。

怎样提高准妈妈的受孕概率

　　一对健康的夫妻,如果性生活规律,通常会在半年内成功受孕。了解一些科学方法,将大大增加受孕概率。

■ 保证性细胞的成熟度

　　人的精子必须通过附睾才能成熟,这个过程约需 14 天。精子排出后在阴道的酸性环境里只能存活几个小时,在输卵管内也只能生存 1～2 天。卵子的受精能力大约持续 12 小时,所以,要想怀孕就需在排卵期性交,使精子和卵子结合时都能处于成熟程度最佳的状态。如果性生活过频,将会使排出的精液中精子数量减少且发育不成熟。所以,要想受孕成功,性生活次数不能过频。

■ 选择适宜的性爱姿势

　　❶ 男上女下式。这种姿势可以使阴茎插入最深,因此能使精子比较接近子宫颈,为了达到更好的效果,女方可以两条腿伸直仰向肩部。此外,为了进一步增加受孕概率,女方可以用枕头把臀部抬高,使子宫颈可以最大程度地接触精子。

　　❷ 后位式:同房时,可以采取男后位女方跪趴式的姿势进行性交,这样有利于射入阴道的精液在穹隆处储留,进而进入子宫和卵子相会,提高受孕概率。

■ 保持心情愉快

　　精神紧张会引起输卵管痉挛,影响精子的顺利通过。所以,应消除对性生活的恐惧与厌恶心理。

爱心贴士

　　计划怀孕的准爸爸准妈妈做爱时避免坐式、站式或女在上式,因为这些体位与地心引力相抗衡,不利于精子向上游动。

办理《计划生育服务证》要注意什么

计划生育服务证,也就是过去人们常说的准生证。不过它更人性化,体现了服务于广大育龄妇女的指导思想,用途也更广泛。这个证集合了准生证、查环等一证多用功能,怀孕后,孕检、分娩、享受免费避孕药具,以及找工作等都需用到这个《计划生育服务证》。

■ 办理《计划生育服务证》需要的证件

双方身份证、户口簿、结婚证、单位的婚育证明及女方小一寸照片一张。

■ 办理《计划生育服务证》的程序

❶ 生育第一个子女的已婚夫妻,在怀孕前或怀孕后 3 个月内,向女方单位(无业人员档案在街道的在女方户口所在地社区居委会或职介及人才交流中心)领取《计划生育服务证》。

❷ 由男女双方单位(或居委会、职介或人才交流中心)分别进行审核,签署意见、加盖公章,并由女方单位或女方户口所在地居委会登记造册。

❸ 女方持《结婚证》《户口本》《生育服务证》到女方户口所在地街道计生办审批,盖章并登记造册。《生育服务证》交由当事人保存。

❹ 女方户籍地如有变化,由女方持《生育服务证》到迁入地进行变更登记。

❤ 爱心贴士

《生育服务证》准妈妈要妥善保存,凭证接受孕、产期及生殖保健服务、办理子女出生后的入户手续。申请生育第二个子女或再生育一个子女的《生育证》,一般由女方户籍所在地县级计划生育行政部门审批发放。

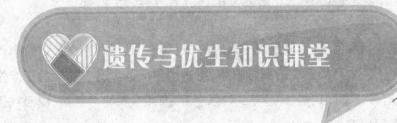

遗传与优生知识课堂

智力和遗传有什么关系

智慧与才能虽不是完全由遗传所决定,但是与遗传有一定的关系。

■ 智力测量标准

遗传对智力发展的作用是客观存在的。目前普遍使用的智力测量标准是智商。智商为 200 分制,即最高的分数是 200,最低的是 0。90～110 分者属于正常智力的范围;120～140 分者为聪明人;140 分以上的则是绝顶聪明的人或称天才,分数越低,表示智力越差。

■ 智力受遗传影响

据统计,父母的智力高,宝宝的智力往往也高;父母智力平常,宝宝智力也一般;父母智力有缺陷,宝宝有可能智力发育不全。有人长期研究过一群智商在 140 分以上的宝宝,发现这些宝宝长大后一直保持优秀的才智。他们子女的智商平均为 128 分,也远远超过一般宝宝的水平。而对于精神缺陷者,他们的宝宝有 59％精神缺陷或智力迟钝。

■ 智力也受环境影响

智力受遗传因素所控制,但并不否认后天的环境和教育作用,智力的发展要受到环境的影响。比如准妈妈怀孕及分娩时的环境以及家庭环境不同,也可能造成宝宝在智力发育上的差别,从而导致智商各不相同,而且即使宝宝继承了父母某些聪明的特征,这些特征也会因为后天环境的不同而被完全改变。后天环境决定了遗传潜力的表现,应该认为遗传和环境的关系,是内因和外因的关系。

对于绝大多数人来说，遗传因素决定的潜力是相差不大的关键，积极创造后天的良好环境，才能使每一个人的潜力得到充分发挥。

体貌特征是如何遗传的

遗传并不像克隆动物那么一模一样，但是不少宝宝都会带着父母的某些体貌特征来到人间。那么父母的哪些体貌特征可以遗传给后代呢？

■ 肤色

人类肤色遗传是由 2 对以上的基因控制的，不同肤色的基因对后代作用是相同的，不存在显隐性的区别。所以如果准爸爸肤色较黑，而准妈妈皮肤白皙，那么宝宝会得到一个"中和"的肤色。如果一个白人和一个黑人通婚，那么生下的后代就是灰黑色。

■ 眼睛颜色

眼睛颜色的遗传遵循着"黑色等深颜色相对浅颜色是显性遗传"的原则。也就是说，如果你想让宝宝有蓝眼睛的话，即使你选择了蓝眼睛的爱人，可因为你是黑眼睛，你生的宝宝是蓝眼睛的概率会很小。

■ 身高

身高属于多基因遗传。而且决定身高的因素 35％ 来自爸爸，35％ 来自妈妈，其余 30％ 则与营养和运动有关。

■ 体型

体型属于多基因遗传。据统计，爸妈均瘦，宝宝也多为瘦型，仅有 7％ 会胖；爸妈之一肥胖，宝宝有 40％ 肥胖；爸妈都肥胖，宝宝有 80％ 肥胖。肥胖的人往往有家族史，但环境因素对体型的影响也很大，出生后的生活条件、营养情况、运动情况、工作性质等因素均对体型有作用。

爱心贴士

　　宝宝是否会近视与遗传有一定的关系,尤其是当爸妈均为高度近视时,宝宝近视的概率就会更大。不过,根据相关的资料显示:因为遗传因素而成为近视的人数仅占近视总人数的 5%,可见后天环境和习惯的影响更加不容忽视。此外,远视也与遗传有一定关系。

哪些多基因疾病遗传概率较高

　　宝宝的这些健康问题很大程度上受遗传因素影响。虽然爸爸妈妈不能改变宝宝的基因,但是至少可以把自己的病史当做一种警示,更加关注宝宝与这些病史相关的身体问题,把危险系数降到最低。

■ 过敏症和哮喘

　　父母不管是谁被诊断为过敏性哮喘,宝宝都会更容易被各种过敏性疾病缠上,特别是哮喘。

■ 高血压和高血脂

　　若父母中的一方患有高血压或者高血脂,宝宝的患病概率是 50%;如果父母皆患有高血压或者高血脂,其发病概率可达到 75%。这种疾病的遗传性很大。

■ 耳朵发炎

　　若父母长期耳朵发炎,遗传给宝宝的可能性有 60%～70%。由于父母极可能遗传给宝宝圆脸或者耳咽管的结构,所以得到这种遗传基因的宝宝更容易出现中耳炎。

■ 糖尿病

　　1 型糖尿病、2 型糖尿病都具有很高的遗传性。

■ 肥胖症

　　若父母中一方有肥胖症,宝宝超重的可能性是 40%;若双方都有肥胖症,宝宝患病的可能性可达到 80%。但有很多事例证明,就算是父母是重度肥胖,只要宝宝一直坚持健康的饮食,坚持锻炼身体,那他就能够打破继承肥胖基因的常规，长成一个体重正常的宝宝。

■ 湿疹

湿疹跟过敏一样，属于过敏反应的一种，遗传概率是 50%。

■ 偏头痛

如果父母一方有偏头痛，宝宝患病概率是 50%，如果父母都患病，遗传概率更高。

❤ 爱心贴士

当父母患某种疾病时，应当向医学专家咨询，以便知道这种疾病是否属于遗传性疾病，需要采取怎样的有效预防措施，把危险系数降到最低。

哪些遗传病患者不宜生育

遗传病种类繁多，遗传方式多样，对后代的影响也不同，因此遗传病患者在考虑生育问题时，应该进行遗传咨询，在咨询医生的指导和帮助下，做出明智而理想的选择。

■ 常染色体显性遗传病

常染色体显性遗传病表现为骨骼发育不全、成骨不全、马凡氏综合征、视网膜母细胞瘤、多发性家族性结肠息肉、黑色素斑、胃肠息肉瘤综合征、先天性肌强直等，这类遗传病的显性致病基因在常染色体上，患者的家族中，每一代都可以出现相同病患者，且发病与性别无关，男女都可发病。患者与正常人婚配，所生子女的发病危险为 50%，故不宜生育。

■ X 连锁显性遗传病

由于患者的显性致病基因在 X 染色体上，所以患者中女性多于男性。女性患者的后代，不论儿子还是女儿，均有 50% 的发病危险成为相同病患者，故不宜生育。而男性患者的后代，女儿百分之百患病，儿子正常，因而可生育男孩，限制女胎。

■ X 连锁隐性遗传病

这类遗传病常见的有血友病 A、血友病 B 和进行性肌营养不良等。由于隐性致病基因位于 X 染色体上,故患者多为男性。男性患者与正常女性结婚,所生男孩全部正常,但女儿均为致病基因携带者。若女性携带者与正常男性结婚,所生子女中,儿子有 50％的危险发病成为患者,女儿全部正常。

■ 多基因遗传病

精神分裂症、躁狂抑郁性精神病、重症先天性心脏病和原发性癫痫等多基因遗传病,发病机理复杂,遗传度较高,危害严重,患者不论男女,后代的发病危险大大超过 10％,均不宜生育。

■ 染色体病

先天愚型等染色体病患者,所生子女发病危险率超过 50％,同源染色体易位携带者和复杂性染色体易位患者,其所生后代均为染色体病患者,故都不宜生育。

❤ 爱心贴士

　　有伴性遗传病,例如血友病 A、血友病 B 和进行性肌营养不良等,应控制所生子女的性别。女性携带者与正常男性婚配,怀孕后应作产前诊断,判定胎宝宝性别,女胎无病可以保留,男胎会患病,必须终止妊娠。

第二章

怀孕，和宝宝一起健康度过10个月

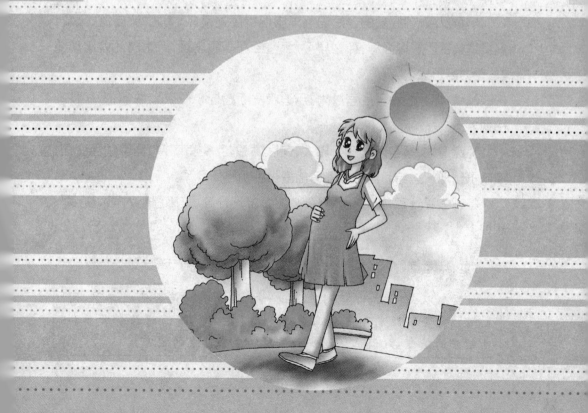

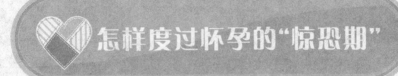

怎样度过怀孕的"惊恐期"

如何知道自己怀孕了

判断自己怀孕可根据以下几点：

月经停止：如月经一直规律正常，一旦超过 7 天不来，应首先想到可能是怀孕了。

早孕反应：停经后的孕妈妈逐渐出现胃肠道反应，如恶心、呕吐、厌食、挑食或食欲明显增强等，称为早孕反应，多在早晨出现，严重时还会出现头晕、乏力等现象。

尿频：怀孕后由于子宫增大，压迫膀胱而出现小便次数增多，多在夜间出现。

乳房增大：怀孕后乳房可增大，有胀满感，乳头有刺痛，乳晕颜色变深，皮肤下出现一些结节。这些乳房的变化说明是怀孕了。

基础体温升高：如每天测基础体温会发现升高，其高温相对可能持续 3 周以上。

专家叮咛

发生以上变化，即可到医院进一步检查明确是否已经怀孕，同时可以检查胚胎发育是否正常。确认怀孕后就应注意饮食营养和生活中的保健，以保证孕妈妈的健康和生个健康的宝宝。

怎样使用测孕试纸

注意包装盒上的生产日期，不要使用过期的测试卡。

为了减小测试不准确的概率，要仔细阅读说明书，正确根据每个步骤去做。

尽量采用早晨的第一次尿液进行检测，因为这个时候的激素水平最容易检测出来。

不要为了增加尿液而喝过多的水，因为这会稀释激素的水平。

如果你对测试结果拿不准，最好打咨询电话问问医生，在医生的指导下完成测试。

爱心贴士

如果是异位怀孕，HCG 水平可能会很低，因此不能通过验孕棒检测出来。要确认检测结果，一定要到医院作进一步检查。

去医院检查，测血准确还是测尿准确

血液测试比尿液测试更为敏感，但一般很少采用血液检测，因为血液检测费用较高，而且尿液测试一般也能得到结果。血液测试通常是在特殊的条件下采用的，例如有不育问题的女性或者怀疑出现问题的时候。

专家叮咛

不管血检还是尿检，最好在上午进行，早餐不要吃太多，少喝水。

怀孕了为什么还会来月经

女性怀孕以后不会再来月经，但有少数女性怀孕后在预定下次月经来

潮的日期仍出现阴道流血现象,这时怀孕者往往认为是月经,以至不知道自己已经怀孕了。

女性怀孕后出现的这种情况被称为"妊娠月经"。它的特点是流血少、颜色淡、天数短,与以往任何一次都不同,实际上这次不是真正的月经。这种现象通常发生在怀孕 3 个月以内,一般只出现 1 次。也有个别的孕妈妈出现 2～3 次。

专家叮咛

怀孕后早期出现的阴道流血也可能是先兆流产,妊娠并发蜕膜息肉、子宫颈息肉或糜烂等引起的出血。已经肯定怀孕的女性,如又有阴道流血,应及时去医院检查,以排除上述这些病变。

第一次怀孕怎样克服自己紧张的情绪

除了第一次当孕妈妈带来的天然紧张感以外,怀孕带来的恐惧主要是因为准备不足造成的孕产知识缺乏。通过以下几种努力可以减轻这种紧张情绪。

尽可能避免意外怀孕,给自己留足备孕的时间。

在备孕期间多看一些孕产方面的图书,参加一些讲座,和有孩子的孕妈妈多交流。

在丈夫的陪伴下去作第一次孕检。

不要闷在家里,多和人交流,可以做一些简单的运动。

意外怀孕的宝宝会有哪些健康风险

三个方面为意外怀孕的宝宝带来风险:

避孕药的危害:意外怀孕很可能是因为避孕药失效引起,或停服避孕药不到 3 个月,这样的宝宝发生畸形的概率较大。

生活习惯未做调整:孕妈妈之前可能还在减肥,或者生活很不规律,饮食还有不少恶习，身体根本没有调整到怀孕的最佳状态。

普通药物的伤害：怀孕的时候正在吃减肥药、感冒药等。

爱心贴士

意外怀孕的孕妈妈更容易焦虑、惊恐，负面情绪会影响孕妈妈和宝宝的健康。

越害怕反应越严重，越想吐怎么办

孕吐反应一般出现在怀孕6周末，就是末次月经后42天。大约有75%的孕妈妈在孕早期会有恶心、呕吐等不适的反应，通常在怀孕的三个月以后会自动消失。

第一次怀孕的女性当妊娠反应来的时候，心里总是忍不住一直去想，结果越想妊娠反应就越严重，甚至平时还好点，一看见食物马上就吐。

这已经超过了一般的反应，跟心理因素有关了。解决的方法有两个：一是忘掉它，二是战胜它。平时人们一般在吃饭的时候不要看电视或者听音乐聊天，而妊娠反应严重的孕妈妈则应该在吃饭的时候看看电视，和人说说话，精力转移到电视上或其他地方，反应就不会那么严重了。

还有就是想象自己想吃什么，最馋什么东西，不知不觉胃口就上来了，不喜欢吃的东西不要强迫自己去吃。

专家叮咛

如果呕吐特别严重，几乎什么也吃不下，需要注意补充一些白开水或淡盐水，保持身体电解质平衡，然后尽早就医。

怀孕了要不要马上辞掉工作

有些人一发现怀孕马上辞职回家"静养"，甚至在备孕期间就辞职了，这个应该比较着看。如果你的工作没什么危险性，而且还是你比较喜欢的，最好不要这么早辞职，一是经济上的压力更大了，二是在家里一个人缺乏交流

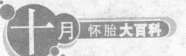

对保胎反而没好处。适当工作既锻炼身体,又放松心情,还能减轻生活压力,一举多得。

当然,如果条件很好,想在家里多参加孕妈妈学习班学习孕产知识,也是不错的选择。但是待在家里静养绝不是一个好选择。

专家叮咛

应该马上辞职或转换岗位的工作:污染、辐射类的工作,负重类工作,经常弯腰的工作,经常在 2 米以上高空作业的工作。

怕吃错,不敢吃东西了怎么办

刚怀孕的时候,孕妈妈对饮食往往谨小慎微,这个不能吃,那个也不能吃。实际上在怀孕初期,除了一些每个人都应注意的饮食习惯以外,完全可以由着自己的胃口吃东西,尤其在妊娠反应期间,可以完全顺着自己的口味吃东西。

爱心贴士

大的饮食平衡原则还是要讲的,比如不爱吃韭菜,可以吃其他青菜,但是不要什么蔬菜都不吃,那就容易造成营养不良了。

莫名其妙有死亡恐惧怎么办

生孩子会不会死掉这个似乎很荒诞的问题有很多孕妈妈会想到,因为电影电视上经常会出现大夫问保孩子还是保大人的场面。

孕妈妈完全没必要为此担心,正常怀孕、分娩造成孕妈妈死亡的概率微乎其微,甚至比普通感冒还要低。只要你坚持按时孕检、选择正规的医院分娩就完全没有问题。

年龄超过 35 岁的高龄产妇也是一样,只要坚持按时孕检,随时发现问题随时解决掉,就不会有生命危险的。

生宝宝会不会很痛

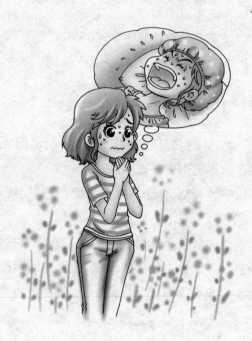

　　现在的一些年轻女性，平时很娇贵，被蚊子咬一下都会喊痛喊半天，生孩子更是谈痛色变。一部分女性甚至因为害怕疼痛而拒绝怀孕。

　　我们可以这样想，所有的人类，所有的动物，经过几万年、几十万年甚至几亿年的繁衍生息，能够到现在，母亲是最伟大的角色。

　　分娩痛吗？肯定痛，但是和你看到宝宝降生的巨大幸福相比，这些疼痛是微乎其微的，而且现代医学发达，可以把分娩疼痛控制在一个可忍受的范围。

　　而且，不管多娇贵的孕妈妈，在经过 10 个月与肚子里宝宝相处以后，都会变得非常勇敢，一点疼痛不在话下。

好身材会不会被毁了

　　现在女性受明星的影响巨大，很多明星为了保持身材而拒绝生育或者很晚才结婚生育，所以有的年轻女性因为害怕身材变形而害怕怀孕。

其实这种担心完全没有必要,只要你有决心、有毅力,即使生过孩子照样能保持魔鬼身材,在明星当中也不难找到例子。但是如果你放纵自己的饮食,又缺乏运动,即使不生孩子水桶腰也会找上你。

而且没有生过孩子的女人到了一定年纪,内分泌容易出问题,反而更不容易保持身材。

> **爱心贴士**
>
> 同样的担心还有母乳喂养,一些年轻孕妈妈担心乳房下垂而不给宝宝喂母乳,实际上母乳喂养的孕妈妈反而更容易恢复产前的好身材。

会不会很快发胖

很多孕妈妈怀孕不到两三个月,就已经胖得不成样子,这和过度进补及缺乏运动都有关系。

怀孕期间,体重肯定是会增加的,但是是一个平缓的过程,如果胖得太快,对孕妈妈和胎宝宝反而不利。

首先饮食不能过度。怀孕期间需要全面加强营养,但是总热量还是要控制一下。蛋白质不能少吃,还可以稍微控制一下糖类和脂肪的摄取。

其次要尽可能多运动一下,每天散步 0.5~1 小时。

> **专家叮咛**
>
> 即使你觉得体重超标也不应通过节食来控制体重,毕竟怀孕期间营养是第一位的。

还能去健身房吗

怀孕以后,不再适合做一些剧烈运动,比如跑、跳、跆拳道、动作较大的体操等。虽然健身房也有一些瑜伽或体操的练习,但是健身房往往十分嘈杂,音乐节奏也很强,对宝宝不利,所以最好还是不要去健身房了。

> **爱心贴士**
>
> 如果想游泳，可以去一些条件好的室内游泳馆，健身房里的游泳池往往也会放快节奏的音乐，也不要去了。

肚子总是感觉有些难受怎么办

怀孕初期，身体为了给宝宝创造一个适宜的生长环境会进行一系列的调整，可能会让你感觉有些不舒服，这些都是正常现象，比如小肚子发热、老想上厕所等，这些状况很快就会消失。不要自己吓自己，以为自己要流产了。

如果出现阴道流血的情况，则应该去医院做检查，看看是否是先兆流产。

> **爱心贴士**
>
> 不要随便用药，即使是调养类的，比如乌鸡白凤丸也不要乱吃。如果觉得担心，不妨征求医生的意见。

不小心生病了怎么办

刚怀孕期间，孕妈妈往往十分紧张，一紧张就容易走极端。比如不小心生病了，有些孕妈妈怕病影响到宝宝，于是马上买药吃；一些孕妈妈又怕药会伤害到宝宝，宁肯硬挺着也不吃药，这两种做法都是错误的。

一些药物确实对宝宝有不利影响，但是疾病同样会影响宝宝。生病以后不管严不严重，应该先看大夫，来决定吃药还是不吃药，即使不用吃药，大夫也会给你一些饮食和生活上的建议。

> **爱心贴士**
>
> 过度保护也是患病的一个因素。比如冬天怕感冒，结果就待在有暖气的家里，也不肯开窗户透气，室内空气浑浊对宝宝不好不说，如果不小心出去了一小会儿，可能还真就因为不能适应就感冒了。

宫外孕都有什么症状

宫外孕的主要表现:

停经:月经过期数天至数十天,常常是未查觉的时候发病。

腹痛:下腹坠痛,有排便感,有时呈剧痛,伴有冷汗淋漓。

阴道出血:常是少量出血。

其他症状:有恶心、呕吐、尿频等症状。

检查:妊娠试验阳性,B超扫描或腹腔镜可协助诊断。

宫外孕的症状常常是不典型的,有的病人会因大出血而发生休克。如果出现面色苍白、血压下降,应考虑是否发生了宫外孕,及时救治。

专家叮咛

已经怀孕49天,但B超看不到孕囊,如果有阴道出血,要高度怀疑宫外孕,一旦出现腹痛,就要马上就诊。

如何预防宫外孕

预防宫外孕,首先要在怀孕前做足功课。

打算怀孕的女性,一定要做到戒烟戒酒,保持良好的生活习惯。

反复人工流产是导致近年来宫外孕发病率上升的主要因素,因此,不打算怀孕的女性,要做好避孕工作。

注意孕前检查,要彻底清除各种妇科疾病,尤其是输卵管有问题的女性更不可大意。

对于有些正常受孕有困难的女性,如果需要服用排卵药物,一定要在医生的指导下进行,并要提高警惕性。

曾经患过宫外孕的女性,再次患宫外孕的可能性很大。如果这类女性怀孕了,最好在停经后6周内到医院做一次全面的早孕检查。

爱心贴士

宫外孕的高危人群：有附件炎、盆腔炎病史的女性；有输卵管手术史的女性；不孕症；有"宫外孕"史的女性；上着宫内避孕器的女性。

宫外孕怎么办

宫外孕是一种相当危险的疾病，那么就要对其保持高度警惕性，在日常生活中做好防治宫外孕的保健，以减少宫外孕的发病机会或防止出现严重后果。一旦怀疑宫外孕，应立即送医院救治。避免活动，要平躺。经输卵管妊娠确诊后，应立即输血以补充失血，并进行开腹手术。

专家叮咛

一般宫外孕后需要1年以上才能再次选择怀孕，怀孕前要先去医院进行系统的检查，盲目怀孕会有较高的再次发生宫外孕的可能。

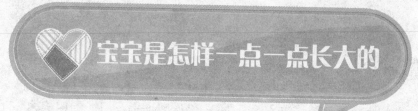

宝宝是怎样一点一点长大的

第一孕月（1～4周）

从末次月经的第一天开始的4周。其实前两周妊娠尚未开始，到第四周末一般仍没有任何感觉，也没有妊娠反应，就是去做妇科检查，也不会发现子宫有什么变化，尿妊娠实验往往也是阴性的。

怀孕第一周

如果你和丈夫做出了要一个健康宝贝的决定,那就选择你们身体健康的时期开始吧!这一周也许你会经历生命中最大的变化。从现在开始你将进入一个全新的时期,你将成为一个孩子的妈妈。祝你好运!你可以自己测算排卵周期,即月经周期。主要方法是基础体温法,即每天早晨醒来后身体不做任何运动,用体温表测出体温。坚持做一个月后,就可以制成一个曲线的基础体温表。一般排卵期的体温会升高 0.3℃～0.5℃,根据基础体温表,在排卵期你就可以作好迎接新生命的准备了。许多孕妇都是在不知不觉中怀孕的,在孕早期由于不知道身体的变化,经常性地做剧烈运动,在生病时还吃一些违禁药品,给腹中的胎儿造成一些伤害。因此,我们主张有计划地怀孕,在准备怀孕期间,你可以和丈夫寻找一些轻松浪漫的话题,使自己的心情放松,在一个良好的状态里孕育新生命。还应注意要远离烟酒,因为烟酒会造成精子或卵子的畸形,使得孕妇一开始在体内获得的就是异常受精卵。夫妻二人还要保持健康的心态,不要在剧烈运动或十分劳累的状态下受孕,也不要接近有毒物品,如农药、麻醉剂、铅、汞、镉等,以及照射 X 光等放射性物质。一个健康活泼的新生命需要你们的精心培育,从现在做起吧!

怀孕第二周

你的月经周期已经进入第二周,一般排卵期是在月经周期的第 13～20 天,因此在第二周末时,你的排卵期就会开始。现在你应该制订一个比较详细的怀孕计划,其中应包括工作安排、医疗保健、营养饮食以及家庭财务计划等。现在你已经掌握了基础体温法,可以在此期间把身体和受孕时间调整到最佳时期。一般在卵子排出后 15～18 小时受精效果最好。虽然现在你没有明确地知道自己是否怀孕,但怀孕计划是早就制订好的,因此现在要加强营养,多吃富含叶酸的食品,如樱桃、桃、李、杏等新鲜水果。叶酸是人体三大造血原料之一,能促进红细胞的生成,孕早期如果缺乏叶酸,会影响胎儿神经系统的正常发育,导致脊柱裂或无脑儿等神经管畸形。因此育龄女性在怀孕前 3 个月和孕期前 3 个月每天应补充 0.4 毫克的叶酸。

怀孕第三周

现在已经进入排卵期,你的基础体温有变化吗? 这周你可能就要受孕了,受孕期要保持心情舒畅,尽量不要与丈夫发生争执,大喜或大悲之后受孕都会影响受精卵的质量。每个月经周期的第 13~20 天最易受孕,因为排卵时间是相对固定的,所以精子的质量非常重要。精卵结合后,新生命开始了。在补充叶酸的同时,孕妇也应该注意加强多种微量元素的吸收,因为微量元素如铜、锌等会参与胎儿的中枢神经系统的发育。

■ 宝宝一周

卵子是人体内最大的细胞,直径可达 200 微米,在输卵管中的寿命仅 12~36 小时。精子全长约 600 微米,分为头部、颈部和尾部,像蝌蚪一样靠尾部运动。精子在良好的宫颈黏液环境中能存活 3~5 天,但是受孕通常只能发生在性交后的 24 小时。这时精子和卵子已经结合在一起形成受精卵,受精卵长 0.2 毫米,重 1.505 微克。

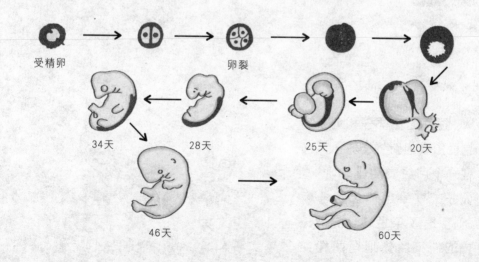

受精卵　　　　卵裂

34天　　28天　　25天　　20天

46天　　　60天

胚胎的变化

受精卵经过 3～4 天的运动到达子宫腔,在这个过程中由一个细胞分裂成多个细胞,并成为一个总体积不变的实心细胞团,称为桑葚胚。

这个时期孕妇自身可能还没有什么感觉,但在孕妇的身体内却在进行着一场变革,从现在开始,孕妇的生命中就会增加一份责任,孕妇和丈夫的二人世界也会告一段落,新生的宝宝将与母亲同欢乐,母爱天性将会发挥得淋漓尽致。

怀孕第四周

子宫内膜受到卵巢分泌的激素影响,变得肥厚松软而且富有营养,血管轻微扩张,水分充足,受精卵不断分裂细胞,移入子宫腔,这时受精卵就叫胚泡。当外周的透明带消失后,胚泡与子宫内膜接触并埋于子宫内膜里,称为"着床",着床一般在受精后 6～7 天开始,在 11～12 天内完成。

■ 宝宝两周

妊娠进入第四周了,而实际上受精卵才发育了两周。这个时期胚胎已经在子宫内"着床",或称"植入"。着床后的胚胎慢慢长大,这时大脑的发育已经开始,受精卵不断地分裂,一部分形成大脑,另一部分则形成神经组织。这时要特别注意加强营养,丰富的营养会给脑细胞和神经系统一个良好的成长环境。

宝宝的性别是怎么形成的

宝宝是由卵子和精子结合而形成的新生命。正常女性一个月经周期排一个卵,卵子的性染色体都是一样的,都是 X 染色体。而精子内的性染色体则有两种类型:一种是带 X 染色体的精

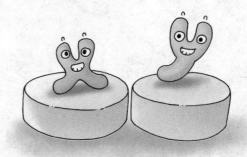

子(通称 X 染色体精子或 X 精子)；一种是带 Y 染色体的精子(通称 Y 染色体精子或 Y 精子)。

如果进入卵子的精子是 X 染色体精子，和其结合形成的受精卵就是 XX 性染色体，即为女胎；如果进入卵子的精子是 Y 染色体精子，和其结合形成的受精卵则为 XY 性染色体，即形成男胎。所以宝宝性别完全由男性的精子决定。

什么原因可能造成兔唇宝宝

27％的唇腭裂源自遗传，另外，不良生活习惯、高龄怀孕等都与唇腭裂的发生有关。以下几个原因都可能造成宝宝早期形成唇腭裂：

孕妈妈在孕期前 3 个月营养缺乏，特别是维生素和叶酸缺乏。

孕期用药不慎。

孕妈妈摄取维生素 A 过量。

接触放射线及有毒物质。

孕妈妈患风疹等病毒感染性疾病。

妊娠早期受震惊、恐吓，使孕妈妈精神紧张，造成皮质激素分泌增加等。

专家叮咛

要预防宝宝兔唇，需要做到以下几点：要预防唇腭裂，应尽量避免高龄初产；妊娠早期要避免慢性腹泻，以免体内钙、磷、钠、钾等失衡；孕前有计划地服用叶酸；忌服阿司匹林、皮质激素等药物；保持良好的心态，避免过度紧张；防止病毒感染，避免放射线照射等。

乙肝免疫阻断，是不是宝宝就绝对安全了

尽管孕期注射乙肝免疫球蛋白对阻断乙肝病毒母婴传播有效，可以避免一部分宝宝患上乙肝。但是乙肝病毒母婴之间的传播途径有 3 种，分别

为宫内感染、产程感染和产后感染。接种疫苗可以很好地做到预防产后感染，但是并不能阻断宫内感染的可能性，这也就是为什么有些注射了疫苗的宝宝仍然会患上乙肝的原因。

母体内 HBV-DNA 的浓度高到一定程度时，将大大削减药物的免疫作用，乙肝病毒仍会通过胎盘感染宝宝。"大三阳"的孕妈妈，最好在孕期进行乙肝病毒 DNA 水平监测。如母体内有高浓度 HBV-DNA，在孕晚期注射免疫球蛋白的同时，还要采用一些高效、安全的抗乙肝病毒的药物，以大大抑制病毒的复制。

专家叮咛

一般来说，进行了母婴阻断1年左右就查乙肝两对半，检查表面抗原是不是阴性，特别要看产生不产生表面抗体，而且表面抗体是不是在10％以上，如果是就可以，不需再加强。以后还是要动态监测，1岁、2岁、3岁，一般到了3岁以上问题就不大了。1岁的时候就可以看出效果。

羊水和宝宝有何关系

羊水，是指怀孕时子宫羊膜腔内的液体，其成分98％是水，另有少量无机盐类、有机物激素和脱落的细胞。羊水是维持宝宝生命所不可缺少的重要成分，它是评估宝宝健康和性别的指标。

羊水的重要性如下：

可以作为评估宝宝健康的指标。

有润滑作用，使产道分娩不会过于干涩。

形成水囊，在生产时对子宫颈和产道有软化扩张的功能，减少对母体的伤害。

预防外界细菌感染，即使已经感染，也可使其降低到最小限度。

减少子宫收缩时对宝宝的压迫，使子宫收缩压力较平均。

保护宝宝，使宝宝能在稳定的压力和温度中成长。

> **爱心贴士**
>
> 　　羊水的多少主要靠超声诊断法来判定。羊水的数量，一般来说会随着怀孕周数的增加而增多，在20周时，平均是500毫升；28周左右，会增加到700毫升；在32～36周时最多，1000～1500毫升；其后又逐渐减少。因此，临床上是以300～2000毫升为正常范围，超过了这个范围称为"羊水过多症"，达不到这个标准则称为"羊水过少症"，这两种状况都是需要特别注意的。

宝宝在羊水中为什么不会沉底

　　有人说人类是另一种类型的"两栖动物"，宝宝时期住在水中，出生后生活在陆地上，而孕育宝宝的"神奇之水"便是羊水。宝宝时期的呼吸，是通过血液从胎盘处获得氧气的。

　　羊水对宝宝起到保护作用，使宝宝能在稳定的压力和温度中成长。羊水对于生命的存在有着重大的意义，过多和不足，都是宝宝提醒我们怀孕危险的信号。

> **爱心贴士**
>
> 　　宝宝在羊水里是不沉底的，如果宝宝沉底，胎体将接触子宫壁，子宫壁受到外力，将直接影响宝宝，对宝宝产生不利的影响。

宝宝会感到冷吗

　　羊水是孕育胎儿的"神奇之水"，能使胎儿在稳定的压力和温度中成长。在胎儿的不同发育阶段，羊水的来源也各不相同。

　　在妊娠早期，羊水主要来自胚胎的血浆成分；之后，随着胚胎的器官开始成熟发育，其他诸如胎儿的尿液、呼吸系统、胃肠道、脐带、胎盘表面等，也都成为了羊水的来源。羊水的成分98％是水，另有少量无机盐类、有机物和脱落的胎儿细胞。

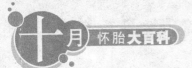

羊水具有保护胎儿,使胎儿能在稳定的压力和温度中成长的作用。因此,宝宝有温暖的羊水做保护,是不会感觉到冷的。

> **爱心贴士**
>
> 在天气冷的季节,孕妈妈给肚子做热敷其实主要还是保护孕妈妈自己,宝宝是感觉不到的。

为什么孕早期感冒对宝宝危害最大

流行性感冒是由病毒引起的呼吸道传染疾病,处于孕早期的孕妈妈身体抵抗力较弱,很容易受到这些细菌、病菌的感染。流感和不当用药都可能影响到宝宝的生长发育,出现低能、弱智、早产、流产等。而孕妈妈患流感时常有发烧症状,如果在怀孕早期发高烧,婴儿患脊柱裂的危险性也会有所增高。高烧还会使细胞里的蛋白质变性,导致畸形、流产甚至死胎。

孕早期一般指怀孕前 3 个月,这个时候是胚胎发育器官形成的初期,也是最敏感的时期。一旦度过怀孕初期,宝宝的心脏发育已逐渐稳定,体积也逐渐增大,感冒对宝宝的影响几乎减至最小。

> **爱心贴士**
>
> 孕妈妈在怀孕期间治疗感冒的原则应以预防为主,加强体质锻炼,控制感染,尽量不要去人多的地方。尤其是在孕前期的 3 个月,应避免去人群较多而密集的地方,孕前期妊娠反应大,应多吃水果和易消化的食物,补充维生素和矿物质,多喝开水排毒,注意休息、保暖。

胎盘有什么作用

胎盘的形状很像向日葵,光滑的一面有脐带连接着宝宝,绒毛裸露的另一面紧紧地连在子宫壁的内面上。胎盘中主要是许多数不清的根茎结构,有主干有分枝,分枝又再分枝,再分枝又分成极细小的枝,发育之初形状像绒毛,绒毛的表层有绒毛上皮细胞,绒毛里面有细小的动脉和静脉血管。胎盘还能分泌很多特殊物质,对提高孕妈妈和宝宝的免疫力有很大帮助。

宝宝发育依赖于胎盘的功能,像植物根须一样,宝宝的根须是绒毛,植身于母体子宫,吸取营养,使小小的受精卵发育长成一个可爱的、会哭会笑的天使!

第二孕月（5～8周）

停经5周左右可查出尿妊娠试验阳性,结合妇科内检一般即可确定妊娠。孕6～7周时有些孕妇开始出现早孕反应,开始症状较轻,有些轻微的乏力、尿频、乳胀、恶心等症状,并逐渐加重,10周左右大部分孕妇的症状减轻或消失,少数孕妇到孕3月时症状消失。

怀孕第五周

进入第五周后,你的"好朋友"还没光顾,现在你的心情是欣喜还是紧张?一些有计划怀孕的女性可能已经发觉身体的异常,现在你可以去医院做早孕检查,确定一下自己是否怀孕了。在你的子宫内现在正发生着巨大的变化,一个小生命已经入住了。在整个孕早期你都要仔细地观察身体的变化,不要做剧烈运动,时刻保护身体的健康,避免感冒、受凉,多吃有营养的食物,并及时去医院做早孕检查。这时你应该有一个相对固定的妇产科医院,使孕期身体检查系统化,并保证孕期医疗手册各项内容都完整有序。

■ 宝宝三周

形成内中外三胚层胚盘,外胚层出现一条脊索;内胚层形成原始的消化管和呼吸道原基;中胚层为骨骼和肌肉的原基;最外层将形成皮肤、汗腺、乳头、乳房、毛发、指甲、牙釉质和眼的晶状体。

神经系统、心血管系统开始发育。

心脏开始成形,刚开始有了搏动,每分钟可达69次左右。

身体是二等分的,大头部,占身长的1/2。

没有颈部,头部直接与躯体相连,手脚几乎看不到。

刚刚能用肉眼看到,形状似小海马。

此时称为胚芽,长为0.4厘米,重量为0.8克。

怀孕第六周

准妈妈的身体已经开始发生变化,怀孕的症状也出现了。由于雌激素与孕激素的刺激作用,你的胸部感到胀痛、乳房增大变软、乳晕有小结节突出,你会时常疲劳、犯困而且排尿频繁。在这个星期你会像大多数女性一样,有恶心的感觉,有时候不仅是在早晨,整个一天你都会随时呕吐。这些令人心烦的症状都是正常的,这只不过是孕早期的常见现象,大约在3个月之后你的恶心与晨吐就会结束。

宝宝四周

胚芽表面覆盖着绒毛组织,这种绒毛深植于厚软的子宫内膜中,吸收母体的营养,以供胚芽发育,不久就会形成胎盘。胎儿通过胎盘吸收母体的营养成分,排出代谢产物。

形成了与母体相连的脐带。

形成一个羊水腔,也可称为羊膜囊,内含羊水。

脑和呼吸系统开始发育。

血液循环系统的器官原型已经出现。

肝脏开始发育。

能够看到嘴和下巴的雏形。胚芽0.5～0.8厘米,体重1克左右。

怀孕第七周

恶心呕吐,早孕反应出现,有些准妈妈还会有较重的早孕反应。早晨醒来后你会感到难以名状的恶心,而且嘴里有一种说不清的难闻怪味,有时像汽油或其他化学原料的味道,这是怀孕初期大多数准妈妈都会遇到的情况。此时你的外表看不出有什么改变,但在你的体内却发生着翻天覆地的变化。现在你随时可能有饥饿的感觉,而且常常饥不择食地吞咽各种食物。在这种大吃大喝的补充下,你的体态很快就会有改变,但是不要过多地考虑体形,因为这几周是胎儿发育的关键时期,维持胎儿生命的器官正在生长,所以更应注意营养。其间你的情绪波动很大,但需要注意的是,在早孕6～10周是胚胎腭部发育的关键时期,如果你的情绪过分不安,会影响胚胎的发育并导致腭裂或唇裂。因此,一定要保持心情愉快,可以适当地听听轻音乐,进行音乐胎教。

■ 宝宝五周

形成2毫米左右的胚盘。

神经系统和循环系统的基本组织开始分化。

80%的脑和脊髓的神经细胞开始形成。

小胚胎长约0.8厘米。

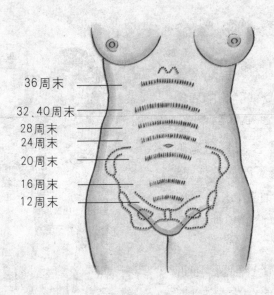

妊娠周数与宫底高度

怀孕第八周

你的腹部现在看上去仍很平坦,但你的子宫已有明显变化,怀孕前你的子宫就像一个握紧的拳头,现在它不但增大了,而且变得很软。阴道壁及子宫颈因为充血而变软,呈紫蓝色,子宫峡部特别软。当你的子宫成长时,你的腹部会感到有些痉挛,有时会感到瞬间的剧痛。现在你可以进行第一次产前检查了,除了做盆腔检查外,还需要测量血压,以了解基础血压;检查心脏和肺脏;化验尿常规及尿糖;进行一次口腔检查。

■ 宝宝六周

心脏开始划分心室。

肾和心脏的雏形开始发育。

开始长出肢体的幼芽。

脖子和下颌的小皱痕已出现。

小胚胎长约1.2厘米。

胎盘低置怎么办

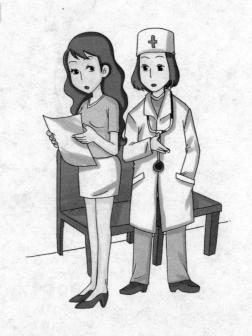

正常的受精胚胎会处在子宫内部,但如果受精胚胎的着床位置较低,当胎盘生长起来后,越来越大的胎盘会在孕妈妈的子宫里处于比较下部的位置,接近宫颈口,但不覆盖,这就是胎盘低置,也称为边缘性前置胎盘。

当孕妈妈有胎盘低置的现象时,要进行适度的自我保健,但要杜绝一切剧烈运动,如跑、跳等,而且有些动作是绝对不适宜做的,比如下蹲,因为出现胎盘低置的孕妈妈,如果下蹲,就会使子宫口扩大,位置较向下的胎盘也会因此而被拉伸,引起剥离、出血。

应严密观察病情,如果出现大量出血、反复出血,或已经临产时,就要根据情况考虑终止妊娠了。

🧡 爱心贴士

随着孕程的增加,特别是在孕晚期或临产后,子宫下段逐渐伸展,子宫颈管消失,同时子宫颈口扩大,但胎盘可能并不随着子宫颈口的扩大而有发展,结果就会发生从它的附着处剥离的现象,同时血管破裂伴有阴道出血。

孕妈妈用热水袋会对宝宝有不良影响吗

很多人担心热水袋捂肚子会刺激子宫,影响宫缩,其实不要特别担心。热水袋的温度虽然高,但是只要身体的其他部位能够承受,那么肚子也没有什么问题,况且很多孕妈妈用热水袋捂肚子时也会隔着一层衣服。而且怀孕中期宝宝的大脑已经基本发育成型,所以,孕妈妈不要担心会影响宝宝的脑部发育,日常生活中注意饮食的搭配和心情舒畅,生个聪明健康的宝宝就不是问题了。

但是要注意,如果出现了腹痛现象,还是应该及时去医院的,要注意预防先兆流产的发生。

🔍 专家叮咛

热水袋中水温不宜太高,一般以 $60℃～70℃$ 为宜。使用前一定要检查塞子的密闭性,外面最好用毛巾包裹后再使用。

第三孕月 (9～12 周)

这时的准妈妈外观还没有变化。除了不来月经外,几乎和以前没什么不同,只是这时往往是早孕反应最剧烈的时期,容易心烦、抑郁,有时睡觉小

腹有不适感。乳房仍然很胀,阴道分泌物增多,但没有痒痛等不适。早孕反应到接近孕12周时逐渐减轻。尿频、便秘是这个时期最常见的症状。

检查发现子宫如拳头大小,从腹部不易摸到,当憋尿时偶尔可摸到。在50～70天时是早孕反应最严重的时期,流产也最容易在此期间出现。

孕3月末,自己可以在耻骨上方摸到子宫,尤其早晨有尿时更易摸到,医生用多普勒仪可听到胎心音。

怀孕第九周

体重没有增加太多,但是准妈妈的乳房更加膨胀,乳头和乳晕颜色加深。你需要使用新的乳罩,让你的胸部感到更舒服一些。你的血液也在增加,到你怀孕晚期,你会有比孕前多出45%～50%的血液在血管中流动,多出的血液是为了满足胎儿的需要。子宫增大到原来的两倍大小,腹带越来越明显,尽管此时还看不出怀孕的迹象。

■ 宝宝七周
左心房和右心房已分划开,每分钟可跳140下左右。

长尾巴逐渐变短。

手和脚看起来像小短桨,垂体和肌肉纤维在迅速成长。

胚胎的面部器官已经明显。

小胚胎长约2厘米,形如红豆,胚牙重约4克。

怀孕第十周

身体变化依然不大,有过怀孕生产史的准妈妈腹部会稍有突出,初次怀孕的女性还看不出腹部的变化。这个阶段你的情绪变化会很剧烈,刚才还眉开眼笑,转眼间就会闷闷不乐,这时的喜怒无常是正常的情绪波动,是由于激素变化引起的,但准妈妈要注意调整心绪,让自己顺利度过孕期。

■ 宝宝八周

羊膜腔里有羊水，胎儿好像漂浮在里面。

脐带开始形成。

胎盘开始形成，占子宫腔容积的 1/3。

胃、肠、肝等器官发育成形，原始的肝脏产生大量的红细胞。

内外生殖器的原基已经形成，但性别无法辨认。

胸部移动，就像在呼吸。

大脑发育迅速。

皮肤极薄，血管清晰可见。

手指和脚指间好像有蹼状物。

头和躯体的区别渐清晰。

骨骼还处于软体状态，富有弹性。

胎儿开始会动。

牙和腭刚刚开始发育。

嘴巴、眼睛、耳朵也出现了，眼睛不长在两侧，但人脸的模样基本成形。

小胚胎长约 2.8 厘米，大小如蚕豆。

怀孕第十一周

准妈妈血液循环加快，口渴感频繁。早孕反应开始减轻。食欲不振的现象结束，准妈妈的腰围变粗，体重约增加 1 千克。

■ 宝宝九周

从本周起胎儿已不能再叫"胚胎"了，他（她）已有人的模样，可以称"胎儿"了。

所有的器官、肌肉、神经都开始工作。

胚胎的小尾巴不见了。

手腕开始有些弯曲，指（趾）间的蹼状物消失。

四肢由小肉芽发育成软骨，胎儿长约 3.8 厘米。

怀孕第十二周

大多数孕妈妈恶心呕吐的症状已经减轻,疲劳嗜睡的阶段也已经过去,你可能会感到精力充沛。你的皮肤可能有些变化,一些孕妈妈的脸和脖子上不同程度地出现了黄褐斑,这是孕期正常的特征,在宝宝出生后就会逐渐消退。这时你还可能看到,在你的小腹部从肚脐到耻骨之间还会出现一条垂直的黑褐色妊娠线。

■ 宝宝十周

生殖器官开始发育。

手腕已成形,脚踝开始发育,手指、脚指清晰可见。

手臂长了一些,肘部也变得弯曲。

手、脚、头以及全身都可以灵活地动了。

耳朵已经形成,但还没有作用。

长出眼皮,眼皮黏合在一起,27周后才能睁开。

胎儿长约 4.9 厘米,形似扁豆。

宝宝什么时候开始会吞咽

超声观察宝宝吞咽动作最早是妊娠 10 周,明显的吞咽动作需在 16～20 孕周见到,包括吞、咽的动作。吞咽是间断发生的,频率及间歇无一定规律。吞咽时会出现宝宝的吮吸动作,他会把手指或手的其他部分放到唇部做吮吸动作,偶尔可观察到宝宝反吐羊水动作。他吞咽身体周围的羊膜液,通过尿液再将其排出。有时他吸入的羊膜液太多就会打嗝。宝宝用胸部做呼吸运动,为了在子宫外生活而练习。

宝宝的吞咽动作促进了消化道的生长发育。宝宝已开始学习如何满意地吸吮及吞咽,为出生后吃奶做准备。

💟 爱心贴士

　　胎盘是宝宝和母体进行物质交换的重要器官。也就是说，宝宝在孕妈妈子宫成长发育的10个月中所需的吃、喝、拉、撒都是通过胎盘来传进传出的。当孕妈妈的血液流经胎盘时，这些物质就通过胎盘供给宝宝了。而宝宝在得到这些物质时也将自己产生的代谢废物通过胎盘传递给孕妈妈，再由孕妈妈通过自己的呼吸、泌尿系统将废物排出体外。

宝宝在孕妈妈肚子里会喝水吗

　　许多人以为宝宝所需要的氧气及营养物质是由孕妈妈通过胎盘和脐带供应的，自己既不用费劲吃东西，也不必劳神呼吸，当然更用不着喝水。其实，这种说法并不符合事实，宝宝每天除了"舞拳踢腿"锻炼肌肉骨骼、练习呼吸动作外，同时也在积极地锻炼喝水的能力。可以这样说，人类喝水的本领从胎宝宝期间就已经开始锻炼并形成了。

　　胎龄满3个月时，宝宝就能够饮水。当然，他所喝的水是就地取材，饮用羊水。他所饮入的羊水蛋白质通过肾脏分解，排泄到羊水中；而饮入的羊水中混杂的脱落上皮组织等物质，则形成胎粪。

💟 爱心贴士

　　羊水并不脏，每隔3个小时，羊水就会更换一次。

第四孕月（13～16周）

　　痛苦的孕吐已结束。孕妇的心情会比较舒畅，食欲也于此时开始增加。尿频与便秘现象渐渐恢复正常，但分泌物仍然不减。

　　此阶段结束时，胎盘已经长成，流产的可能性已减少许多，可算进入安定期了。

　　这时子宫如小孩子头部般大小，已能由外表约略看出"大肚子"的形态。

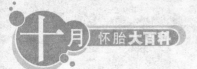

基础体温下降,会持续到分娩时,都保持低体温状态。

怀孕第十三周

　　孕妇的乳房迅速地增大,腹部和乳房的皮下弹力纤维断裂,在这些部位出现了暗红色的妊娠纹。有的孕妇除了腹部和乳房,在臀部和腰部也出现了妊娠纹,这时应进行适当的锻炼,增加皮肤对牵拉的抗力。对于局部皮肤可以使用祛纹油进行适当的按摩,促进局部血液循环,增加皮下弹力纤维的弹性。为了产后的美丽容颜和健康体形,怀孕期在补充营养的同时也要注意避免体重增加过快或过多。如果有条件的话,可以开始参加孕校学习了。

　　■ 宝宝十一周

　　脊神经开始生长,能看到脊柱的轮廓。

　　胎儿开始做吸吮、吞咽、踢腿动作。

　　两腿交替伸出做出"走"的动作和"蹬"自行车的动作,被称为"原始行走",胎儿长约 6 厘米,体重约 16 克。

怀孕第十四周

　　分泌物开始增多,阴道分泌物又称为"白带",它是阴道和宫颈的分泌物,含有乳酸杆菌、阴道脱落上皮细胞和白细胞等。孕妇体内雌激素水平和生殖器官的充血情况直接影响阴道分泌物的多少。怀孕时体内雌激素水平较高,盆腔及阴道充血,阴道分泌物增多是非常自然的现象,正常的分泌物应是白色、稀薄、无异味。如果分泌量多而且颜色、性状有异常,应请医生检查。这时应注意保持外阴部的清洁,内裤应选用纯棉织品,并坚持每天清洗,避免使用刺激性强的皂液。孕中期一些孕妇开始感到精力有所恢复,原来十分疲惫的身体开始有所恢复了。肤色和体形都有所变化,这时更应注意仪容。妊娠期间由于体内雌激素的增加,孕妇的头发越来越乌黑发亮,很少有头垢或头屑,是一生中难得的优良发质。

■ 宝宝十二周

绒毛发育成胎盘。

脐带变长。

胎儿正常地饮用羊水，每天少量地进食，大部分进入消化道，少量进入肺，协助吮吸运动。

排泄系统逐渐形成。

男孩形成睾丸，女孩形成卵巢，但还无法从外表以超音波扫描识别性别。

尾巴消失。

皮肤仍是透明的，从外观可以看到皮下血管和心脏，听觉开始发育。

软骨发育出固化的中心，骨骼开始变得坚硬，并出现关节雏形。

胎儿在羊水中会改变身体方向，有走路、跳跃、惊吓等动作。

鼻和嘴唇的周围以及声带、齿根开始生成。

下颌和两颊开始发育，从面部特征上看与人脸很相似，头占身体全长的1/3。

胎儿长约6.5厘米，体重约19克。

怀孕第十五周

怀孕后，由于内分泌的改变，对雌激素需求的增加，孕妇牙龈多有充血或出血，同时由于饮食结构不当、身体慵懒不愿运动、没有及时刷牙等都有可能引发牙周炎。有资料表明，在发生流产、早产的孕妇中，牙周炎的发病率很高。此时胎儿的状况已经稳定，在注意口腔卫生的同时，孕早期不能接受的拔牙、治疗牙病的情况现在可以解决了。早孕反应过去了，孕妇胃口好了很多。孕妇腹部膨大，可以考虑穿孕妇装了。

■ 宝宝十三周

肝脏开始分泌胆汁。

肾脏开始分泌尿液。

手指可与手掌握紧,脚指和脚底可以弯曲。

条件反射的能力加强。

眼睛开始突出,两眼之间的距离拉近。

胎儿长约 8.5 厘米,体重达 28 克。

怀孕第十六周

产前检查的最好时机。孕期令人兴奋的时刻到来了,现在可以感到胎动了。胎动会在 16～20 周时逐渐明显起来,你可以感到子宫在蠕动,胃里发出类似饥饿时的咕噜声。当你感觉到第一次胎动时,一定要记录下时间,下次去医院体检时请告诉医生。这个时期胎儿的生长发育很快,有必要进行家庭监护以随时了解胎儿的情况。你可以请丈夫帮你做这件事情,爸爸的关爱会通过妈妈的感受传达给胎儿。

■ 宝宝十四周

生殖器官已成形。

手指上出现指纹印。

胎儿可以用自己的手摸脸。

胎儿长 10 厘米左右,体重约 50 克。

宝宝如何呼吸

宝宝在出生之前肺是闭合的,通过脐带来交换营养。脐带是连接母体和宝宝的纽带。宝宝的生存和发育是紧紧地依赖于母体的,宝宝所需的营养、氧气可经由脐带供给,宝宝所产生的废物可经由脐带、胎盘代谢出去。胎盘是宝宝的消化器官、呼吸器官,也是他的排泄器官。

通过胎盘的血液循环,宝宝从母体摄取必需的营养物质和氧气,排出废物和二氧化碳。

一般到孕期的 16 周宝宝开始打嗝,这是宝宝呼吸的先兆。刚开始还听不到什么声音,因为宝宝的气管充斥的不是空气,而是流动的液体。从超音波看到宝宝吞咽羊水的样子好像在呼吸一样,其实是为了出生后用肺呼吸作练习。

专家叮咛

　　宝宝的呼吸是在分娩时建立的,在母亲体内时,宝宝肺里面存在的不是空气,而是液体,在分娩时受到挤压排出体外,在接触到空气时开始自动建立呼吸,很是神奇。

宝宝是怎样逐渐有自己的意识的

　　宝宝的大脑细胞增殖旺盛期是在宝宝出生前 3 个月到出生后半年之间,这期间大脑体积增大与脑细胞增殖是同步进行的,而且增殖数量也一次完成。

　　早在受孕后的第 20 天左右,胚胎中已有大脑原基存在。

　　妊娠第 2 个月时,大脑里沟回的轮廓已经很明显。

　　到第 3 个月,脑细胞的发育进入第一个高峰时期。

　　妊娠第 4～5 个月时,宝宝的脑细胞仍处于迅速发育的高峰阶段,并且偶尔出现记忆痕迹。

　　从第 6 个月起,宝宝大脑表面开始出现沟回,大脑皮质的层次结构也已经基本定型。

　　第 7 个月的宝宝大脑中主持知觉和运动的神经已经比较发达,开始具有思维和记忆的能力。

　　第 8 个月时,宝宝的大脑皮质更为发达,大脑表面的主要沟回也已经完全形成。

 爱心贴士

　　补充优质蛋白、进行良好的胎教,都可以促进宝宝大脑的发育。

宝宝什么时候可以看见东西

人们以为,宝宝生活在子宫内,即使到后期眼睛已发育完成,但两眼也是一抹黑,什么也看不见。事实并非如此,宝宝的眼睛并不是完全看不见东西。

在妊娠第2个月时,宝宝的眼睛就已开始发育,到了第4个月时,对光线已经非常敏感。用手电筒的光线有节奏地照射孕妈妈的腹部,发现宝宝会睁开双眼,把脸转向光亮的地方,宝宝的心率也随之发生有规律的变化。

第五孕月(17～20周)

可能是由于胖瘦、高矮、体型不同的原因,准妈妈的身体外观有明显差异,有的准妈妈肚子开始显形,有的似乎和孕前没有多大变化。但是触摸其腹部时,发现子宫的轮廓已经很清晰,在耻骨联合往上至肚脐下3厘米左右处,有一隆起的半球。准妈妈会感觉胎儿在踢你了,这是小宝宝在告诉你他的存在,这就是胎动。经产妇早些,初产妇要到第18～20周才能感觉到。初时很轻微,就像肠子动了一动,如果不是细心体会,很可能被忽略。慢慢地动作越来越明显,尤其在准妈妈休息时,有时是一下一下地动,有时却是叽里咕噜一连串的翻动。胎动证明胎儿是充满活力的,如果胎动消失或减少,就必须马上找医生检查。

怀孕第十七周

准妈妈的体重增加明显,此时准妈妈体重最少已增加了2千克,有些孕妇也许会增加5千克。准妈妈的子宫长得很大,有时腹部会有阵阵的剧痛,这是由于腹部韧带拉伸的原因。由于子宫上升,尿频消失。经产妇会感觉到第一次胎动。

■ 宝宝十五周

可以握拳、挤眼、皱眉、吮手。

皮肤表层覆盖了一层薄薄的细绒毛。

味觉已初步发育成熟。

眉毛开始长出来了，头发也在生长。

胎儿长 11 厘米左右，体重约为 80 克。

怀孕第十八周

准妈妈的子宫不断地长大，身体的重心也在发生变化，孕妇可能感觉行动有些不便，此时应注意，不可穿高跟鞋。由于胃口大开，精神高涨，精力恢复，不少准妈妈出现性欲增强的现象。这是由于体内雌激素大量增加，导致盆腔内血流量增多，使性欲提高，并更易达到高潮。

■ 宝宝十六周

胎盘形成，母亲和胎儿已紧密连成一体。

胎盘成为半圆形，占宫腔一半。

羊水量达 200 毫升左右。胎儿在羊水中不受重力影响，行动如太空人一样自由。

皮肤增厚，变得红润有光泽。

触觉和味觉非常发达，听觉日渐发达。

强烈的阳光照射腹部，胎儿会用手挡。

内脏器官越来越接近完成阶段。

可用超声波装置听到胎心音，心脏的搏动更加活跃。

手指甲完整地形成了，关节也开始运动了。

腿长超过了胳膊的长度。

头部偏大。

外表和构造逐渐呈人形。

胎儿身长 12 厘米左右，体重约 105 克。

怀孕第十九周

　　新陈代谢加快,血流量明显增加。腰身变粗,动作开始显得笨拙。如果注意自己的乳房,会发现乳晕和乳头的颜色加深了,而且乳房越来越大,这很正常,是在为哺育宝宝作准备。现在应注意乳头和乳房的保养,乳房增大后,乳腺也发达起来。如果忽略乳房保养,乳房组织就会松弛,乳腺管的发育也会异常,有可能生产后缺乏母乳。进行乳房保养包括选用合适的胸衣,一些扁平乳头、凹陷乳头的准妈妈,可以使用乳头纠正工具进行矫治。另外还需要做乳房保健按摩操,从乳房的四周向中心轻轻按摩,适时地开始给乳房、乳头做保养按摩,可使乳头坚韧、挺起,利于将来宝宝吸吮。

■ 宝宝十七周

　　宝宝的循环系统和尿道进入了工作状态。

　　肺已开始工作了。

　　胎儿开始在妈妈的肚子里顽皮地抓拉脐带,不过不会做得太过分,他懂得小心地保护自己。

　　胎儿身长约为 13 厘米,体重约 170 克。

怀孕第二十周

　　本周做一次产前检查。准妈妈的腹部已经适应了不断增大的子宫,准妈妈可能在本周感觉第一次胎动。

■ 宝宝十八周

　　18 周后使用听诊器在腹壁可听到胎心音。

　　胎儿已能听到外界较强的声音。

　　胎儿的骨骼变得越来越硬,开始骨化,此时需要较多的钙、磷和维生素 D。胎儿大约为 14 厘米长,体重约 200 克。

宝宝何时开始胎动

怀孕满 4 个月后，即从第 5 个月开始母体可明显感到宝宝的活动，宝宝在子宫内伸手、踢腿、冲击子宫壁，这就是胎动。胎动的次数多少、快慢强弱等表示宝宝的安危。胎动正常，表示胎盘功能良好，输送给宝宝的氧气充足，宝宝在子宫内生长发育健全，很愉快地活动着。

正常明显胎动 1 小时不少于 3～5 次，12 小时明显胎动次数为 30～40 次。但由于宝宝个体差异大，有的宝宝 12 小时可动 100 次左右，只要胎动有规律、有节奏、变化不大，即证明宝宝发育是正常的。胎动的次数并非恒定不变，在妊娠 28～38 周，是胎动活跃的时期，以后稍减弱，直至分娩。

爱心贴士

计数胎动的方法：取左侧卧位，静心体会胎动的次数，宝宝每动一下记一次数，每日早、中、晚各记录 1 小时，3 小时胎动的总和乘以 4，则推算出 12 小时的胎动次数。若每小时少于 3 次，则需延长测量时间至每天 6～12 小时。胎动减少或停止，可能表示子宫内的宝宝正处于缺氧的状态。若 12 小时内没有感到胎动，或 1 天内胎动少于 4 次，或与前一天相比减少一半以上，尤其是胎动消失时，应立即就诊。

一天当中哪些时间段胎动会比较频繁

夜晚睡觉前：一般来说，宝宝在晚上动得最多，一方面因为比较有精神，另一方面是因为孕妈妈通常在这个时间能静下心来感受宝宝的胎动。

吃饭以后：孕妈妈体内血糖含量增加，宝宝也"吃饱喝足"有力气了，所以胎动会变得比饭前要频繁一些。

洗澡的时候：可能是因为在洗澡时孕妈妈会觉得比较放松，这种情绪会传达给宝宝，宝宝就比较有精神。

对着肚子说话的时候:准爸爸和孕妈妈在和宝宝交流的时候,宝宝会有回应,用胎动的方式表达自己的感觉。

听音乐的时候:受到音乐的刺激,宝宝会变得喜欢动,这也是传达情绪的一种方法。

胎动减少是什么原因

正常情况下胎动次数减少有以下几种原因:

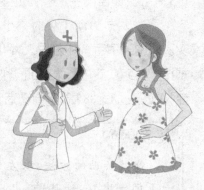

当宝宝安静或睡眠时胎动较少。孕妈妈最好在每天固定的时间里数胎动,以便保证计数的准确。有时轻轻拍拍腹部或吃一些东西,宝宝就会醒来,这时再数胎动,才比较准。

服用镇静药的孕妈妈胎动会有所减少,停药后能恢复。

当子宫胎盘血流量减少,宝宝有慢性缺氧时,胎动会减少,缺氧严重时胎动消失。就像人有病不愿多活动一样。

建议孕妈妈平时严密观察,如果胎动连续 3 个小时少于 3 次,就考虑有宫内窘迫的可能,及时去正规医院妇科进行详细的检查。

♥ 爱心贴士

妊娠周数越多,胎动越活跃,但至妊娠末期胎动会逐渐减少。

如何听诊胎心音

孕妈妈及其家属在家中能够测听胎心音,没有听筒也可由家属将耳朵贴在孕妈妈的腹壁上数胎心音。听胎心音时妻子仰卧,两腿伸直,丈夫可以直接用耳朵贴在孕妈妈腹壁上听胎心音,或者用专听胎心音的木听筒听。

正常胎心音犹如枕边手表的滴答声,具有一定的规律。一般情况下,在怀孕 20 周时便可测听到胎心音了，它比胎动的出现时间要晚一些。24 周前听胎心音的位置在脐与耻骨联合之间，24 周以后胎心音随胎位而不同。怀孕 24 周后胎位正常时，听胎心音的正确位置是脐下正中部，或脐部的左右两旁。

> **专家叮咛**
>
> 通过听胎心音可以判断宝宝的生长和健康状况。正常胎心音应为每分钟 120～160 次，超过 160 次应当警惕缺氧等，低于 120 次更危险（因为如果宝宝缺氧，先是心跳加快，后慢慢变慢）。
>
> 在孕 28 周后应每日听一次，每次一分钟，以便监测宝宝的健康状况。

宝宝什么时候可以听见声音

早在受孕后第 4 周，宝宝的听觉器官便已经开始发育，第 8 周时耳廓已经形成，这时宝宝的听觉神经中枢的发育尚不完善，所以还不能听到来自外界的声音。

到了第 25 周，也就是第 7 个月的前期，宝宝的传音系统基本发育完成。到第 28 周时，即第 7 个月的下旬，宝宝的传音系统已充分完成并可以发生听觉反应，至此，宝宝就已经具备了听到声音的所有条件。孕妈妈和准爸爸应及时抓住怀孕 26 周以后的有利时机，每天有计划地对宝宝进行听觉训练，以培养宝宝灵敏的听力和对外界事物的反应能力。

第六孕月（21～24 周）

子宫底的高度已达到 21 厘米，体重增长比前几个月要稍快，孕妇的体态暴露无遗，是开始穿孕妇装或其他宽松式样服装的时候了。孕妇常会感到热，爱出汗，所以要多喝水，勤换内衣，勤洗澡。

怀孕第二十一周

觉得呼吸变得急促起来,特别是上楼梯的时候,走不了几级台阶就会气喘吁吁的。这是因为日益增大的子宫压迫了孕妇的肺部,而且随着子宫的增大,这种状况也更加明显。此时胎儿和母体的生长发育都需要更多的营养,要注意增加铁质的摄入量,胎儿要靠吸收铁质来制造血液中的红细胞,这一阶段孕妇常会出现贫血现象。应该多吃富含铁质的食物,如瘦肉、鸡蛋、动物肝、鱼、含铁较多的蔬菜及强化铁质的谷类食品,如有必要也可在医生的指导下补充铁剂。

■ 宝宝十九周

胎儿的胸脯不时鼓起来,陷下去,胎儿开始了呼吸,不过口腔中是羊水而非空气。

胎儿体长 15 厘米左右,体重大约为 230 克。

怀孕第二十二周

这一时期是孕期最为轻松的时刻。孕妇的肚子还不是很大,早孕阶段的恶心、呕吐、疲乏等妊娠反应已经逐渐消失。孕妇可以充分享受这个时期的轻松,因为进入孕晚期后身体会越来越笨重,行动也会越来越不方便。如果必须安排一次外出旅行,此时是比较好的时期。孕妇的乳房开始分泌初乳,乳晕小结开始分泌液体,以使乳头保持湿润,保护哺乳时的乳头。

■ 宝宝二十周

胎儿可以吞咽羊水,肾脏能制造尿液。

感觉器官开始按区域迅速发育。

给胎儿听很大的声音,胎儿会用手捂住耳朵。

每天胎动 200 次左右。

全身长满细柔的胎毛。

开始生出头发指甲。

胎儿长约 18 厘米,体重大约为 250 克。

怀孕第二十三周

此期孕妇体重每周大约增重 300 克,体重稳定增加,由于增大的腹部影响到消化系统,某些孕妇可能会有消化不良或胃部灼热感。少吃多餐可能有助于减轻胃部灼热感,饭后散步有助于消化。孕妇还会发现分泌物增多,这是正常情况,不用担心。

宝宝二十一周

胎儿全身开始变得滑溜溜的,身上有了一层胎脂,可以保护胎儿的皮肤,以免在羊水的长期浸泡下受到损害。

胎儿的体重在不断增加。

怀孕第二十四周

孕妇会觉得自己变得笨拙起来,身体重心前移。可能还会发现原来凹进去的肚脐开始变得向外突出,不要紧,这是正常的,等分娩之后它自然会恢复原样。很多孕妇这个时期还会出现牙龈出血的现象,这种现象很普遍。这是因为孕激素使牙龈变得肿胀,即使刷牙时动作很轻,也有可能导致出血。不过尽管如此,还是要坚持刷牙。为了避免发生更严重的蛀牙,必须采取措施加以预防,这一点至关重要。还有一些孕妇此时会出现便秘现象,由于子宫增大,压迫周围血管,会导致痔疮的发生,要注意饮食调节,多吃一些润肠通便的食品,如各种粗粮、蔬菜、黑芝麻、香蕉、蜂蜜等。也应该注意适当运动,促进肠蠕动,利于消化。

宝宝二十二周

胎儿已具备了一定的听力,可以听到说话声和一些音响声。

小手指上长出了娇嫩的指甲。眉毛和眼睑已清晰可辨。

胎儿身长约 21 厘米,体重约 400 克。

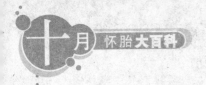

宝宝过大有什么危害

巨型婴儿会增加孕妈妈的分娩困难,还容易引发难产、手术并发症、出血等危险情况,而且宝宝在成长过程中出现糖尿病、高血压等慢性病的可能性也会大幅提高。切勿因爱子心重而过度滋补,一定要控制饮食,让体重合理增长。孕妈妈如出现体重增加过快现象,还应该注意监测血糖。

造成"胖宝宝"不断增多的原因主要是孕妈妈营养不当,此外孕妈妈血糖过高也是原因之一。如果发现宝宝有过大的趋势,一定要认真治疗,定期检查,在控制"能吃能喝"上下工夫。在孕中晚期,母亲在摄取足够营养的同时,应尽量控制过多摄入高脂肪及高热量的饮食,以预防宝宝过大。

做为孕妈妈,应注意孕期营养的合理、适量、科学。不做力所能及的体育锻炼和适量劳动,往往使营养吸收与消耗失去平衡,增加了妊娠期肥胖和巨大儿的发生率。28岁以后生育者要提高警惕,应加强产前检查措施,防患于未然。

爱心贴士

易发生巨大儿的孕妈妈,要做到定期检查,特别是在临产之时,既可一般检查,也可进行超声波检查。对延期时间过长,又无可能顺产者,应及早采取剖宫产等方案,以减少危险系数。

宝宝长得太重,要不要通过减少饮食来控制

一般到了五六个月,医生就会告诉你宝宝有多大了,偏大还是偏小。如果医生告诉你宝宝太大了说明进补过度,营养过剩。

很多孕妈妈害怕,就开始通过节食想把宝宝的重量调回去,这样做很不好,很容易从营养过剩直接变为营养不良,严重甚至可导致流产。

正确的做法应该是改掉以前进补过度的习惯,正常饮食即可。

爱心贴士

　　现在的宝宝普遍比以前大，4千克以上的巨大宝宝越来越多，这也是剖宫产概率越来越大的重要原因，主要是进补过度缺乏运动造成的。

宝宝怎样感受食物的味道

　　怀孕5个月以后，宝宝的味觉开始发育，宝宝能够感受味觉的唯一方式就是羊水。孕妈妈吃的食物消化后通过血液运输到羊水当中，宝宝在喝羊水的时候也就熟悉了这些味道。

　　所以，很多宝宝出生后在饮食上和孕妈妈的爱好十分相似。

爱心贴士

　　孕妈妈在吃东西的时候可以仔细品味，感受食物的味道，想象食物的样子，这样对宝宝记住气味大有帮助。

第七孕月（25～28周）

　　孕妇子宫底的高度已达到24厘米，高过肚脐，增大的子宫压迫盆腔，便秘、长痔疮的孕妇增加了，挺着大肚子走路常觉得腰酸背痛。由于腹部皮肤的伸展，导致皮下组织及弹性纤维断裂，出现妊娠纹。

怀孕第二十五周

　　此时孕妇会发现肚子上、乳房上出现了一些暗红色的细纹，好像皮肤被撑裂了似的，这就是妊娠纹。即使用护肤霜涂抹也不会使之消失，可以选用合适的乳罩来托护乳房，使乳房上的妊娠纹尽量减少。从肚脐到下腹部的竖向条纹也越加明显，不必担心，产后这些妊娠纹会逐渐

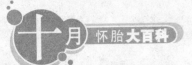

变淡甚至消失。此时孕妇可能会感到有些疲惫,由于胎儿的增大,腹部越来越沉重,为保持平衡,需要腰部肌肉持续向后用力,腰腿痛因而更加明显。也有些孕妇这时会感到眼睛不适,怕光、发干、发涩,这是比较典型的孕期反应,可以使用一些消除眼部疲劳、保持眼睛湿润的保健眼药水,以缓解不适。

■ 宝宝二十三周

胎儿嘴唇、眉毛、眼睑已各就各位,视网膜已形成,具备了微弱的视觉。

胎儿长约为 23 厘米,体重约 500 克。

怀孕第二十六周

这时孕妇可能会觉得心神不安、睡眠不好,经常做一些记忆清晰的噩梦,这是在怀孕阶段对即将承担的母亲的重任感到忧虑不安的反应。这是正常的,不必为此自责。关键是应该为了胎儿的健康发育保持良好的心境,可以向丈夫或亲友诉说内心感受,他们也许能够帮助孕妇放松下来。

这时还应该作一次血液检查,一些孕妇会在此时发生孕期糖尿病或贫血症状,应该根据医生的建议进行防治。

■ 宝宝二十四周

胎儿的呼吸系统也正在发育。

胎儿还在不断地吞咽羊水,胎儿把含有杂质的羊水喝下去,经过肠胃,把杂质过滤掉,再到小小的肾里又一次过滤,将营养吸收干净后,通过尿排出体外,而将杂质贮存在肠子里,出生后,以第一次胎便的形式排出去。

已形成听力。

出现哭泣的脸,哭泣有助于肺部、脸部肌肉和声带的发育。

胎儿身长约 27 厘米,体重约 650 克。

怀孕第二十七周

由于肠蠕动减慢，直肠周围受压，不少孕妇出现便秘现象。有些孕妇在这时会发现乳房偶尔分泌出少量乳汁，这是正常的。这时应该开始做乳房的护理，佩戴合适的乳罩，每天坚持擦洗乳头，为今后的母乳喂养做好准备。

■ 宝宝二十五周

胎儿舌头上的味蕾正在形成。

大脑细胞迅速增殖分化，体积增大。

皮肤很薄，皮下脂肪很少，全身覆盖一层细细的绒毛，样子像个小老头。

身体比例较为均匀。

胎儿身长约 28 厘米，体重约 700 克。

怀孕第二十八周

这时胎儿的生长非常迅速，子宫底已上升到肋骨下缘，顶压膈肌，如果孕妇以前还感觉不明显，这时就会明显觉得呼吸有些困难。因为腹部沉重，睡觉时平躺的姿势也会觉得有些不舒服了，最好侧卧。马上就要进入孕晚期了，这时由于腹部迅速增大，孕妇会很容易感到疲劳，脚肿、腿肿、痔疮、静脉曲张等都使孕妇感到不适。离分娩已经不是很遥远了，如果还没有参加分娩课，那么应该认真了解一下有关的知识了。

■ 宝宝二十六周

胎儿皮下脂肪开始出现，有了呼吸动作。

大脑有了一定反应。

视觉也有了发展，已能够睁开眼睛，可以看到子宫里的环境。

胎儿身长约 30 厘米，体重约 800 克。

胎位异常能自我矫正吗

胎宝贝在子宫内的正常姿势应该是头位,即头部朝下臀部朝上,分娩时头应先娩出;相反为臀位,分娩时臀部先露出。由于胎宝贝的头部比臀部大,如果分娩时先娩出臀部,头部再要出来就很困难了,造成难产。因此,胎位正常与否十分重要,它关系到分娩能否顺利进行。在28孕周前胎宝贝尚小,羊水相对较多,即使胎位不正大多也能自行转正,但若在30孕周后仍胎位不正,就要在医生指导下进行自我矫正。

爱心贴士

胸膝卧位法:适用于30孕周后胎位仍为臀位或横位。具体操作为孕妈妈于饭前、进食后2小时或早晨起床及晚上睡前,先去排空尿液,然后放开腰带,双膝稍分开(与肩同宽),在床上,胸肩贴在床上,头歪向一侧,大腿与小腿成90度直角,双手下垂于床两旁或者放在头两侧,形成臀高头低位,以使胎头顶到母体的横膈处,借重心的改变来使胎宝贝由臀位或横位转变为头位。每天做2～3次,每次10～15分钟,一周后进行胎位复查。

第八孕月(29～32周)

孕妇在这段时间的变化也非常大。宫底可以在脐耻之间触到,高度24～27厘米,这段时间孕妇会感到肚子增大得特别快,身子变笨了,轻轻触动子宫时,常可以感到子宫一阵阵变硬,但并不觉得疼痛,这就是过敏性宫缩。这种宫缩是生理性的,对胎儿有一定的好处。

怀孕第二十九周

孕妇这时会觉得肚子偶尔一阵阵地发硬发紧,这是假宫缩,是这个阶段的正常现象。孕妇要注意休息，不要走太远的路或长时间站立，更不要使自己的身体过于疲劳。

从这时开始，可能需要每两周做一次体检了，最后一个月还将变成每周做一次体检。为了孕妇和胎儿的健康和安全，这是很有必要的。

■ 宝宝二十七周

胎儿的听觉系统已发育完全，对外界的声音刺激反应也更为明显。

胎儿身长约为 32 厘米，体重约 900 克。

怀孕第三十周

孕妇会感到身体沉重，肚子大得看不到脚下，行动越来越吃力。呼吸困难，胃部不适。一旦发生不规则宫缩应立刻停下来休息，最好中午能睡个觉。

■ 宝宝二十八周

胎儿形成了自己的睡眠周期。

大脑皮层表面出现一些特有沟回，脑组织继续快速增殖。

眼睛能睁开也能闭上。

胎儿身长约 34 厘米，体重约 1100 克。

怀孕第三十一周

随着胎儿的增大，子宫内的活动空间越来越小了，胎动也有所减少。这时孕妇会感到呼吸越发困难，喘不上气来。子宫底已上升到了横膈膜处，吃下食物后也总是觉得胃里不舒服，因此也影响了食欲。这时最好少食多餐，以减轻胃部的不适。现在开始，很多孕妇觉得睡眠更加不好，胎动频繁，特别是肚子大了，起、卧、翻身都有些困难，好像怎么躺都不舒服。专家建议这时最好采用左侧卧的姿势。这时孕妇的乳头周围、下腹及外阴的颜色越来越深，有些孕妇身上的妊娠纹和脸上的妊娠斑也更加明显了。

■ 宝宝二十九周

胎动最明显。

皮下脂肪已形成。

手指甲日渐清晰。

胎儿身长约为 35 厘米,体重约 1400 克。

怀孕第三十二周

在妊娠的最后时期,孕妇每周增重 500 克是较为正常的,因为现在胎儿的生长发育相当快,他正在为出生做最后的冲刺。但是体重增长过多的孕妇,应该根据医生的建议适当控制饮食,少吃淀粉类食物,多吃蛋白质、维生素含量高的食品,以免胎儿生长过大,造成分娩困难。孕妇现在时常会感到疲劳,因此不要再独自一个人出远门,要服从自己身体的感觉,多休息,适当活动,比如饭后和丈夫一起散散步,或者做一做孕妇体操,缓解一下腰背的疼痛。这时一定要坚持每两周一次的体检,如果有头痛、恶心、腹痛、发烧等症状,一定要及时去医院检查。阴道分泌物增多,排尿次数也增多了,要注意外阴的清洁。

■ 宝宝三十周

男孩的睾丸正从肾脏附近的腹腔沿腹股沟向阴囊下降。

女孩阴蒂已凸现。

胎儿身长约为 36 厘米,体重约为 1500 克。

宝宝在孕妈妈肚子里会睡觉、做梦吗

孕妈妈开始做梦的同时,已经有 8 个月的宝宝身体停止活动,眼珠迅速转动,这说明宝宝也在做梦。宝宝做梦说明,他在睡眠过程中大脑并不是完全休息的,也有一部分在继续活动,这种大脑皮质兴奋和抑制的交替活动,促进了大脑的发育。

宝宝做梦也再次说明,孕妈妈在怀孕过程中能把她所想、所闻、所梦见的一些事情,变成思维信息,通过一定的途径不知不觉地传给宝宝,对宝宝进行影响和教育,这是有一定科学道理的。这种教育和影响对于宝宝的成长也是很有必要的。

宝宝做梦的能力是大脑皮层逐步发育完善的必然结果,大脑的兴奋和抑制始终在交替活动中,只是我们还无法了解宝宝做梦的内容罢了。

❤ 爱心贴士

孕妈妈在整个孕期应该保持乐观开朗的情绪,不要有消极情绪,更不要去观看那些暴力、枪战、恐怖、色情、悲剧等文艺作品(特别是影视),以免在大脑皮层中留下那些恐怖、紧张、血腥的画面,给宝宝带来不利影响。

常见胎位异常有哪些

胎位异常包括臀位、横位、枕后位、颜面位等。以臀位异常为多见,而横位异常危害母婴最大。由于胎位异常将给分娩带来程度不同的困难和危险,因此早期纠正胎位,对预防难产非常重要。

怀孕 6 个月之前,由于宝宝较小,羊水相对较多,胎位不易固定,常有胎位不正常情况。怀孕 7 个月后,宝宝多数能自动转为头位。

🔍 专家叮咛

臀位异常 30 周后仍不能自动复位的孕妈妈,可以采用以下方法来矫正不正的胎位:

膝胸卧:

孕妈妈跪在床上,采取跪伏姿势,两手贴住床面,双腿分开与肩同宽。

胸与肩尽量贴近床面,脸偏向一侧。

双膝弯曲,大腿与地面垂直。维持此姿势约 2 分钟,慢慢适应后可逐渐增加至 10 分钟,每日做 2～3 次。

这个动作只适用于孕 30～34 周的孕妈妈调整胎位。做这个动作之前最好征求医生的意见,每次要先解小便、松解裤带。

孕妈妈用什么姿势睡，宝宝最安全

孕晚期孕妈妈的卧位对自身与宝宝的安危都有重要影响。宜采取左侧卧位，此种卧位可纠正增大子宫的右旋，能减轻子宫对腹主动脉和髂动脉的压迫，改善血液循环，增加对宝宝的供血量，有利于宝宝的生长发育。

不宜采取仰卧位。因为仰卧位时，巨大的子宫压迫下腔静脉，使回心血量及心输出量减少，而出现低血压，孕妈妈会感觉头晕、心慌、恶心、憋气等症状，且面色苍白、四肢无力、出冷汗等。如果出现上述症状，应马上采取左侧卧位，血压可逐渐恢复正常，症状也随之消失。

爱心贴士

孕妈妈肚子大，睡觉如果觉得难受可以用三个枕头，一个垫头，一个垫脚，两腿之间再夹一个。

第九孕月（33～36周）

随着胎儿的增大，子宫已经占据大部分腹腔，压迫胃、膈肌，使它们上移，并压迫心脏，使心脏向左上移，引起心悸、气喘、胃胀，没有食欲，排尿也更加频繁。同时还可清楚地感到子宫的收缩，但并不一定感到疼痛。

子宫底的高度28～30厘米。宫底达剑突下，位置最高。

怀孕第三十三周

如果是初产妇，腹中的宝宝可能转为头向下的姿势，这是在为出生作准备。由于胎头下降，压迫膀胱，孕妇会感到尿意频繁。还会感到骨盆和耻骨联合处酸疼不适（有的孕妇还会感到手指和脚指的关节胀痛），腰痛加重。这些现象标志着胎儿在逐渐下降，全身的关节和韧带逐渐松弛，是在为分娩做身体上的准备。

不规则宫缩的次数增多，腹部经常阵发性地变硬变紧。外阴变得柔软而肿胀。产期临近，身体的不适和内心的不安都有所加重，坚持住，你和宝宝很快就会见面了。

■ 宝宝三十一周

胎儿肺部和消化系统已基本发育完成。

脑细胞显著发育，如果不给予刺激，没有使用过的脑细胞就会消失。

身长增长缓慢而体重增加迅速。

胎儿眼睛能辨别明暗，甚至能跟踪光源。

胎儿身长约为 38 厘米，体重约为 1700 克。

怀孕第三十四周

这时孕妇可能会发现脚、脸、手肿得更厉害了，脚踝部更是肿得老高，特别是在温暖的季节或是在每天的傍晚，肿胀程度会有所加重。即使如此这时也不要限制水分的摄入量，因为母体和胎儿都需要大量的水分。相反，令人惊奇的是，摄入的水分越多，反而越能帮助孕妇排出体内的水分。但是如果某一天孕妇发现自己的手或脸突然肿胀得厉害起来，那就一定要去看医生了。若是初产妇则胎儿头部大多已降入骨盆，紧压住子宫颈口，经产妇的胎儿入盆时间一般要晚一些，甚至有些产妇的胎儿在分娩前才入盆。

■ 宝宝三十二周

胎儿各个器官继续发育。

胎儿已具备呼吸能力。

能分泌消化液。

皮下脂肪更加丰富，皱纹减少。

身体和四肢继续长大，最终与头比例协调。

胎儿占据了子宫，胎动受限。

胎儿身长为 40 厘米，体重约为 1900 克。

怀孕第三十五周

由于胎儿增大,并且逐渐下降,相当多的孕妇此时会觉得腹坠腰酸,骨盆后部附近的肌肉和韧带变得麻木,甚至有一种牵拉式的疼痛,使行动变得更为艰难。在有的孕妇身上这种现象可能逐渐加重,并将持续到分娩以后,有的甚至更长,如果实在难以忍受,可以请求医生帮助。如果对日益临近的分娩感到忐忑不安甚至有些紧张的话,应该努力使自己平静下来,注意休息,养精蓄锐,轻松的日子已经不多了,再享受一下二人世界的安静温馨吧,听听音乐,和丈夫聊聊天。

■ 宝宝三十三周

胎儿呼吸系统、消化系统发育已近成熟。

生殖器官也已接近成熟。

身体开始变得圆润。

有的胎儿头部已降入骨盆。

有的胎儿长出了一头胎发。

胎儿的指甲已长到指尖。

胎儿身长约为 42 厘米,体重约 2000 克。

怀孕第三十六周

此时孕妇体重增长已达到最高峰,孕妇可能会惊讶于自己的腹部竟然可以长那么大。肚子相当沉重,大得连肚脐都膨突出来,起居坐卧都相当费力。此时上下楼梯时一定要注意安全。

■ 宝宝三十四周

胎儿身体部分的骨骼变得结实,头骨还很柔软,这是为了分娩时头能顺利通过产道。

胎儿身长约为 44 厘米,体重约 2200 克。

宝宝在孕妈妈肚子里如何排泄

宝宝体内的二氧化碳通过血液，在脐带、胎盘处与母体进行交换，母亲再将二氧化碳呼出去；宝宝在母体内不吃东西，但会喝羊水，并且会排尿，其他代谢产物，就通过尿直接尿到羊水中，再随着吞咽吃到肚子里，尿液和羊水形成一个动态的平衡状态。每小时约有600毫升的羊水进行交换，2小时左右羊水中所有水分全部更新一次。如果出现羊水过少，就提示可能有泌尿系统的发育不良而引起排尿障碍。

足月妊娠时宝宝尿量43毫升/小时，24小时吞咽羊水约500毫升，经过消化道进入宝宝血循环，形成尿液再排至羊膜腔中。

专家叮咛

尽管宝宝周而复始地吞咽着相当量的羊水，但宝宝在母体中只有小便，没有大便。由于羊水中上皮细胞、蛋白质及糖等物质含量极低，故每日形成的胎粪残渣量也极微。因此，正常情况下宝宝在宫腔内并不排出大便。

第十孕月（37～40周）

准妈妈会感觉肚子向下了，呼吸畅快了，其实是胎头向下进入了骨盆腔的入口，虽然看起来肚子不像以前增长得那样快，但子宫对盆腔和下肢的压迫却加剧了，准妈妈会感到小便频繁，下肢肿胀也较以前明显。耻骨联合因准备分娩空隙变宽，常感疼痛、翻身困难。

一个受精卵经过266天的发育变化长成一个能独立生存的小人儿，这其中离不开母体子宫——胎儿生长的宫殿以及其他各器官、系统的变化。在十月怀胎的过程中，母体会出现许许多多为适应胎儿生长的变化。了解了这些变化，就有助于我们更好地照顾和护理腹中的胎儿。

怀孕第三十七周

从本周起至分娩,最好每周进行一次产前检查。准妈妈感觉下腹部的压力越来越大,突出的肚子逐渐下坠,这就是通常所说的胎儿开始入盆,即胎头降入骨盆,是在为分娩作准备。子宫底的位置逐渐下降,这时准妈妈的肺部和胃部都会觉得松快一些,呼吸和进食也比前一段时间舒畅了,食欲因此也有所好转,吃了食物后胃里也不会那么难受了。但是行动却日益艰难。由于胎头下降牵拉宫颈,有的准妈妈会觉得胎儿好像就要掉出来了似的。而且膀胱受到压力,使准妈妈总有便意,不得不一次次往厕所跑。阴道分泌物也更多了,要注意保持身体清洁,特别要注意阴道分泌物是否正常,有没有血性分泌物,如果其中带有血迹,就应该马上去医院检查。

■ 宝宝三十五周

胎儿肺部发育基本完成。

全身已变得圆滚滚的。

听力此时已经充分发育。

胎儿身长约为 46 厘米,体重约 2300 克。

怀孕第三十八周

准妈妈可能会既紧张又焦急,既盼望宝宝早日降生,又对分娩的痛苦有些恐惧。应该适当活动,充分休息,密切关注自己身体变化,即临产征兆的出现,随时作好入院准备。

■ 宝宝三十六周

胎儿两个肾脏已发育完全。

肝脏已能处理一些代谢废物。

胎儿身长约为 48 厘米,体重约 2500 克。

怀孕第三十九周

由于子宫占据了骨盆和腹部的大部分空间,准妈妈会感到非常不舒服。另外,几乎所有的准妈妈现在都会感到心情紧张不安,或因对分娩的焦虑,或因对分娩的期待。但是准妈妈能做的只有放松心情,耐心等待,通过各种方式熟悉产程,了解每一个阶段的身体变化,做到心中有数,做好充分的思想准备。和家人商量一下万一分娩不顺利时该如何处理,以免到时候意见不统一而产生矛盾。

■ 宝宝三十七周

胎儿在母腹中的位置不断下降。

胎儿体重为 2800～3000 克,身长约为 50 厘米。

胎儿身上的胎脂已逐渐脱落、消失。

很多胎儿头发已较长,为 1～3 厘米。

怀孕第四十周

十月怀胎,一朝分娩,所有的辛苦等待即将结束,期待已久的小生命很快就要投入你温暖的怀抱中。医生将根据胎儿和准妈妈的身体情况确定分娩方式,大多数准妈妈都能自己生下宝宝,即采用阴道分娩,这是最自然、最健康的分娩方式,也有利于宝宝的身心健康。不要因为怕疼或为保持体形而选择剖宫产。特殊产妇应听从医生的建议,选择更为合适的分娩方式。大多数的胎儿都将在这一周诞生,但真正能准确地在预产日期出生的婴儿只有 5％,因为在计算预产期时已包括了合理误差,提前两周或推迟两周都是正常的,不必过于着急。但如果推迟两周后还没有临产迹象,特别是胎动明显减少时,就应该尽快去医院,医生会采取相应措施,尽快使胎儿娩出,否则对胎儿也不利。要注意避免胎膜早破(早破水),即还未真正开始分娩,包裹在胎儿和羊水外面的胎膜就破了,羊水大量流出,阴道中的细菌会乘机侵

入子宫,给胎儿带来危险。因此要特别注意,孕期的最后阶段一定要避免夫妻生活,避免对子宫的任何压力。

■ 宝宝三十八周

胎儿各部分器官已发育完成,肺部是最后成熟的一个器官。

胎儿继续在储备着脂肪。

胎儿体重约为 3200 克,身长约为 52 厘米。

胎盘为胎儿体重的 1/6,紧贴宫壁。

胎儿已成熟为足月儿,随时准备出生。

宝宝为什么会被脐带绕颈

脐带富有弹性,其血管的长度超过脐带的长度,血管呈螺旋状盘曲,有很大的伸展性。脐带绕颈是晚期妊娠中常见的情况,发生率为 20％～25％,多数绕颈 1 周,少数绕颈 2 周,3 周以上的很少见。一般认为与脐带过长、羊水过多和胎动过频有关。

脐带绕颈后,只要不过分拉扯脐带,不至于影响脐带的血流,绝大多数宝宝不表现任何异常,所以脐带绕颈不必惊慌。但当脐带缠绕过紧时可影响脐带血流,出现胎心率改变,严重者可导致宝宝宫内窘迫,甚至宝宝死亡。如果在妊娠晚期发现宝宝有脐带绕颈现象,孕妈妈应当减少活动,注意休息,学会数胎动,胎动过多或过少时,应及时去医院检查。

❤ 爱心贴士

超声检查已成为产前检查的重要手段,超声可看到宝宝是否有脐带绕颈、缠绕周数及松紧度如何。在胎头及颈部纵切面上,宝宝颈部后方有"V"形压迹,表示脐带绕颈一周,"W"形压迹,表示脐带绕颈两周,波浪形的压迹表示脐带绕颈两周以上。

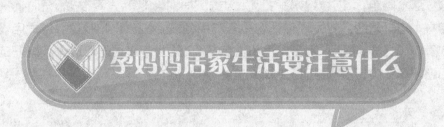

孕妈妈居家生活要注意什么

怎样保持家里的空气清新

冬季气候寒冷，不少家庭喜欢用厚纸板或将橡皮条堵塞门窗的缝隙，使室内外空气完全隔绝开来。其目的是为了保持室内温暖，可以节省取暖费用。

这样一来，会使整个居室内的空气变坏。一个将门窗紧闭，不通风换气的房间，就像一个充满湿气和有害气体的蒸笼。

室内空气污染的程度远远超过室外，尤其是密不透风的房间，氧气不足，在室内待的时间长了，孕妈妈会感到全身不适，即会出现头晕、出汗、口干舌燥、胸闷欲吐等症状，对胎儿的发育产生不良的影响。

爱心贴士

任何高级空调的空气净化功能，也不及开窗户通风30分钟，如果天气寒冷，可以离打开的窗户远一点，或者轮换着开房间的窗户。

家里哪些部位要特别注意消毒

对于一些看起来就很脏的地方一般会经常打扫，但是有些地方却容易被忽视掉，比如门把手、饮水机的按钮、电话机的听筒等。

尤其是电话机，有些孕妈妈为了防止手机辐射，在家里基本都是使用座机，黏附在电话机上的细菌和病毒有480种以上。因为人们打电话时，随着喷到话筒上的唾液，将口腔中潜藏的病菌送到话筒上，尤其是有人打电话时声嘶力竭地大声喊叫，很多疾病最容易通过电话机来传播。

然而,孕妈妈天天在外或在家中使用时,却很少想到这个问题。由于忽视了这个问题,有的孕妈妈在打电话时,讲话时总是离话筒很近,有时还一边打一边吃东西。打完了电话也不去洗手,然后又去摸别的东西,包括自己的身体。这样,常年积累在电话机上的病毒,就会浩浩荡荡地进入孕妈妈的口腔和鼻孔中,并在此进行生长繁殖。

 爱心贴士

这些地方可以用棉球蘸医用酒精擦洗,每个月擦洗一两次即可。

电热毯对孕妈妈安全吗

首先,电热毯存在安全隐患,尤其是晚上睡觉以后,一旦漏电甚至起火,后果不堪设想。

其次,电热毯的调温功能有限,温度往往会偏高,过热的环境对宝宝的健康极为不利。

另外,电热毯的发热原理是电流经过金属线发热,有较强的电磁辐射,容易导致宝宝畸形。

 爱心贴士

孕妈妈应该注意保暖,但是腹部却不适合过热,最好让腹部一直保持在常温的环境中。

孕妈妈居室温度多少为宜

夏天或冬天取暖温度过高(如 25℃以上),会使人感到精神不振,头昏脑涨,全身不适,总想睡觉;温度太低,会影响人的正常工作和生活。

调节居室温度的方法:夏天室内高温,多开窗通风,也可以使用空调和电风扇调温,但不要用电风扇和空调直接吹孕妈妈。冬天用暖气取暖要注意用开关控制室温不可太热,若用煤炉取暖,应经常开窗换空气,防止一氧化碳中毒。

专家叮咛

　　为更好地调节居室温度，孕妈妈居室内最好准备一个温度表，以供调节室温参考。

怀孕以后还能养花种草吗

　　孕妈妈居室内不宜多放花草。因为有些花草对人体有不良影响，会引起孕妈妈的不良反应。

　　有些花草如万年青、五彩球、洋绣球、仙人掌、报春花等能够引起接触过敏。孕妈妈皮肤触及它们后或花的汁液弄到皮肤上，会发生急性皮肤过敏反应，表现为痛痒、皮肤黏膜水肿等症状，这对孕妈妈和宝宝都不利。

　　有些具有浓郁香气的花草，如茉莉花、水仙、木兰、丁香、夹竹桃等会引起孕妈妈嗅觉过敏。这些香味会降低孕妈妈的嗅觉和食欲，甚至引起头痛、恶心、呕吐等症状，这对宝宝也不利。

 专家叮咛

　　怀孕以后，体质会发生改变，有些孕妈妈还会呈现高敏状态。花粉是主要的过敏源，孕妈妈居室内应避免摆放过多的花草，特别是芳香馥郁的盆花更不应摆放。

孕妈妈去花园要注意什么

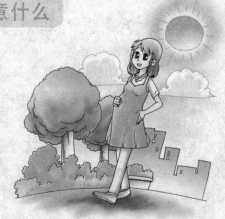

　　孕妈妈要多接触大自然，呼吸新鲜空气。鸟语花香的地方对孕妈妈和宝宝的健康都非常有利，但是孕妈妈去花园和植物园的时候要注意，不要去花粉较多的环境，因为孕妈妈接触较多的花粉可能会引起宝宝哮喘。

孕妈妈什么姿势睡觉最好

在孕早期,孕妈妈睡眠的时候要呈侧卧位,这样宝宝的重量就不会压到负责将血液自腿和脚向心脏汇流的大静脉上,从而减轻心脏负担。仰卧或右侧卧位时,增大的子宫会压迫腹主动脉及扭转子宫韧带和系膜,使子宫血流量明显减少,直接影响宝宝的营养和发育。

在孕 7~9 个月时,孕妈妈就很难做到侧卧睡眠了。因为宝宝的重量会压到孕妈妈的大静脉,阻碍了血液从腿和脚流向心脏,使孕妈妈从睡梦中醒来。建议你借助于枕头保持侧卧位睡眠。有的孕妈妈发现,将枕头放在腹部下方或夹在两腿中间比较舒服,将撮起来的枕头或叠起来的被子、毛毯垫在背后也会减轻腹部的压力。总之,一切以孕妈妈身体感到舒适为原则。

☕ 爱心贴士

保持侧卧位的小窍门:对于习惯睡着了就仰卧的孕妈妈,可以每天睡觉前在后腰顶一个枕头,这样半夜就不会翻过去了。

孕中期睡眠时间以多少为宜

孕妈妈在怀孕中晚期,由于身体各方面所起的一系列变化以及孕育宝宝的重负,即使从事一般的家务活动和日常工作,也容易感到疲劳。过度疲劳,使机体抵抗力下降,容易受细菌、病毒的感染而发生其他疾病。休息能恢复疲劳,而睡眠能使身体得到完全的休息,更是恢复疲劳的主要措施。因此,孕妈妈应有足够的睡眠和休息时间,一般应比平时多睡 1 小时,也就是每晚至少要睡 7 小时,最好在午饭后午睡或休息 0.5~1 小时。

充足的睡眠和休息,对保证宝宝的发育、孕妈妈的健康具有重要的意义。

🔍 **专家叮咛**

常人一般每日需要8小时睡眠,而怀孕期间的睡眠更要比平时多1小时左右,每日的睡眠时间最少不能低于8小时,这更有利于孕妈妈的休息和身体健康。最好是晚上22点入睡,早上7点多起床,中午午睡1~2小时。因为睡眠不足会引起疲劳,特别是白天有工作的孕妈妈,感到疲劳就应小睡一下。

孕妈妈为何要睡午觉

怀孕期间孕妈妈受激素水平的影响,比平时更容易感到疲劳。怀孕以后,孕妈妈的睡眠时间应比怀孕前多一些为好。增加的睡眠时间最好加在午睡上。不只是夏天,其他的季节,也要舒舒服服地午睡。

孕妈妈午睡时,可以把双脚架在一个坐垫上,抬高双腿,然后全身放松。最好取左侧卧位。如果长时间左侧卧位不习惯,平卧时可在右侧臀部垫以毛毯、枕头或棉被等,使骨盆向左倾斜,同样也能起到左侧卧位的效果。

🔍 **专家叮咛**

午睡时间长短可因人而异、因时而异,0.5~1小时,甚至再长一点均可,但也不宜过长,否则会晚上睡不着,午睡的时间最长不能超过2小时。总之以休息好为主,平常孕妈妈感到劳累时,也可以躺下休息一会儿。

孕妈妈如何保证睡眠质量

怀孕期间孕妈妈比平时更容易感到疲劳,所以每天的睡眠要充足,时间可以因人而异,最好是晚上感到困卷时就入睡,早晨睡到自然醒来。在条件许可的情况下,孕妈妈白天最好能午睡片刻。

尽量避免睡前饮用含咖啡因的饮料。

临睡前不要喝过多的水或汤。

睡前可以泡泡澡,看看书,听听音乐。

睡觉前不要做剧烈运动。

孕妈妈不要开灯睡觉,白天在各种灯光下工作的孕妈妈,要注意去室外晒太阳。因为光源污染对早孕的胚胎致畸有显著的相关性。

专家叮咛

如果入睡困难的话,可以用木梳轻轻梳头、泡 15 分钟的温水澡、让家人给你做一点肢体按摩等帮助睡眠。如果经过以上的措施还是失眠,就要及时看医生了。

孕妈妈为何不宜睡席梦思床

席梦思床柔软舒适,很受青睐。但孕妈妈睡席梦思床则不利。这是因为:

易致脊柱的位置失常。孕妈妈的脊柱较正常人的腰部前曲更大,睡席梦思床或沙发床,会对腰椎产生严重影响。仰卧时,其脊柱呈弧形,使已经前曲的腰椎小关节摩擦增加;侧卧时,脊柱也向侧面弯曲。长此下去,孕妈妈易感到疲劳,而且还会使脊柱椎体关节窝的位置失常,压迫神

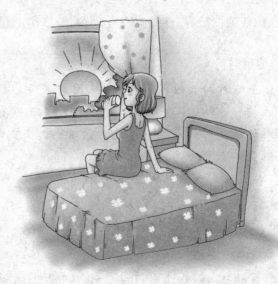

经,增加腰肌的负担,既不能消除疲劳,又不利于生理功能的发挥,并可引起腰痛。

不利于翻身。席梦思床太软，孕妈妈身陷其中，不容易翻身。同时，孕妈妈仰卧时，增大的子宫压迫腹主动脉及下腔静脉，导致子宫供血减少，对宝宝不利，甚至出现下肢、外阴及直肠静脉曲张。右侧卧位时，上述压迫症状消失，但易患肾盂肾炎；左侧卧位时上述弊端可避免，但可造成心脏受压、胃内容物排入肠道受阻，同样不利于孕妈妈健康。

因此，孕妈妈不宜睡席梦思床，最好睡棕垫床或者硬床上铺 9 厘米厚的棉垫为宜。

> **爱心贴士**
>
> 正常人睡眠时睡姿经常变动，一夜辗转反侧可达 20～26 次。翻身有助于大脑皮质抑制的扩散，提高睡眠质量。

孕妈妈睡觉为什么不要开灯

有些女性有开灯睡眠的不良习惯，这对人体不利，尤其对孕妈妈更不利。

灯光对人体产生一种光压，长时间照射会引起神经功能失调，令人烦躁不安。日光灯缺少红光波，且以每秒钟 50 次的速度振动，当室内门窗紧闭时，与污浊的空气产生含有臭氧的光烟雾，对居室内的空气形成污染。

白炽灯光中只有自然光线中的红、黄、橙三色，缺乏阳光中的紫外线，不符合人体的生理需要。

荧光灯发出的光线带有看不见的紫外线，短距离强烈的光波能引起人体细胞发生遗传变异，容易诱发畸胎或皮肤病。

> **专家叮咛**
>
> 孕妈妈在睡觉前关灯的同时，应将窗户打开 10～15 分钟，让有害物质自然逸出窗外。白天在各种灯光下工作的孕妈妈，也应该特别注意去室外晒太阳。

孕妈妈能不能用电脑

电脑辐射对孕妈妈和宝宝是否有影响,科学界至今仍存有争议。尽管如此,传统的观点还是认为,怀孕的女性在初期的 3 个月里,应尽量减少接触电脑,以免使正处于器官形成期的宝宝受到电磁波的损害。如孕中期(24周)后,因工作需要仍需使用电脑,应与电脑保持一臂的距离,与他人操作的电脑保持两臂的距离。

专家叮咛

无法停止与电脑打交道的孕妈妈应穿上防辐射背心或防辐射围裙,并给电脑加上一个视保屏。使用电脑一周不可超过 20 个小时,每小时要离开 10 分钟。

孕妈妈能不能看电视

很多孕妈妈怀孕以后都高兴休息时可以在家里随心所欲地欣赏自己最喜爱的节目。但是电视机尤其是彩电,在长时间工作时发出的射线及微波辐射,对孕妈妈和宝宝健康会有影响。

电视机的荧光屏上能产生波长小于 400 微米的紫外线,由此产生臭氧,当室内臭氧达到 1‰ 的浓度时,可引起咽喉干燥、咳嗽、胸闷、脉搏加快等,就会影响孕妈妈和宝宝的健康。同时其释放的正离子还可以吸附空气中带负电的尘埃和微生物,附着在人的皮肤上,使孕妈妈的皮肤产生炎症。

专家叮咛

孕妈妈不宜长期在荧光屏前工作,不宜近距离长时间看电视,特别是彩电发出的射线,要比黑白电视机高出 20 倍左右。看电视时,一般应该距荧屏 2 米以上,并注意开启门窗。看完电视后,不要忘记洗脸。

孕妈妈使用空调、电风扇有何危害

孕妈妈新陈代谢旺盛，皮肤散热量较多，基础体温比一般人高0.3℃～0.5℃，所以比一般人耐热能力差，炎热的夏季出汗很多，因此常常借助电风扇纳凉。如果用电风扇久吹不停，就会有头晕头痛、疲乏无力、食欲下降等不适出现。

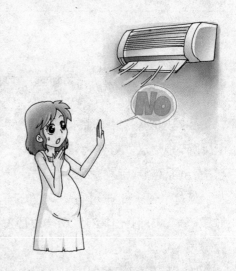

如果孕妈妈长时间吹电风扇，特别是高速的风吹到皮肤上，可使表皮毛细血管收缩，使外周血管阻力增加，可使动脉血压暂时升高，加重心脏负担。头部血管丰富，血流量较多，对冷刺激较敏感，易引起头痛、头晕、疲乏无力等不适。长时间头部受冷刺激，面部神经可受刺激产生损害而引起面瘫。

孕妈妈出汗较多时，不要马上吹电风扇，因为此时全身皮肤毛孔开放，冷风易乘虚而入，极易受凉感冒。轻者鼻塞流涕，重者高热或并发呼吸道炎症，对孕妈妈及宝宝健康极为不利。

并不是绝对不能使用空调或电风扇，但最好减少使用时间。

孕妈妈可以用微波炉吗

孕妈妈在防辐射的时候主要都集中在电脑和电视上，对于生活中的其他辐射源认识不够。其实普通人家里辐射的第一杀手不是电脑，而是微波炉。

相同时间内，微波炉的辐射强度是电脑的十几倍，而且微波炉一般放置

在较高的位置,辐射很难屏蔽。

防辐射服要一直穿着吗

　　孕妈妈防辐射服的原理就是把衣料里织进金属丝,依靠金属丝的屏蔽作用防辐射,这就好像将物体扣入一个不锈钢碗,不锈钢碗将物体完全覆盖起来,从而达到防辐射效果。

　　这样一来,一些对身体有益的东西也同时被拒绝了。一些自然界的射线照射,如阳光中的红外线,适度地照射对身体有益,可以帮助胎儿健康发育。

　　比如用电脑的孕妈妈,只在使用电脑的时候穿着就可以了。

🔍 专家叮咛

　　防辐射服并不是可以隔绝一切辐射,所以最好的方法是离辐射环境远一点。

孕妈妈为什么不可以使用含樟脑成分的物品

　　若孕妈妈用了樟脑制剂,樟脑可通过胎盘屏障危及宝宝,甚至造成宝宝畸形和死亡。因此,孕妈妈特别是怀孕头 3 个月内的孕妈妈不要使用清凉油、风油精、臭球等,也要避免接触含樟脑成分的各种制剂。

　　孕妈妈要尽量避免去杂草丛生的地方散步,傍晚后外出最好穿上长衣长裤,在睡觉时用蚊帐。孕妈妈被蚊子叮咬后,可适当补充一点 B 族维生素,多吃水果和蔬菜,也可减轻反应。最好可抹一点苯海拉明药膏或炉甘石药膏,一般次日可消肿。

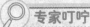

专家叮咛

　　孕妈妈也尽量不要用蚊香等化学品驱蚊,因为蚊香等化学品内的一些有机污染物有可能使宝宝大脑神经系统出现障碍,影响宝宝的智力发育。

怀孕以后还可以冲洗阴道吗

　　清洗外阴的顺序:先由外向内,再由内向外。先从大阴唇开始洗向小阴唇、阴蒂周围及阴道前庭,阴蒂下方尿道口部位常是病菌隐藏之处,需特别注意清洗。然后从大阴唇向外擦洗其外侧、阴阜、阴毛、大腿内侧,最后清洗会阴、肛门。因清洗顺序不对,造成阴道炎者并不罕见。

专家叮咛

　　阴道正常情况下就是偏酸性的,酸性环境不利于微生物的滋生,有利于保持阴道的清洁。每天用清水冲洗即可,过度清洗会破坏正常的菌群,导致阴道炎的发生。
　　孕期女性应勤换、勤晒内衣,少吃辛辣刺激的食物,以免助湿生热,诱发各类炎症。

孕妈妈要怎样洗澡才不会伤害到宝宝

　　下面的提示帮助你减少意外发生的可能性:

　　在浴缸里垫上一块防滑垫,以防洗澡时不慎滑倒。

　　洗澡的时间不宜太长,10分钟左右即可。头发可以和身体分开洗,这样不会因为消

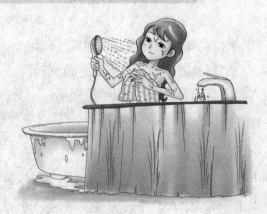

耗过多的体力而产生倦怠感。

洗澡的水温不要过高,控制在 40℃以下为宜,过高的水温可能会造成胎儿畸形。最好用 37℃左右、与人体正常温度相等的温水。

香皂用完后放在固定的地方,不然踩到了十分危险。

洗澡时最好不要将门从里面锁上,以免发生意外时影响救护。

洗化用品尽量选用天然制品,以免其中的化学物质影响宝宝健康。

专家叮咛

孕妈妈沐浴时应该采取淋浴的方式,不要坐在浴缸里洗澡。如果坐浴,水中的细菌、病毒极易随之进入阴道、子宫,导致阴道炎、输卵管炎等,或引起尿路感染,使孕妈妈出现畏寒、高热、腹痛等症状,这样势必增加孕期用药的机会,也给畸胎、早产创造了条件。

孕期乳房护理重点有哪些

乳房是女性重要的器官,为了保证产后乳房不变形,以及婴儿能顺利地吸吮乳汁,要加强对孕妈妈的乳房护理。

清洗乳头。自妊娠 6 个月开始,每日应用清水擦洗乳头及其周围皮肤皱褶的地方,以增加乳头表皮和根部皮肤的韧性,避免哺乳时发生破裂和感染。

乳头内陷时,擦洗时可用手轻轻将乳头捻出来,如内陷乳头上有积垢或痂盖,可先涂上些植物油,使它软化后再用水和肥皂洗去,最后冲洗干净。

按摩乳头。将按摩油或膏涂在乳头和乳房上,轻轻地按摩,使乳头皮肤增厚并富有弹性,使乳房皮肤光滑,帮助促进乳腺导管发育成熟。按摩之后,把按摩膏和油洗去,再涂上润肤霜。

结实乳房。由于怀孕期脂肪沉积、乳房增大,容易造成产后乳房松垂。为减少其松垂,在怀孕期可每星期做一次胸膜。用面膜膏遍涂乳房及胸肌上,令乳房和胸肌增强收缩力。

爱心贴士

文胸支持乳头所在的正确位置,应是乳头连线在肘与肩之间的水平位,防止乳房的重量将文胸往背部方向牵拉。

孕妈妈采取什么坐姿好

当由立位改为坐位时，孕妈妈要先用手在大腿或扶手上支撑一下，再慢慢地坐下。如果是坐椅子时，要深深地坐在椅子上，后背笔直地靠在椅背上。可以先慢慢坐在靠边部位，然后再向后移动，直至坐稳为止。但不可以坐在椅子的边上，否则容易滑落，如果是不稳当的椅子还有跌倒的危险。

另外，坐有靠背的椅子时，髋关节和膝关节要呈直角，大腿要与地平线保持平行。当由坐位站起时，要用手先扶在大腿上，再慢慢站起。

有肚子的孕妈妈最好不要跷二郎腿坐，更不能让腿屈着压迫你的肚皮。正确的坐姿是要把后背紧靠在椅子背上，并且要经常变换不同的姿势。

专家叮咛

孕妈妈也不适合长时间坐着，每一个小时左右就要起来走动一下，会有助于血液循环并可以预防痔疮。

孕妈妈应如何注意休息

孕妈妈比正常人身体负担重，容易疲劳。疲劳对孕妈妈本身健康和宝宝生长发育都不利，所以，孕妈妈在日常工作、生活中要注意休息。

在正常工作中，可能并不感到疲劳，但也要稍稍休息一下，哪怕是休息5分钟、10分钟也好。条件允许的话，要到室外或阳台上去呼吸新鲜空气，活动一下躯体。

做事务工作的孕妈妈，如话务员、打字员、计算机操作者，长时间保持同一姿态，难以坚持，容易感到疲劳，要不时地改变一下姿势，伸伸四肢、擦擦脸、搓搓手，都可以解除疲劳。

长时间在椅子上坐着工作的人，要在脚下垫一个小凳子，抬高脚的位置，防止下肢水肿。

孕妈妈妊娠早期尿频，总想上厕所，有尿意就去厕所，活动一下也是休

息,憋着尿不好意思去厕所对身体不利。

随着宝宝的成长,母体血液循环加重,因此不要突然站起,这样会造成暂时的脑缺血,容易摔倒。准备站起时,先活动一下,休息一会儿,再起立,动作要慢些。

专家叮咛

冬季办公室或卧室暖气过热,空气不新鲜,会使人感到不舒服,要经常打开窗子,走到窗前呼吸些新鲜空气,这也是一种很好的休息方式。

孕妈妈久站对宝宝有何害处

孕妈妈在肚子愈来愈大后,长时间站立,地心引力会使得子宫往下坠,有早产的可能。而且长时间站立,血液到达子宫的量不足,对宝宝发育有不良影响。另外因没有休息或经常走动,刺激子宫收缩,使子宫颈容易张开,有可能早产。

久站的孕妈妈,除有早产的可能外,也会产生水肿、腰酸背痛等症状,危害身体甚大。如果有这些症状应请医师诊治。

孕妈妈如果从事需要长期站立的工作,请工作单位调换职务或暂时不上班,以保孕期健康。

专家叮咛

孕妈妈平常站立时,应保持两腿平行,两脚稍微分开,把重心放在脚心处,这样不容易疲劳。如果长时间站立,可采取"稍息"的姿势,一腿置前,一腿在后,重心放在后腿上,前腿休息;过一段时间,前后腿交换一下,或者重心移向前腿。当由坐位、蹲位起立时,要注意动作缓慢。要视其站立时间长短,作适度的休息。

怀孕以后,怎么走才更安全轻松

由于孕妈妈腹部前凸,重心不稳又影响视线,很容易摔倒,故在行走时要特别注意。行走时正确的姿势是抬头,伸直脖子,下颌抵住胸部,挺直后背,绷紧臀部,而身体的重心要放在脚后跟上,踏地时应由脚跟至脚尖逐步落地。好像把肚子抬起来似的保持全身平衡地行走。行走过程中要看清路面,等前一只脚踩实了之后再迈另一只脚,以防摔倒。

家住楼房的孕妈妈在上楼梯时,为了保持脊柱挺直,孕妈妈的上半身应向前略为倾斜,眼睛看上面的第 3～4 节台阶。一开始可能会觉得很难做,但经过在家的反复练习,一定能熟练掌握正确走路姿势的。

专家叮咛

走路姿势的矫正训练:

重心放在脚后跟练习,每走一步,脚跟都最先着地,保持脚指稍稍离开地面,如此前行,值得注意的是一定得走慢些,以防摔跤。

挺背训练,可以背靠一面墙壁站立,找到背挺直的感觉,抬头挺胸,收腹收下巴,脚跟不要离开地面,保持这种姿势 15 秒,休息片刻再重复训练。

孕妈妈正确的站立姿势应是什么样的

平时有些人在站立时不讲究姿势,或两脚并立、直挺身子,或歪腰斜胯,站不正、立不稳,这当然不利于身体休息。但因无孕妈妈般的额外身体负担,倒也不甚重要。

孕妈妈则不一样,必须有一个正确的站立姿势,既有利于稳定安全,更显得人精神有力。如长时间站立时,隔几分钟就要把两腿的位置前后倒换一下,把重心放在伸出的前腿上,可以减少疲劳。

专家叮咛

不要一次站太长时间,最好不要超过 1 小时。

孕妈妈应如何掌握正确的上下楼姿势

住楼房的孕妈妈,一天内可能要几次反复上下楼。上下楼对孕妈妈是有危险的,稍不注意摔倒就不轻。孕妈妈最好把事情结合起来办,尽量减少上下楼的次数,有电梯的一定要乘电梯。

孕妈妈上下楼时不要毛腰或过于挺胸腆肚,只要伸直背就行。要手扶楼梯栏杆,不要被隆起的大肚子遮住视线,要使眼睛看清楼梯阶,将脚的全部放在楼阶梯上,一步一步地慢慢上下。不要只用脚尖踩阶梯,容易摔跤。

爱心贴士

如果条件允许,怀孕期间最好还是选择有电梯的住所或者较低的楼层。

孕妈妈做家务时要注意什么

大扫除:不要登高打扫卫生,也不要在扫除时搬、抬沉重的东西。弯着腰用抹布擦地板或桌椅,也不适合孕妈妈做。冬天不要在寒冷的地方打扫卫生,长时间与冷水打交道,身体受凉会导致流产。也不要在院子里蹲下锄草,长时间蹲着会使骨盆充血,也容易流产。

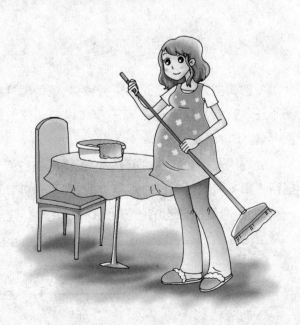

洗衣服:用洗衣机洗衣服比较安全,不适合人

工洗衣服,会压迫腹部。

做饭:为避免疲劳,做饭时可坐在椅子上操作,千万不可让锅台压迫肚子。有早孕反应时最好不下厨房,以免烹调气味引起过敏,加重恶心。

购物:家庭主妇购物是常事,应在购物人少时去商场和市场,以防受挤。有流行性感冒时,孕妈妈不要去购物,以免传染感冒。去商店买东西要注意上下楼梯的安全。购物可一次多购买一些,以减少去商店、市场的次数。

其他:熨衣服要在高矮适中的台子上进行,并坐在合适的椅子上,不可站立熨衣服。抱被子、晒被子压迫肚子且走路不便,孕妈妈不宜做。

孕妈妈什么家务都不做好吗

孕妈妈也要做一些力所能及的家务活,只要感觉不疲劳,做家务也是一种运动。如果孕妈妈活动减少,会使孕妈妈胃肠蠕动减弱,消化机能降低,常出现食欲减退、营养不良或便秘。孕妈妈还会因整日无事可做,增加对不适的注意力,加重妊娠反应,并易出现精神不振、乏力、头痛、情绪急躁等不良现象。

但是孕妈妈做家务时要注意适可而止,以不感到过度疲劳、紧张为宜。另外,还应避免那些消耗体力或增加腹压的家务劳动,不做接触有害物质的家务,如接触染料、化学药品、有毒喷雾杀虫剂、长时间的电离辐射,远离高频或震动明显的电器设备。

孕妈妈为何不要在厨房久留

家庭的厨房是粉尘、有毒气体密度最大的地方,甚至超过一些工厂。

液化气燃烧后,二氧化碳的浓度比室外高出许多倍;煤燃烧后,释放出大量二氧化硫、二氧化氮、一氧化碳,而且煤烟中还含有强烈致癌物——苯并芘。除此之外,煎炒食物也产生大量油烟。若厨房通风不良,二氧化碳平均浓度为国家标准的 5 倍,氢氧化物的平均浓度为国家标准的 14 倍,特别

是苯并芘远远超过了室外空气中的浓度。

所以,孕妈妈应少去厨房,或尽可能减少停留时间。要求家庭厨房要安装排风扇或排油烟机,以利于除烟除尘。有条件的可适当选些电炊具,如电饭煲之类。

孕妈妈去人员拥挤的场合有何危险

平时人们免不了经常去人员拥挤的场合,如电影院、商场或公共汽车上,人群攒动,擦身相撞,这对孕妈妈很危险。

人多拥挤的地方,挤来挤去,孕妈妈一旦受挤,便有流产的危险,特别是在公共汽车上,抢上抢下,孕妈妈更有被挤和摔倒的危险。

人多拥挤的场合,容易发生意外,如广场看节目、影院看电影,人员拥挤,就有被挤倒的危险,尤其孕妈妈行动不便,一旦发生意外,孕妈妈受害的危险很大。

人多拥挤的地方,空气污浊,尤其是影剧院,空气不好,孕妈妈会感到胸闷、憋气,宝宝也会因缺氧而受影响。

人多拥挤的地方,必人声嘈杂,形成噪声,这种噪声对宝宝发育十分不利。比如看球赛就会有人大喊大叫,放节目的广播更是令人难以忍受。

人多的场合容易传染疾病。人多的地方容易有各种病菌传播,致病微生物密度相当大,尤其是在传染病流行期间,孕妈妈很容易染上病毒和细菌性疾病,这对母子健康都不利。

爱心贴士

以下几个地方要特别注意:电影院、候客厅、超市、拥挤的公交车、地铁站等。

怎样才能错开人流最拥挤的时段

上班提早15分钟,下班晚走15分钟,一般的写字楼,上下班的电梯使用高峰只有 10 分钟左右,打个时间差,就可以不用和人挤电梯了。

　　周末不去购物,周末是购物最密集的时间,可以挑选非周末的时间购物或者选择网购。

　　中午或者下午买菜,菜市场最忙的是早上,中午晚上人就少多了。

❤ **爱心贴士**

　　高峰时段因地而异,所以孕妈妈要多观察,也可以从朋友那了解一些信息,尽量选择交通通畅的时候去人流较少的地方。

怀孕以后还能穿紧身的衣服吗

　　一些孕妈妈怕宝宝过大影响美观,穿瘦小的衣服或束胸包扎腹部,这些做法对宝宝生长发育很不利,应加以避免。女性怀孕后,由于宝宝在母体内不断地发育成长,会使得母体逐渐变得腹圆腰粗,行动不便。为了产后哺乳的需要,孕妈妈乳房也逐渐变得丰满。孕妈妈本身和宝宝所需氧气增多,呼吸通气量也会增加,胸部起伏量增大,所以孕妈妈的胸围也增大。孕妈妈穿瘦、紧、小的衣服,就会影响呼吸运动和身体的血流循环,甚至会引起下肢静脉曲张和限制腹内宝宝的活动。因此,孕妈妈不可穿瘦、紧、小的衣服。

🔍 **专家叮咛**

　　为了孕妈妈自身健康和宝宝发育,孕妈妈宜穿质地轻而柔软、宽大舒适的衣服,尤其内衣、内裤、文胸不要太紧,裤带也要松紧适度。一般来说,夏天孕妈妈容易出汗,宜穿肥大不贴身的衣服;冬天要穿厚实、保暖、宽松的衣服,如羽绒服或棉织衣服,既防寒又轻便。

孕妈妈的服装要选择什么样的

　　孕妈妈的衣着应以宽大柔软、方便舒适为原则,不可紧胸束腹。怀孕以后,孕妈妈的胸部横径加宽,周径增大,膈肌上升,至妊娠中期,膈肌活动的

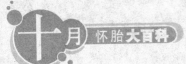

幅度逐渐减少,孕妈妈呼吸以胸式呼吸为主。如果孕妈妈上衣过紧,会影响到胸部的呼吸,并妨碍乳腺的发育,不利于产后母乳喂养。

同样,裤子也不能穿过紧的,否则,腹部受压会影响子宫血流。裤带扎得过紧,会使增大的子宫不能上升,只身前凸,日久则造成胎位不正。另外,要使用棉内裤,透气吸水性好的。

> **爱心贴士**
>
> 孕妈妈最好不要使用皮带,也不要使用没有弹性的布条当腰带,应该使用较宽的松紧带。

妈妈应戴什么样的乳罩

女性怀孕后乳房开始逐渐膨胀,这时有的孕妈妈就戴上很紧的乳罩,想限制乳房的膨胀,防止乳房的形态变化。这种做法不但不能使乳房正常发育,还会给孕妈妈的健康带来麻烦。当然完全不戴乳罩,乳房就会下垂,也影响美观。最主要的是,戴乳罩过紧,乳房发育受限,会影响分娩后泌乳,从而影响新生儿的喂养。

因此,孕妈妈要选用不压迫乳房的大号文胸,并选用肩带宽的,以便有效拉起乳房重量;选择全罩杯包容性好的款式,最好有侧提,可以将乳房向内侧上方托起,防止外溢和下垂。

> **专家叮咛**
>
> 乳房的正常发育对泌乳有利,可保证新生儿出生后能吸吮乳汁。

孕妈妈如何选择合适的鞋子

日常生活中,常见到孕妈妈穿着拖鞋、宽大的旧鞋或者尖头高跟鞋,这些都是不适宜的。随着妊娠月份的增加,腹部逐渐向前突出,身体重心发生变化,骨盆韧带出现生理性松弛,容易引起腰椎前倾,这给背部肌肉增加了负担,容易引起疲劳、腰痛。

完全平底的鞋或者太高跟的鞋都不适合孕妈妈穿着。脚的柔韧度主要靠足弓来完成,足弓除了可以吸收人行走时的震荡,还可以保持身体平衡。孕妈妈在选鞋时,除了讲究舒服、保暖,还一定要考虑到足弓的需要。因此,高跟鞋和完全平底的鞋都不适合孕妈妈,而高度2～3厘米,有弹性、用柔软材料做成的宽松的帮面,后跟比较宽大结实的鞋才是孕妈妈的最佳选择。

爱心贴士

选择鞋时应注意以下几点:

有能支撑身体的宽大后跟。

鞋跟的高度在2厘米左右。

鞋底上有防滑波纹。

宽窄、长度均合适,鞋的重量较轻。

怀孕以后内裤要怎么穿才合适

从怀孕4个月起,孕妈妈的腹部日渐隆高,以前的三角裤和紧身裤统统不再适合了。要选择肥大一些的内裤,穿着以不压迫腹部为宜,同时由于臀部增大,内裤也要求包附性好。

在孕后期孕妈妈肚子比较大的时候,为了防止肚子着凉,引起流产或早产,最好选用能把肚子完全遮住的、适于孕妈妈用的短裤。如果条件允许,可以从孕早期就换上。

爱心贴士

孕妈妈的内衣必须要容易清洗,并耐穿、舒适,所以选择透气性好,吸水性强及触感柔和的纯棉质内衣比较理想。纯棉材质对皮肤无刺激,不会引发皮疹。色调应选择明亮、轻快的颜色,如白色、粉色、淡蓝色等。

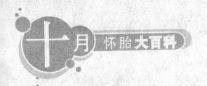

孕妈妈为何不宜穿高跟鞋

女性穿高跟鞋可以弥补个子矮的不足,也可以使人挺胸收腹,显得精神有力。适度的高跟鞋(2～3厘米)鞋底的造型也正好符合正常人的足弓,有利于受力均匀,无论站立,还是行走,都不会感到很累。

但是,女性怀孕后,身体有了变化,肚子一天天增大,体重增加,重心前移,站立或行走时腰背部肌肉和双脚的负担加重,走路或站立都会使脚感到吃力。因此,孕妈妈不宜穿高跟鞋。

另外,因孕妈妈的下肢静脉回流常常受到一定影响,站立过久或行走较多时,双脚常有不同程度的水肿,此时穿高跟鞋由于鞋底、鞋帮较硬,不利于下肢血液循环,会加重水肿。

专家叮咛

孕妈妈最好穿软底布鞋、旅游鞋、帆布鞋,这些鞋有良好的柔韧性和易弯曲性,还有一定的弹性,可随脚的形状进行变化,所以穿着舒服行走轻便,可减轻孕妈妈的身体负担,并可防止摔倒等不安全的因素发生。

孕期洗脸有哪些讲究

皮肤护理也是孕妈妈在孕期需要做好的工作之一,脸部的保洁工作——洗脸,便是护肤的重要环节。

(1)洗脸要用软水,不能用硬水。软水是指河水、溪水、雨水、雪水、自来水,硬水是指井水、池塘水。因为地下的硬水富含钙、镁、铁,直接用硬水洗脸,会使皮肤脱脂,变粗糙,毛孔外露,皱纹增多而加速皮肤衰老。硬水需要通过煮沸使之软化后再使用。

(2)洗脸时水温控制在34℃左右。孕妈妈可以将开水凉至34℃左右洗脸,此时水的性质与生物细胞内的水十分接近,不仅容易透过细胞膜,溶解皮脂,开放汗腺管口使废物排出,而且有利于皮肤摄入水分,使面部柔软细腻富有弹性。温度低于 20℃会对皮肤的滋养不利,还会引起面部血管收缩,使皮肤苍白,枯萎多皱。如果高于 38℃,则会引起血管和毛孔张开,使皮肤松弛无力,容易出现皱纹,还会使血管的弹性减弱,导致皮肤出现淤血。

(3)为保持脸部的清洁,孕妈妈应该每天多洗几次脸。一般冬天早晚各一次,夏天可多洗几次,特别在看完电视、外出活动、大量流汗后都要记得洗脸。

怀孕后真的会变丑吗

很多即将成为孕妈妈的女性都会发现,怀孕后发现自己的容貌发生了变化,不仅面部出现了黑褐色的斑点或斑块,而且腹部、乳房、大腿等部位亦相继出现色素沉着和妊娠纹。这是因为怀孕后肾上腺的分泌机能增强,致使皮质素等激素随之增多,激素的分泌量增多会导致皮肤表面色素沉着,导致皮肤表面产生妊娠纹和面部生出黑褐色斑块等,这些都是妊娠带来的正常生理变化。

♥ 爱心贴士

在怀孕期间要避免摄取过多的甜食及油炸食品,应摄取均衡的营养,改善皮肤的肤质,帮助皮肤增强弹性。

吃些对皮肤内胶原纤维有利的食品,以增强皮肤弹性。

控制糖分摄入,少吃色素含量高的食物。

每天早晚喝两杯脱脂牛奶,吃纤维丰富的蔬菜、水果和富含维生素 C 的食物,以此增加细胞膜的通透性和皮肤的新陈代谢功能。

为什么孕妈妈会长蝴蝶斑

部分孕妈妈在妊娠 4 个月后,脸上出现茶褐色斑,分布于鼻梁、双颊,也可见于前额部,呈蝴蝶形,称为"蝴蝶斑"或"妊娠斑"。这种色素沉着是由于孕期脑垂体分泌的促黑色素细胞激素增加,以及大量孕激素、雌激素致使皮肤中的黑色素细胞的功能增强之故,属于妊娠期生理性变化,不必担心,也不需要治疗。

蝴蝶斑不要用化妆品来掩饰。正如药物会对宝宝产生不利影响,有些化妆品也会刺激皮肤,引起过敏反应甚至影响宝宝发育等不良反应。因此,孕妈妈如能不用化妆品,就尽量不用。光照射可使蝴蝶斑加重,因此夏日外出应戴遮阳帽,避免阳光直射面部。

🍵 爱心贴士

猕猴桃中的维生素 C 能有效抑制皮肤内多巴醌的氧化作用,使皮肤中深色氧化型色素转化为还原型浅色素,干扰黑色素的形成,预防色素沉淀,保持皮肤白皙。

孕妈妈应如何防晒

孕妈妈由于宝宝的生长发育比别人需要更多的阳光,才能满足身体对钙质的大量需求,以保证宝宝的骨骼正常发育。孕妈妈要想满足身体的需要,而又不被阳光伤害皮肤,则应比其他人的防晒措施做得充足。

孕妈妈为了减少黑色素细胞的活动,每天要摄取足够的维生素 C,最好补充天然维生素 C,多吃大枣、猕猴桃、橘子、西红柿等含维生素 C 丰富的水果和蔬菜。户外活动时应注意防晒,就算是冬天或阴雨天也要注意。早上 10 点到下午 4 点,阳光都很强烈,这段时间应减少外出。外出时,最好选择遮阳伞、草帽、长袖衣服这些防晒用品,尽量减少防晒霜的使用量和使用频率。

防晒霜主要是起一个隔离的作用，根据防晒指数不同多少会含一些铅的成分，怀孕之后不鼓励用大量的防晒霜，但也不是说一点防晒霜都不能用。如果一定要用，最好选择物理防晒的护肤品。

孕妈妈长粉刺怎么办

下面为长痘痘的孕妈妈提出几点建议：

保持脸部及全身的清洁。使用适合自己肤质的清洁剂洗脸。洗脸时，轻轻按摩患处，以利毛孔畅通。

注意饮食，多吃蔬菜、水果，少吃油炸、高热量及辛辣食物。怀孕当中，青春痘长得厉害的孕妈妈，坐月子时不要吃油腻的食物。

保持心情愉快、睡眠充足。越紧张，越烦恼，青春痘长得越多。

不要挤捏青春痘，以免手上的细菌造成二次感染，或是留下永久性的凹洞。

孕妈妈怀孕后，胎盘和卵巢中雌激素和黄体酮的分泌量会剧增，受激素的影响，原来干性皮肤的人可能会转化为油性皮肤，很容易长出粉刺。一些每次来月经前会长粉刺的孕妈妈怀孕后就特别容易长粉刺，不过也不用太担心，分娩后随着激素水平的降低，脸上的粉刺也会自然消失。

孕妈妈能用化妆品吗

孕期最好少用化妆品，但也绝非禁止使用。孕妈妈用化妆品以无香料、低酒精、无刺激性霜剂或奶液为最佳，孕期化妆应以淡雅为宜。因为化妆品中有很多添加剂，不少化妆品中激素、汞、铅超标等，因此购买护肤品一定要仔细阅读说明书，还要关注成分。

孕妈妈使用化妆品的注意事项：

每次妆容的清洗一定要彻底，防止色素沉着。

妆容不宜过重，特别是粉底。

使用的化妆品避免含激素和铜、汞、铅等重金属，应选择品质好、有保证、成分单纯、以天然原料为主导、性质温和的产品。

注意产品清洁，过期产品和别人的化妆品坚决不用。

妊娠期不文眼线、眉毛，不修红唇，不拔眉毛，改用修眉刀。

妊娠期间不要因为孕斑的产生而使用美白产品。

尽量不要涂抹口红，如有使用，喝水时、进餐前应先抹去，防止有害物质通过口腔进入母体。

孕妈妈如何润唇

嘴唇是孕妈妈最容易忽视的部位，空气中不仅有大量的尘埃，而且其中还混杂不少的有毒物质，如铅、氮、硫等元素。它们落在孕妈妈身上、脸上的同时，也会落在嘴唇上，然而，很多孕妈妈在外面的时候，通常都很注意不随便用手拿东西吃，或从外面一回到家，就马上去洗手。

可是，很少想到嘴唇也同样应该做卫生。经常在没有清洁嘴唇的情况下喝水、吃东西，或时不时地总去舔嘴唇，殊不知这样做很有害处。因为，空气浮尘中的很多有害化学物质以及病原微生物，会落在孕妈妈的嘴唇上，它们一旦进入孕妈妈的体内，要比其他因素更为有害。因为身体里还有个对有害物质十分敏感的宝宝，会使宝宝因此而无辜受害，引起一些不应该发生的事故，如引起宝宝组织器官畸形等。

外出时，最好在嘴唇上涂上能阻挡有害物的护唇膏。如果要喝水或吃东西，一定要先用清洁湿巾擦拭干净嘴唇。回到家后，洗手的同时别忘了给嘴唇做卫生。

孕妈妈能用香水吗

8～12周孕期是决定未来生殖问题的关键时期。如果宝宝在这一时期暴露在香水的化学物质中，就会影响孩子以后的精子生成。

香水不同程度的有刺激激素分泌的作用，这对于孕妈妈来说是比较危险的。所以，孕妈妈可以用一些平和的纯植物的香薰油来代替香水。

爱心贴士

虽然出现了一些孕妈妈用的香水，但是出于安全考虑，孕妈妈对于使用香水还是慎重为好。

怀孕以后还能戴隐形眼镜吗

怀孕后应尽量避免戴隐形眼镜或经眼科专家同意后才能使用，否则引发角膜炎和结膜炎的可能性将比平时增大。之所以如此，以下几点是主要原因：

孕妈妈由于内分泌系统发生很大变化，角膜组织发生轻度水肿，使角膜的厚度增加，而隐形眼镜本身就会阻隔角膜接触空气。

孕期如果继续戴隐形眼镜，将增加角膜缺氧，使角膜发生损伤引起敏感度下降，敏感度下降将带来视力减退、无故流泪等。

孕妈妈的泪液分泌量也比平常减少，黏液成分增加，眼角膜弧度也会发生一些变化，容易造成角膜损伤，引发眼睛有异物感、有摩擦感、眼睛干涩。

孕妈妈角膜的小动脉也会发生挛缩，使血流量减少，引发结膜炎的可能性比平时大。

专家叮咛

因为工作生活需要，必须配戴隐形眼镜的孕妈妈，如果患有感冒，不宜戴隐形眼镜。因为感冒的时候手上往往带有大量的病原体，它们很容易在取戴隐形眼镜时进入眼中，如果出现炎症，应马上停用。

为什么怀孕以后不可以再涂指甲油

指甲油中含有一种名叫酞酸酯的物质,这种物质若长期被人体吸收,不仅对人的健康十分有害,而且最容易引起孕妈妈流产及生出畸形儿。所以,孕期或哺乳期的女性都应避免使用标有"酞酸酯"字样的化妆品。

指甲油中所含的有害物质会通过女性的呼吸系统和皮肤进入体内,如果过多使用,会增加女性患乳腺癌的概率。还会危害到她们未来生育的男婴的生殖系统,宝宝长大后,可能患不孕症或阳痿,这就是有害物质阻碍雄性激素发挥作用造成的恶果。

专家叮咛

孕妈妈除了不再涂指甲油外,还要注意不用彩妆,尤其是唇膏,怀孕前3个月要特别禁忌;如实在要用,以淡妆为宜,吃东西前先擦去。

怀孕以后必须把长发剪掉吗

很多女性在发现自己怀孕后,都会忍痛把自己的一头秀发剪掉。很多人都认为这是个"传统",主要是为了方便打理。其实,出于卫生和方便的角度,孕妈妈把头发剪短确实比较合适,但也不能一概而论,爱美的女士只要注意得当,也大可不必剪发。

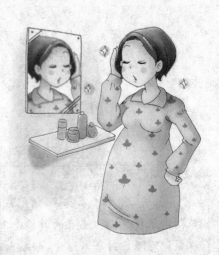

孕妈妈的体温比一般人高零点几摄氏度,在夏天炎热的天气下,孕妈妈也更容易烦躁。如果剪了短发,不仅散热较快,还可使孕妈妈的体温不致过高。此外,孕妈妈在怀孕期间抵抗力较差,把头发剪短了,在洗发

114

后头发比较容易干,就不容易受风寒感冒了。

另外,孕妈妈的肚子会向外凸出,如果洗头时身体向前倾,很容易伤到宝宝,所以短发比长发更容易清洗打理。

专家叮咛

民间有习俗,认为孕妈妈在怀孕期间要尽可能少洗头,坐月子的时候甚至不能洗头。这种说法是错误的。

孕妈妈不能烫发这种说法有根据吗

如果以前没有染过发的人,最好不要在怀孕中尝试,以免肤质不合适造成过敏。发质不好的人最好不要染烫发,适当使用护发剂,对于头发的修补以及保护是有帮助的。

烫头发的关键在于,烫发药水是否会经皮肤被孕妈妈吸收而影响宝宝的健康。由于烫头发并非生活必须,所以孕妈妈尽量避免烫头发,尤其在孕早期应避免染烫头发。

爱心贴士

染烫发最好等到怀孕3个月以后,因为怀孕前3个月宝宝正值器官发育期,最容易造成畸形。应尽量减少染发的次数,以免累积的药物造成影响。染发或烫发时可以只处理头发中、尾段的部分,减少头皮药物的吸收或是过敏。

怀孕以后怎么保养头发

孕妈妈在洗头发时,应当认真按摩头皮,并在擦干头发后,用梳子好好地梳理头发,这样既可以使头发保持光泽,又可以促进头部的血液循环及新陈代谢。同时,在睡觉前梳梳头,非常有利于孕妈妈的睡眠,可谓一举数得。

最好别弯着腰洗头,因为那样会使肚子受到压迫。如有可能,最好用淋浴器站着洗。另外,除非特别有必要,在孕期尽可能不要烫发和染发,因为

染发剂里的化学成分不利于宝宝的成长发育。

专家叮咛

如果长发觉得麻烦，不妨剪个轻松爽快的短发。短发的孕妈妈头发比较好洗，可坐在高度刚好可以让膝盖弯成90°的椅子上，头往前倾，慢慢地清洗。如果留长发，弯腰洗太久，不但腰酸，肚子也会不舒服，还有可能因而造成子宫收缩。所以，长发的孕妈妈最好坐在有靠背的椅子上，请家人帮忙冲洗。

为什么不可以用香皂洗乳头

经常使用香皂类的清洁物品，会通过机械与化学作用洗去皮肤表面的角化层细胞，促使细胞分裂增生。如果经常不断去除这些角化层细胞，就会损坏皮肤表面的保护层，使表皮层肿胀，这种肿胀就是由于乳房局部过分干燥、黏结及细胞脱落引起的。若每晚重复使用香皂等清洁物品，则易碱化乳房局部皮肤，而乳房局部皮肤要重新覆盖上保护层，并恢复其酸化环境，则需要花费一定时间。

用香皂擦洗乳房，同时，还促进皮肤上碱性菌丛增生，更使得乳房局部酸化变得困难。此外，用香皂清洗，还洗去了保护乳房局部皮肤润滑的物质——油脂。

因此，要想充分保持乳房局部的卫生，最好还是选择用温开水清洗。

专家叮咛

孕妈妈可每天准备一条干净毛巾和温水清洗乳房，擦洗时切勿造成乳头的刺激感或酸痛。在怀孕的最后3个月，使用干毛巾摩擦乳头以增强乳头的韧性，有助于预防乳头破裂。

孕妈妈可以外出旅行吗

孕期旅行，要安排充裕的时间表，最好能免则免，以免动了胎气发生意外。但是只要妥当处理准备，孕妈妈也是可以享受旅游的。

妊娠早期和晚期都不宜远程旅行，怀孕前3个月，由于宝宝尚未稳定，旅途疲劳和颠簸可能造成流产。妊娠晚期不宜长途旅行，以免车船颠簸刺激母体与宝宝，或是因旅途疲劳引起早产。将旅行时间安排在怀孕的第4～6个月最为安全妥当，因为这时妊娠反应已渐消失，沉重、肿胀等现象尚未出现。

🔍 **专家叮咛**

在旅行时要注意以下几点：

征得同意，外出前需去医院检查身体，征询医生对外出的意见。

需有人陪伴，出现异常情况，能帮助联系和护送医院治疗。

事先订出日程计划，留出宽松的休息时间，免得身体疲劳。

避免去路途颠簸、人多拥挤的地方，应选择较为平稳的交通工具。

在外饮食要注意卫生，以免造成腹泻等，避免刺激的食物。

着装以舒适宽松为宜，穿平底防滑的鞋子，以免造成意外伤害。

发生腹痛、阴道出血等现象时，应该中止旅游立即就医。

孕妈妈坐飞机要注意什么

孕妈妈在飞机上系安全带的方式，必须和普通人有所区别。一般来说，孕妈妈在系安全带时，绝对不能轻率。首先要调整腰部护带，将其放在隆起的腹部下方，绝对不要放在上方，这样可以减少飞机颠簸撞到腹部的概率，如果有肩部安全带的话，同时要系好肩部安全带。腹部略宽松，肩部略紧即可。

尽量预订一个靠着过道的座位，如果没有预订到，可以请乘务员帮你调一下，这样当一次次去洗手间时不用担心烦扰周围的人，也让孕妈妈行动更方便。长时间乘坐飞机会使患深部静脉栓塞症的概率增加，建议孕妈妈穿上防止该症病发的短袜。

☕ **爱心贴士**

建议腹部不是很明显的孕妈妈主动告诉服务人员自己怀孕了，这样会得到更贴心的照顾。

孕妈妈晕车怎么办

怀孕期间的职业女性乘车上下班可能仍要维持一段不短的时间,而且女性晕车的人不在少数,加上怀孕,晕车有可能出现得更厉害。治疗晕车的方法很多,但效果因人而异。

要避免晕车,最有效的方法是改变出行习惯,不坐车。如果要坐车,有一些窍门可以减少晕车的症状,孕妈妈可以留意:上车后双目注视远处,尽量少看近处物体,尤其在车下坡时,要注意抓紧扶手,减缓惯性对内脏的冲击。密封较严的汽车和汽油味大的车厢要注意通风,如稍感不适,应立即选择靠车前方合适的位子进行休息或睡觉。

> **爱心贴士**
>
> 防晕小窍门:
>
> 可以多带些酸性零食在车上,晕车的时候用来减缓晕车的痛苦。
>
> 上车前放一片生姜片在口里含着,可以减轻晕车的症状。

孕妈妈开车要注意什么

妊娠后,注意力和神经反射的机能会降低,也就是大家说的感觉怀孕后"变笨了",所以这时开车就比平常更容易发生交通事故。

因此,在道路交通状况不好、雨雪天气及夜间,孕妈妈还是避免自驾车,也避免出行。道路状况及天气好的时候是可以开车的,但一定要加倍小心,确保安全。

> **爱心贴士**
>
> 孕中期以后刹车、启动等都会对腹部造成一定压力,所以如无必要,孕妈妈还是少开车为好。

春天孕妈妈要注意什么

春暖花开，是外出和宝宝呼吸新鲜空气的大好时机，但是春天也是细菌最容易繁殖的季节，在饮食上要特别注意卫生。

春天的气温变化较大，是感冒的多发季节，孕妈妈出去一定要做好保暖措施，防止感冒。

春天百花盛开，对花粉过敏的孕妈妈可要注意了，即使你对花粉不过敏，也要小心花粉伤害到肚子里的宝宝。

夏天孕妈妈要注意什么

夏季天气炎热，孕妈妈身体的代谢加快，皮肤的汗腺分泌增多，容易引起汗疹，甚至发生中暑。因此，在衣食住行上要多加注意。

多洗澡。最好每天用温水淋浴、冲洗或擦洗全身，保持身体的清洁卫生，还可以祛热防暑。

勤换衣。特别是内衣要常换常洗，保持身体清爽，以免受汗水浸渍。内衣要选择通气性、吸湿性好的棉织品。衣服要肥大，不贴身，可以保持凉爽。

卧室要通风好。要多开窗户，降低室内温度。有空调的房间，要防止室温过低，与室外温度差距太大，容易发生感冒。

要多吃些蔬菜和水果。夏天人们的食欲减退，故饮食宜清淡、可口，并注意少食别多餐。适当饮用水和清凉饮料。防止食用变质食物和剩饭菜，以防痢疾。

夏季，孕妈妈要减少外出，避免阳光直射，必须出门时应用遮阳伞或戴遮阳帽。

专家叮咛

孕妈妈可在夏季保证午睡时间，天热休息也可在一定程度上帮助防暑。

秋天孕妈妈要注意什么

秋天是收获的季节,各种水果蔬菜丰富,一定要注意,不要吃太多、太凉,而且一定要吃新鲜干净的水果,以免发生腹泻。

北方的秋天天气干燥,加上便秘本来就是孕妈妈的常见病,所以要注意补水和吃一些润燥的食物,防止便秘。

秋高气爽,可能今天温度很高,一场秋风下来马上温度就降下来了,所以外出的时候要注意保暖,防止感冒。

冬天孕妈妈要注意什么

冬季气候寒冷,空气干燥,易患感冒,孕妈妈尤其要注意预防感冒。

孕妈妈在冬季,无论穿衣还是卧室都应保持一定温度,防止受寒。但是房间内切不可门窗紧闭,要注意在天暖的中午或早晨多开窗子,换入新鲜空气,以防室内空气污浊,氧气不足。屋子里通风通气不好,空气缺氧,就会使孕妈妈感到身体不舒服,这对宝宝发育也不利。

孕妈妈在冬季不可整天闷在室内,要选择好的天气到室外做适宜的运动,并接受阳光照射,比如在室外散步、做轻度的体操等,可使肌肉筋骨活动,血液流通畅快,而且可以吸收新鲜空气。

在冬季,雪天或有冰冻,行动不便,孕妈妈在外出时要特别注意,防止摔跤,上下班最好有人相陪。穿鞋也要格外注意,要穿防滑鞋,以防摔跤。

在冬季孕妈妈要少到人多拥挤的地方去,那里可能有感冒病毒传播。

爱心贴士

一般冬天孕妈妈防寒都会做好,可是防干燥有很多人做得就不够了。

孕妈妈多进行日光浴好吗

日光中的紫外线是一种具有较高能量的电磁辐射,有显著的生物学作用,人多晒太阳,能使皮肤在日光紫外线的照射下合成维生素 D,进而促进人体对钙的吸收,有利于骨骼生长和钙化。

应常晒太阳,但晒的时间过长,也会对身体健康不利。这是因为,一定强度的日光也可使皮肤受到紫外线的损伤。长时间日光浴,可使孕妈妈脸上的色素斑点加深或增多,使本来就出现的妊娠蝴蝶斑加重,或未出现蝴蝶斑的孕妈妈出现较多的蝴蝶斑。日光对孕妈妈皮肤的损害,还可能发生日光性皮炎(又称日晒伤或晒斑),尤其是夏初季节,皮肤尚无足量黑色素起保护作用时更易发生皮炎。此外,由于日光对血管的作用,还会加重孕妈妈的静脉曲张。

专家叮咛

孕妈妈适当晒太阳是必要的,有益的,但过多进行日光浴则不利。每天在非直射太阳下,日光浴1小时即可。

孕妈妈中暑怎么办

孕妈妈妊娠期间,由于生理负荷加大,机体代谢产热增多,而且皮下脂肪层比任何时候都要厚,就很容易发生中暑。孕妈妈中暑轻则头晕、胸闷、多汗、恶心,重则高热、昏迷、抽搐,不仅严重影响孕妈妈的健康,对宝宝的危害也非常大。因此,在炎热的夏天,孕妈妈一定要注意防暑。

注意个人卫生,经常用温水擦洗。

衣着应凉爽宽大,胸罩和腰带不宜束缚过紧。

合理调配饮食,少吃油腻的食物。妊娠期下肢若无明显水肿可喝一些含盐的饮料,以补充出汗损失的盐分。

保证睡眠休息。天热体力消耗较多,晚间又常因蚊子叮咬等因素休息

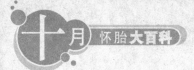

不好,孕妈妈就更容易感到疲劳,所以要有一定时间的午睡,并注意工间休息。

心情愉快舒畅。天热心情烦躁不安,这种情绪也会干扰子宫内宝宝生长的环境。

专家叮咛

> 孕妈妈中暑以后不能刮痧,这种情况一般孕妈妈的腹部、腰骶部是禁刮的。因为在怀孕期间,如果自身受到比较强烈的疼痛刺激,有可能导致一些突发的情况发生。

哪些不健康的心理是在孕期要努力克服的

烦躁心理:孕妈妈不要因妊娠反应而心情恶劣,烦闷不安,应保持心情舒畅,情绪稳定,保持心理平衡。

担心心理:孕妈妈会担心宝宝的健康,应把你的担心说出来,依靠科学的手段来确定,而不要盲目担心。

抑郁心理:抑郁情绪会造成孕妈妈失眠、厌食、性机能减退和植物神经紊乱,对宝宝的生长不利。

淡漠心理:妊娠期间,孕妈妈可能只关心体内的宝宝而对以外的事情漠不关心,这样会影响夫妻感情。

猜想心理:总在想宝宝是男孩还是女孩,担心宝宝的性别给自己压力(来自夫家),无形中给孕妈妈造成心理负担。

暴躁心理:有些女性怀孕后,爱发脾气,尚不知孕妈妈发怒时,血液中的激素和有害化学物质浓度会剧增,并通过"胎盘屏障",使宝宝直接受害。

羞怯心理:怕别人看出自己怀孕了,羞于出现在公共场所,这完全是不必要的。

焦急心理:期盼宝宝、担心宝宝而整天焦躁不安。

紧张心理:偏听偏信长辈的话对分娩产生一种恐惧。

爱心贴士

良好的交流是缓解一切负面情绪的良药，孕妈妈切不可自己一个人长期待在家里，要走出去。

为什么怀孕以后不怕冷了

基础体温是指清晨醒来在身体还没有活动的情况下测出来的体温。很多女性怀孕以后，由于孕激素的作用基础体温会升高。一般来说，孕妈妈基础体温比平时升高 0.5℃ 左右，怕冷的情况马上就会有所改观了。尤其是等到怀孕 16 周时，更会获得一个内部的天然采暖设备。随着宝宝不断地长大，血流量会不断地增加，而且血液循环加快，就不会觉得天寒地冻了。除此之外，羊水也会像个随身携带的暖水袋一样，将近 2 升的恒温液体让孕妈妈冬天里不受冻。

爱心贴士

女性怀孕以后生理会发生一些奇妙的变化，黄体生成素升高，刺激了体温中枢，使体温维持在高温水平。高温并非发烧的体温，是指体温在 36.9～37.2℃，这种高温是正常现象。

为什么怀孕以后要定期称体重

女性怀孕后，由于宝宝生长发育及自身一系列的变化，体重会不断增加。妊娠不同阶段体重增加的速度有快慢之分，但毕竟是一个循序渐进的过程，有一定规律可循。通过定期产前测量体重便可了解其增加是否符合规律。

要做到准确测量体重应脱掉鞋子，只穿单衣裤，最好事前排空小便。只有相同条件下真实的体重相互比较，才有意义。

超重孕妈妈有何危害

　　对孕妈妈而言,体重超标会造成妊娠并发症发生概率增加。这些并发症包括妊娠高血压疾病、妊娠期糖尿病、血栓形成、产后抑郁症等。此外,超重孕妈妈由于分娩巨大儿概率增加,导致难产使用产钳助产和剖宫产率增加,加重了对孕妈妈的损伤,且易导致产后出血及感染。

　　对宝宝来说,因为难产,宝宝产伤发病率增高,这些疾病包括颅内出血、锁骨骨折、臂丛神经损伤及麻痹,甚至新生儿窒息死亡等。这样的宝宝,成年后Ⅱ型糖尿病、高血脂症、心血管疾病的发病率也明显高于正常人群。

孕妈妈准备去外地分娩应注意什么

　　许多孕妈妈与丈夫或父母分居两地,希望在亲人身边分娩,以便亲人照顾,个人也会感到安全。但是,临产前去外地需要注意以下几个问题:
　　孕妈妈在外出前要到医院最后一次进行检查,并将去外地分娩的事告诉医生,请医生确定动身日期和提醒注意事项。

长途旅行可能发生早产,加之进入第 10 个月中期(38 周),随时都有可能分娩。因此,孕妈妈最迟应在怀孕第 9 个月末(36 周)以前动身,这样比较安全。

孕妈妈换地区分娩,要预先在异地找好医院,并带好全部妊娠材料,以便到新的医院及时护理。

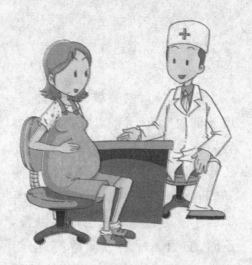

专家叮咛

孕妈妈去外地必须有亲人或医护人员陪同,必须带好分娩用具和新生儿用品,以免中途分娩措手不及。

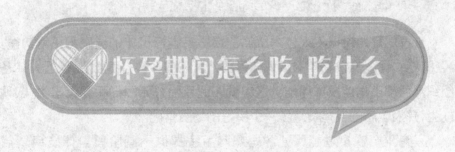

怀孕期间怎么吃,吃什么

为什么怀孕后要规律饮食

饮食有规律,也就是说定时、定量。孕妈妈担负着为自身健康和保证宝宝生长提供营养物质的任务,必须按时进餐,遵循代谢规律。

如果一个孕妈妈吃饭不知道控制,饥一顿、饱一顿,对宝宝的营养供给也会随之出现不正常状况,这会影响宝宝的营养均衡及身体发育。也就是说,孕妈妈在怀孕 10 个月内的饮食,也要随着宝宝的发育逐渐少量增加。如果孕妈妈盲目地多吃,过量摄取营养,对孕妈妈本身和宝宝都不利。有的

孕妈妈为保持体型苗条,而控制饮食,也不利于孕妈妈健康和宝宝的生长发育。

饮食定时,就是要求孕妈妈养成准时吃饭的习惯。人的各个器官基本上是按时间程序有规律地工作的,各种食物在人体胃肠内停留的时间也在一个大致范围内,所以到了一定时间就会出现饥饿感。这时,血糖下降到较低程度,可使人心慌意乱,甚至四肢发抖。如果孕妈妈经常出现类似情况,会引起宝宝营养供给不足。

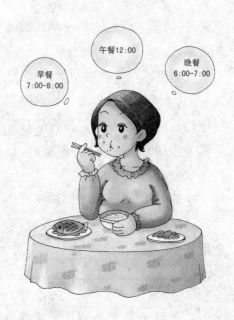

为什么孕妈妈必须平衡营养

营养就是通过摄入人体内所需的物质来维持机体的健康和正常功能。平衡饮食,可以从食物中摄取人体各部分所需的多种营养物质,保证人体各组织器官都正常地发挥功能。这也就保证了胎儿无畸形和健康出生,实现优生,并为以后的发育奠定了一个良好的物质基础。

只有平衡饮食才能保证孕妈妈向宝宝提供不同阶段身体发育所需要的多种营养素,从而保证宝宝各部分都正常形成和生长发育。这就决定了孕妈妈必须吃多种食物,并通过不同食物所含的不同营养成分来形成和补充身体所需的各种成分。

🍵 爱心贴士

人体是由许多组织、器官组成的复杂机体,有骨、肉、血液、毛发、指(趾)甲以及内脏等,其功能不同,化学成分也不同,其所需营养成分也各异。

孕妈妈如何保持营养平衡

为实现营养平衡,建议孕妈妈多吃以下食物:

多吃瘦肉、鱼、蛋、乳类。蛋白质是保证孕妈妈乳腺发育和宝宝健康孕育的最主要的原材料,而瘦肉、鱼、乳类、鸡蛋等含有丰富的蛋白质,还含有钙、铁、维生素 A、维生素 D 等一些重要的营养成分。

多吃豆类,特别是黄豆中含有丰富的蛋白质,含钙、磷、铁、胡萝卜素、B 族维生素较多,还含有不饱和脂肪酸,是很好的人体及宝宝所需的营养食物。

多吃谷类、豆类及各种水果、蔬菜,这是保证饮食营养平衡的重要措施。谷类、豆类及各种水果含有丰富的糖类,是人体热量的主要来源。水果和蔬菜还含有多种维生素,尤其维生素 C 丰富。但主食谷类不要吃得过多,以免发胖。

注意多吃动物肝脏、花生等含脂肪较多的食物。含动物脂肪较多的有各种动物内脏、肉类、乳类、蛋类、猪油、牛油等;含植物脂肪较多的有花生、豆、核桃等。

注意各种维生素的吸收。各种维生素是非常重要的营养物质,与宝宝发育关系极大。如果人体缺乏维生素就失去了营养平衡。

多吃些含钙、磷、铁、碘较多的食物,这些营养成分对于孕妈妈和宝宝的健康都有很大作用。

爱心贴士

营养均衡一个最简单的原则就是荤素搭配、粗细搭配。

孕妈妈吃饭狼吞虎咽有何不好

孕妈妈进食是为了充分吸收营养,保证自身和宝宝的营养需要。而有些孕妈妈吃饭时会狼吞虎咽,缺乏细嚼慢咽的饮食习惯,这对身体健康不利。

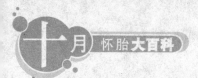

人体会将食物的大分子结构变成小分子结构,从而有利于消化吸收。这种变化过程是靠消化液中的各种消化酶来完成的。人在进食时,慢慢咀嚼食物可以使消化液的分泌增多,这对人体摄取食物营养非常有利。咀嚼食物引起的胃液分泌比食物刺激胃肠而分泌的胃液数量更大,持续时间更长。

吃得过快、食物嚼得不精细,会有相当一部分食物中的营养成分不能被人体吸收。此外,有时食物咀嚼不够,还会加大胃的消化负担或损伤消化道黏膜,使消化液分泌减少,易患肠胃疾病。

所以,孕妈妈为了充分得到食物中的营养以满足自身和宝宝的需求,就要在吃饭时克服狼吞虎咽的习惯,要做到细嚼慢咽,以利于营养的充分吸收。

> **爱心贴士**
>
> 养生有种说法,每口饭嚼 45 下,孕妈妈倒是没必要,但至少保证每口饭嚼 15 下以上。

孕妈妈盲目节食有何危害

有少数孕妈妈怕身体肥胖会影响自己的体形美,或者怕宝宝太大,容易难产,就开始节食,这种做法是非常错误的。

女性怀孕以后,子宫、乳房、胎盘都要发生变化,需要大量饮食补充营养;而宝宝出生时体重 3000～4000 克,因此在孕期会比孕前增加,这些增重是必要的,否则宝宝不能生长发育。如果孕妈妈盲目节食,会使宝宝先天营养不良,出生后身体虚弱甚至发生多种疾病。

营养不良,对孕妈妈本身危害也很严重,会发生难产、贫血、软骨症等疾患,甚至给后半生带来痛苦和麻烦。

> **专家叮咛**
>
> 只有在满足孕妈妈本身和宝宝营养所需的情况下,才能适当控制饮食,以防自身身体过胖和宝宝过大,出现难产。

孕妈妈吃素对宝宝有哪些害处

平时我们提倡多吃素食,但对孕妈妈来说如果全吃素食则不利。其中最重要的一点就是会损伤宝宝的视力。孕妈妈光吃素食而不吃荤食,就会造成牛黄酸缺乏。实验证明,牛黄酸有助于视力正常发育,孕妈妈如果缺牛黄酸,就会造成宝宝视力不佳,甚至生出失明的新生儿。

荤食大多含有一定的牛黄酸,再加上人体自身亦能合成少量的牛黄酸,因而正常人的饮食不会出现牛黄酸缺乏。而对孕妈妈来说,需要牛黄酸的量比平时大,人体本身合成牛黄酸的能力又有限,加之全食素食,必然造成牛黄酸缺乏,使宝宝视力受损。

专家叮咛

吃素食不仅对孕妈妈健康有影响,发生营养不良,甚至还会影响宝宝的生长。为了婴儿的正常发育和自身健康,孕妈妈在多吃素食的同时,不要抛弃荤食,要适当食用鲜鱼、瘦肉、鲜蛋、小虾、牛奶等含牛黄酸的荤食。

孕妈妈为什么必须补充叶酸

对于孕妈妈而言,叶酸是一种重要的维生素,它对红细胞分裂、生长、核酸的合成具有重要作用,是人体的必需物质。叶酸缺乏将导致孕妈妈发生巨幼红细胞性贫血,影响宝宝的发育。新生儿先天性心脏病及唇腭裂,也可能与叶酸缺乏有关。科学证明,在怀孕早期补充叶酸还能预防宝宝的脑神经管畸形。

叶酸有抗贫血功能,还有利于提高宝宝智力,使新生儿健康聪明。研究表明,先天愚型患儿细胞内有一个有缺陷的 X 染色体,在体内叶酸不足情况下,有缺陷的染色体末端模糊部分就出现一个可见的裂隙。叶酸是传导神经冲动的重要化学物质,孕妈妈一旦缺乏它,除可引起巨幼红细胞性贫血

外,还会导致脑神经受损。

> **爱心贴士**
>
> 叶酸的作用在怀孕早期主要表现在预防神经管畸形,在中晚期则是为了预防贫血(巨幼红细胞性贫血)及妊娠的其他合并症,如胎盘早剥、早产、妊娠高血压疾病等。

孕妈妈应如何补充叶酸

孕妈妈可从富含叶酸的食物中获取天然叶酸,需注意的是含叶酸的食物很多,但由于叶酸遇光、热不稳定,容易失去活性,所以人体真正能从食物中获得的叶酸并不多。如:蔬菜贮藏 2～3 天后叶酸损失 50%～70%;煲汤等烹饪方法会使食物中的叶酸损失 50%～95%。因此,孕妈妈们要改变一些烹制习惯,尽可能减少叶酸流失。

此外,孕妈妈还可补充叶酸制剂、叶酸片、多维元素片。

孕妈妈每天需补充 400 微克叶酸才能满足宝宝生长需求和自身需要,每天的摄入量不能超过 1000 微克(即 1 毫克)。

> **专家叮咛**
>
> 必须从怀孕前 3 个月开始服用叶酸。这样在怀孕早期宝宝神经管形成的敏感期中,足够的叶酸才能满足神经系统发育的需要,而且要在怀孕后的前 3 个月敏感期中坚持服用,才能起到最好的预防效果。

"酸儿辣女" 之说真的很准吗

"酸儿辣女"之说可谓源远流长。很多人认为怀孕期间,喜欢吃酸的就预示着生男孩,想吃辣的就可能怀的是女孩。其实是毫无道理的。

其实,孕妈妈出现食欲下降、对气味敏感、嗜酸或嗜辣,都属于正常的妊娠生理反应。孕后内分泌活动改变,胎盘分泌绒毛膜促性腺激素,这种激素会抑制胃酸分泌,使胃酸分泌量减少,从而降低了消化酶的活性,影响食欲与消化功能,与宝宝性别无关。一般情况下,绒毛膜促性腺激素在怀孕后一个月左右开始增多,两个月时达到高峰,这也就是孕妈妈为什么在怀孕初期偏爱酸食的道理所在。而有些孕妈妈偏爱吃辣,则是个体对刺激性食物的偏好。

此外,孕妈妈口味还与不同地域、不同家庭的饮食习惯有关。例如南甜北咸、西酸川辣,但各地新生宝宝的性别比例并无显著差异。

☕ **爱心贴士**

女性怀孕后最好吃一些枣、梨、杨梅和成熟的橘子、猕猴桃、西红柿等,这些水果或蔬菜都含有充足的水分、酸汁和粗纤维,不但可以增加孕妈妈的食欲,帮助消化,而且可以避免由于便秘对子宫和宝宝造成的压力。

为什么鼓励孕妈妈吃零食

平时吃零食是个坏习惯,尤其年轻女性对零食又爱又恨,怀孕以后你完全可以"明目张胆"地吃零食了。

吃零食可以补充正餐的不足,保证营养。因为孕期一个人吃两个人的饭,而且肠胃还要受子宫的压迫,需要的营养多了,正餐吃得却少了,所以吃一点零食对保证营养有好处。尤其在孕晚期,子宫变大,要坚持少食多餐的原则,可以吃三餐正餐,一餐较正式的加餐,再加 1～2 餐零食。

吃零食还可以缓解孕吐。孕早期反应强烈的时候,吃点零食可以改善胃口,也能起到补充营养的作用。

☕ **爱心贴士**

零食不能随便吃,薯片、薯条等膨化食品和烧烤、卤味、散装瓜子等都不要吃。

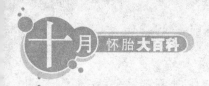

最适合孕妈妈的零食有哪些

坚果,如开心果、核桃等。坚果可以让你饿得不那么快,因为坚果的热量和脂肪含量比较高,每天应将摄入量控制在 28 克左右。

干果,如各种果脯、葡萄干等。干果方便、美味,可以随身携带,随时满足你想吃甜食的欲望。

香蕉,香蕉可以快速地提供能量,帮你击退随时出现的疲劳。而且在你时常被呕吐困扰的时候,很容易让你的胃所接受。

全麦饼干,能够保证一天的血糖平稳,精力充沛。

全麦面包,可以保证每天纤维的摄入量,还可以提供丰富的铁和锌。

低脂酸奶,富含钙和蛋白质,即便是患有乳糖不耐症的孕妈妈,对于酸奶也还是易于吸收的。而且有助于胃肠保持健康的状态。

> **爱心贴士**
>
> 零食是孕妈妈不可缺少的,尤其是在妊娠反应期间和孕晚期,是正餐的有益补充。

孕妈妈要如何喝水

怀孕时必须喝足够的水,切忌口渴才饮水。在怀孕期间,你的血液总量会增加 50％,因此一定要多喝水,补充体内的水分才行。而且怀孕之后,身体的代谢增加,大量的水可帮助代谢。还可以降低血液中能引起孕吐的激素浓度,降低血液中激素和黄体激素的浓度,以减轻身体的不适。

对孕妈妈们来说正确的饮水方法应该是:在怀孕早期每天摄入的水量以 1000～1500 毫升为宜,孕晚期则最好控制在 1000 毫升以内。饮水方法应该是每隔 2 小时喝一次水,一天保证 8 次、共 1600 毫升的饮水。孕妈妈的饮水量还要根据自己活动量的大小、体重等多种因素来酌情增减。要上班的孕妈妈,起床后喝一杯新鲜的白开水。另外,在上班后、下班前,也可喝一杯水。

孕妈妈为何要忌饮咖啡和咖啡因饮料

据研究表明,一瓶340毫克的可乐类饮料含咖啡因50～80毫克,如果一次口服咖啡因剂量1克以上,就可使人的中枢神经系统兴奋性增高,表现为呼吸加快、心动过速、失眠、眼花、耳鸣等。即使服下的咖啡因不到1克,由于对胃黏膜的刺激,也会出现恶心、呕吐、头晕、心悸、心前区不适等表现。

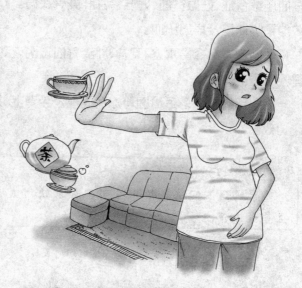

人若长期过量饮咖啡易成为咖啡嗜好者,大多数会患失眠症,有的还会诱发心律失常、血压升高、冠心病和维生素 B_1 缺乏症。

宝宝对咖啡因尤为敏感。咖啡因能迅速通过胎盘而作用于宝宝,所以孕妈妈要忌饮咖啡和咖啡因饮料。

孕妈妈怎么喝蜂蜜最好

蜂蜜中含有对孕妈妈有益的营养成分：

可被孕妈妈直接吸收的葡萄糖和果糖，65％～80％。

各种氨基酸，包括孕妈妈体内不能合成的 8 种必需氨基酸，约 0.3％。

与孕妈妈体内血清所含比例几乎相等的 20 多种矿物质，约 0.06％。

20 多种促进孕妈妈生长和代谢的维生素。

多种活性酶。

孕妈妈每天在上、下午的饮水中各放上数滴蜂蜜，可以有效地预防妊娠高血压综合征、妊娠贫血、妊娠合并肝炎等疾病。同时，蜂蜜缓下通便，能有效地预防便秘及痔疮出血。

睡前饮一杯蜂蜜水，有安神补脑、养血滋阴之功效，能够治疗多梦易醒、睡眠不香。

如果用蜂蜜调匀适量面粉涂在面部及手背上，还有滋润皮肤、养颜美容之功效。

> **专家叮咛**
>
> 孕妈妈不宜过多饮用蜂蜜。如果饮用太多，容易导致腹泻，甚至导致流产。

为什么孕期要少喝浓茶

茶中的鞣酸能妨碍肠黏膜对铁质的吸收利用，导致缺铁性贫血，影响宝宝的营养物质供应。茶叶中的茶叶碱还会加剧心跳和排尿，增加孕妈妈的心、肾负担，诱发妊娠高血压综合征，危及母子安全。

孕妈妈如果喝茶太多、太浓，特别是饮用浓红茶，对宝宝就会产生危害。喜欢喝茶的孕妈妈可以适量喝点淡绿茶。孕妈妈最好饮用点富含维生素 C 的饮料，因为维生素 C 能帮助铁的吸收，还能增强机体抗病能力。

爱心贴士

饮用淡绿茶对孕妈妈和宝宝都有益，但绿茶中含有鞣酸，会妨碍铁的吸收。要使喝绿茶既对孕妈妈有利又不影响铁的吸收，孕妈妈在饭后1小时后再饮用淡绿茶，就可以解决这个矛盾了。

孕妈妈怎样选择自己喝的奶粉

所谓孕妈妈奶粉是针对孕妈妈的生理特点，为促进胎儿的正常发育，满足孕妈妈和胎儿所需营养而特别配制的奶粉。

有的奶粉是含脂肪较低或几乎不含的；有的不含乳糖，不会引起胃肠道反应；有的强化了普通奶粉所没有的而胎儿发育急需的叶酸；有的提供了亚油酸、亚麻酸等胎儿成长必需的脂肪酸或DHA；多数孕妈妈奶粉都提供了充足的微量元素，如铁、锌、铜等，还提供了充足的钙、磷，孕妈妈选择奶粉时必须注意营养的均衡。

孕妈妈还要照顾自己的口味。在妊娠反应较重的孕早期，有些孕妈妈对口味非常敏感，会酷爱某些口味，又反感某些口味，因此不应只看广告宣传，要根据口味选择产品。

还有就是注意喝孕妈妈奶粉的时机，虽然称为孕妈妈奶粉，但是应在孕前几个月就开始补充，可为漫长的孕期打下营养基础。

爱心贴士

奶粉并非越多越好，为了保证均衡的营养，每天喝1～2杯，配合均衡的各类食物，就能够达到营养充足的目的。

孕妈妈能吃蛋白粉吗

孕妈妈不要随意服用蛋白粉，一下子摄入太多蛋白质，容易加重肾脏负担，孕妈妈喝完会出现四肢水肿，导致血压高、肚子里的胎儿不长，此外还会出现头疼、眼花等合并症，有些孕妈妈甚至还出现蛋白尿，严重的还会发生

肾损害。

一般来说,孕妈妈确实需要多补充一些蛋白质,但补充蛋白质并不需要从蛋白粉中摄取,通过日常饮食就可达到要求。只要每天能保证一杯牛奶、一个鸡蛋,加上肉、豆腐等多样化饮食,孕妈妈自身和胎儿的蛋白质需求完全可以满足。

爱心贴士

蛋白质、维生素、脂肪、碳水化合物等完全没有必要吃保健品来补充,最好在医生的指导建议下使用保健品。

孕妈妈吃什么水果好

苹果,几乎含人体需要的所有维生素。

香蕉,补充体力,缓和便秘。

柑橘类、草莓、猕猴桃、石榴,富含维生素 C,有利于铁的吸收。

黄色水果如杜果、桃子和杏,富含胡萝卜素,即植物型的维生素 A。

橘子、橙子、黑莓、山莓及香蕉,含有适量的叶酸。

爱心贴士

水果不能代替蔬菜,水果中的糖分较多,膳食纤维较少,所以孕妈妈在经常吃水果的同时也要保证多吃绿色蔬菜。

孕妈妈吃水果要注意些什么

忌用菜刀削水果:因为菜刀常接触生肉、鱼、生蔬菜,会把寄生虫或寄生虫卵带到水果上。

忌吃水果不漱口:有些水果含有多种发酵糖类物质,对牙齿有较强的腐蚀性,食用后若不漱口,口腔中的水果残渣易造成龋齿。

忌食水果过多:把水果当饭吃,其实是不科学的。尽管水果营养丰富,但营养并不全面,尤其是蛋白质及脂肪相对较少,而这两种物质也是宝宝生长发育所不能缺少的。

忌饭后立即吃水果：饭后立即吃水果，会造成胀气和便秘。吃水果宜在饭后2小时内或饭前1小时。

🔍 **专家叮咛**

水果中所含的粗纤维素含量及其特殊营养成分不如根茎绿叶类蔬菜，因此，孕妈妈在选购食品时，一定要讲究各种水果及蔬菜的搭配，注意荤素及颜色的协调。

孕妈妈多吃苹果有哪些好处

孕妈妈在妊娠期内适当多吃些苹果，有以下益处：

有利于防治缺铁性贫血：苹果中含有苹果酸、酒石酸和柠檬，铁质在有酸性条件时或在维生素C的作用下，才能很好地吸收。苹果属酸性，并含有较多的维生素C，是人体吸收铁的有利辅助食品。

有利于消除水肿：孕妈妈发生水肿，其原因之一是体内水钠潴留。补钾排钠，苹果中含钾丰富，每100克苹果含钾可达100毫克。孕妈妈吃苹果可防止水肿，同时也可防止出现因频繁呕吐导致酸中毒症状。

预防某些疾病：苹果中含有较多的果胶和纤维素。果胶和纤维素均有吸收细菌和毒素的作用，从而减少孕妈妈某些疾病的发生。

消除疲劳：孕妈妈易发生疲劳。人体发生疲劳主要是体内积存乳酸所致，而苹果中含有较多的矿物质，矿物质在体内是碱性，故能中和乳酸，从而消除疲劳。

苹果中几乎含人体需要的所有元素，所以苹果又有"水果之王"的美称。

孕妈妈上火吃什么

我们平时上火总是喜欢吃一些绿豆、苦瓜之类的食品来去火，这些食品属性寒凉，对孕妈妈不利，吃多了甚至可能导致流产，所以孕妈妈上火要吃

一些性质更温和一些的食物。

牛奶:很多人认为夏季喝牛奶会加重上火,引起烦躁,其实,夏饮牛奶不仅不会上火,还能解热毒、去肝火。

草莓:草莓不但好吃,还有药用价值。中医认为它有去火功效,能清暑、解热、除烦。

西瓜:西瓜性凉,吃了不会引起上火、心烦,而且含有丰富钾盐,能弥补人体大量出汗造成的体内钾盐缺乏。

大豆:大豆在滋阴、去火的同时还能补充因为高温而被大量消耗的蛋白质。

西红柿:尽管一年四季都可见,但西红柿在夏季最多、最甜,营养也最丰富,它同样可去火。

为什么不要吃生鸡蛋

有的孕妈妈说吃生鸡蛋更有营养,这样是不科学的。吃生鸡蛋不仅不卫生,容易引起细菌感染,而且也不营养。

生鸡蛋里含有抗生物素蛋白,影响食物中生物素的吸收,导致食欲不振、全身无力、肌肉疼痛等生物素缺乏症。

生鸡蛋内含有抗胰蛋白酶,会破坏人体的消化功能。至于那些经过孵化但还没有孵出小鸡的毛鸡蛋,就更不卫生了。

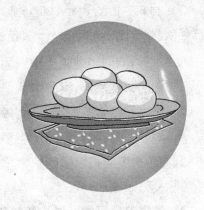

💗 爱心贴士

　　鸡蛋的吸收率:煮蛋为100%,炒蛋为97%,嫩炸为98%,老炸为81.1%,开水、牛奶冲蛋为92.5%,生吃为30%～50%。

孕妈妈每天吃几个大枣有什么好处

孕妈妈极易发生缺铁性贫血，红枣含有较丰富的铁质，孕妈妈常食用，不仅能防治缺铁性贫血，还有滋补强力的功效。

红枣是营养丰富的滋补品，它除含有丰富的碳水化合物、蛋白质外，还含有丰富的维生素和矿物质，对孕妈妈和胎儿的健康都大有益处。

红枣能补益脾胃和补中益气。多吃红枣能显著改善肠胃功能，达到增强食欲的功效。此外，红枣还能补气血，对于气血亏损的孕妈妈特别有帮助。

红枣中含有芦丁，是使血管软化、降低血压的物质，对于妊娠高血压有一定的防治作用。

爱心贴士

红枣中含有十分丰富的叶酸，叶酸参与血细胞的生成，促进胎儿神经系统的发育。而且红枣中含有微量元素锌，有利于胎儿的大脑发育，促进胎儿的智力发展。

吃什么可以防止脸上长妊娠斑

猕猴桃被喻为"水果金矿"，含有丰富的食物纤维、维生素 C、维生素 B、维生素 D、钙、磷、钾等微量元素和矿物质。猕猴桃中的维生素 C 能有效抑制皮肤内多巴醌的氧化作用，使皮肤中深色氧化型色素转化为还原型浅色素，干扰黑色素的形成，预防色素沉淀，保持皮肤白皙。

西红柿具有保养皮肤、消除雀斑的功效。它丰富的西红柿红素、维生素 C 是抑制黑色素形成的最好武器。有实验证明，常吃西红柿可以有效减少黑色素形成。

柠檬中所含的枸橼酸能有效防止皮肤色素沉着。使用柠檬制成的沐浴

剂洗澡能使皮肤滋润光滑。

> **爱心贴士**
>
> 　　这三种水果孕妈妈都不宜吃太多,西红柿和猕猴桃每天吃1～2个就足够了。

喝酸奶好还是喝牛奶好

　　牛奶本身含钙丰富,且容易被机体吸收,孕妈妈最好每天喝250～500毫升牛奶。

　　酸奶是鲜奶经过乳酸菌发酵制成的,在营养价值上略逊鲜牛奶,但有抑制腐败菌繁殖、减少它在肠道中产生毒素的作用。

　　在妊娠中后期,孕妈妈每日需要的钙摄入量又有所提高,在选择奶制品时,最好牛奶和酸奶交替喝。

> **专家叮咛**
>
> 　　乳酸耐受性差的孕妈妈也不要一点酸奶也不喝,偶尔喝一杯对净化肠胃有好处。

为什么孕妈妈要少吃盐

　　不要吃得太咸,因为摄入过多的盐,会破坏人体的营养平衡,人体为了维持平衡,会饮用大量的水,会增加心脏的负担;在怀孕后期神经和内分泌的改变或小动脉痉挛,会引起组织内水盐潴留,从而造成水肿。如果食物中盐分和碱类含量过多,可以增加肾脏的负担,引起血压增高、水肿等妊娠高血压综合征。尤其在怀孕中期、后期,食物要尽量清淡一些,在必要的情况下,还要采用无盐膳食。

☕ 爱心贴士

鲤鱼补血汤

【配方】鲤鱼 1 条（约 500 克），黄酒 100 克，桂圆肉、山药、枸杞子各 25 克，红枣 4 个（去核）。

【做法】鲤鱼去鳞，取出内脏，去鱼胆，切成三段。洗净药材，加沸水、黄酒（糯米酒）各一杯放盅内。毛边纸封盅口炖 3～4 个钟头服之。

【特点】此汤清淡味鲜，营养丰富。枸杞子甘软，鱼肉鲜滑，补血活血，利水消肿。

怀孕以后还能吃冷饮吗

孕妈妈不可以吃太多的冰冷的食品。天气较热，吃一点冷饮可以，但千万不可以吃得太多。因为凉食进入体内会使血管收缩，减少胎盘给胎儿的血液供应，对胎儿的发育有影响；此外吃冷饮可引起腹部血管神经的痉挛，从而促进子宫的收缩，容易诱发流产及早产；另外孕期过多食用冷饮，还可造成胃肠道黏膜血管收缩，胃液分泌功能降低，影响食物的消化，引起消化不良。

☕ 爱心贴士

孕妈妈还应该避免吃冷饭。妊娠期胃肠蠕动减弱，消化功能降低，冷饭一般既冷又硬而且常被污染，容易刺激胃黏膜引起胃部不适、疼痛或功能紊乱，甚至引起胃肠炎症。

为什么孕早期要防缺锌

孕早期缺锌可引起胎儿畸形，胚胎发育时各类细胞分裂与分化速度不同，对缺锌的敏感不一，故易造成畸形，缺锌引起染色体畸变是造成流产、多发性畸形的原因。因此，应注意锌的补充，以保证胎儿的正常发育、孕妈妈的顺利分娩。

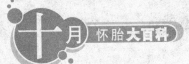
女性在孕期对锌的需要量比非孕期时要高,通常孕妈妈从怀孕第二个月起,血锌水平随着孕期的增长而下降,其原因是胎儿对锌的需求量不断增加,仅靠从一般膳食中摄取是难以满足需要的,而且目前孕妈妈缺锌的现象非常普遍。

为了避免孕期微量元素锌的缺乏而导致胎儿神经系统发育障碍,每位孕妈妈必须注意孕期的均衡饮食及补充必要的营养素。

专家叮咛

孕妈妈每天锌的摄入量为20毫克,应多吃一些含锌量丰富的食物。锌的来源较广泛,贝壳类海产品(如牡蛎、海蛎肉、蛏干、扇贝)、红色肉类及动物肝、脑、心、肾、牛肉与烤麦芽为锌的良好来源。蛋类、豆类、谷类胚芽、燕麦、花生等也富含锌。

怀孕初期为什么会胃口改变

有些孕妈妈在怀孕前一点辣都不能吃,可是怀孕后反而喜欢吃辣,也有些人对于酸的食品是来者不拒。食欲下降、对气味敏感、嗜酸或嗜辣,甚至想吃些平时并不喜吃的食物,均属于正常的妊娠生理反应,这样的改变,其实都是因为孕后内分泌活动改变,胎盘分泌绒毛膜促性腺激素。这种激素会抑制胃酸分泌,使胃酸分泌量减少,从而降低了消化酶的活性,影响食欲与消化功能。

专家叮咛

孕妈妈要避免太咸的食物——食盐中含钠,食用过量的钠,容易导致高血压,所以,孕妈妈应该避免食用盐分过高的食物。在烹调时要少用盐,充分享受食物的原汁原味,避免吃腌渍类食品。

孕妈妈如何杜绝食物过敏

孕妈妈食用过敏食物不仅能流产、早产、导致宝宝畸形,还可致婴儿多

种疾病。因此,可从下面五个方面进行预防:

以往吃某些食物发生过过敏现象,在怀孕期间应禁止食用。

不要吃过去从末吃过的食物,或霉变食物。

在食用某些食物后如发生全身发痒、出荨麻疹或心慌、气喘,或腹痛、腹泻等现象,应考虑到食物过敏,立即停止食用这些食物。

不吃易过敏的食物,如海产鱼、虾、蟹、贝壳类食物及辛辣刺激性食物。

食用异性蛋白类食物,如动物肉、肝、肾,蛋类、奶类、鱼类应烧熟煮透。

专家叮咛

对某些本来不会有立即性过敏反应的食物,在长期重复摄取后可能导致过敏。最常见的例子就是牛奶、乳制品、鸡蛋、芝麻等食物。许多孕妈妈常常喝很大量的牛奶,也许就因此引起过敏而不自知。延迟性食物过敏的反应症状并不明显,常见的包括失眠、焦虑、头痛、肌肉关节酸痛等,甚至引起情绪上的紧张或失眠。

孕妈妈夏季饮食应注意些什么

夏季天气炎热,孕妈妈也较燥热,作息时间短,身体消耗大,此时更要注意饮食平衡:

应该尽可能吃多种新鲜的水果或者蔬菜,不要吃单一的水果。

吃一些容易消化的蛋白质,比如说鱼、虾、牛奶、瘦肉,辛辣油腻的食品尽可能少吃,这样可以减少代谢,也可以降低燥热的感觉。

晚上最好在睡觉之前饮用一点牛奶、酸奶,因为白天消耗比较多,晚上不会造成低血糖的时间太长,也不会觉得太热。

吃一些粗粮,比如说谷类的玉米,刚下来的新鲜应季的粮食,都是非常有营养的,适合孕妈妈食用。

孕期特别推荐——西红柿鸡蛋汤。对于夏季胃口不好的孕妈妈来说,不妨将一些水果入菜来增强食欲,除了西红柿,菠萝、柠檬、柳橙都适合作为烹煮食物的原料。如果喜欢,也可以加醋以增添菜色美味。

为什么有人怀孕以后爱吃酸的

研究证实,孕妈妈喜欢酸性食物是符合生理和营养需求的。

女性怀孕后,母体和宝宝的胎盘会分泌一种叫绒毛膜促性腺激素的物质,有抑制胃酸分泌的作用,使胃酸减少,消化酶活性降低,从而影响胃肠的消化吸收功能,使孕妈妈产生恶心、呕吐、食欲下降等妊娠反应。而酸性食物能刺激胃分泌胃液和提高消化酶的活性,帮助消化,增加食欲,有利于食物的消化和吸收,所以,多数孕妈妈爱吃酸味食品特别是酸味水果。一般情况下,绒毛膜促性腺激素在怀孕后 1 个月左右开始增多,2 个月时达到高峰,这也就是孕妈妈为什么在怀孕初期偏爱酸食的道理所在。

要注意的是,孕妈妈不要过度放纵口舌之欲,如米醋、酸酒、腌制酸菜以及酸性较大的刺激性食物等,对孕妈妈以及宝宝的健康都不利,不宜多吃。

专家叮咛

坊间"酸儿辣女"的说法是毫无道理的。宝宝的性别是由性染色体决定的,仅以孕妈妈口味的变化来判断宝宝的性别是毫无科学根据的。

孕妈妈怎么选择酸味食品

有益的酸味食物

很多新鲜的瓜果都含酸味,这都是孕妈妈不错的选择。这类食物含有丰富的维生素 C,维生素 C 可以增强母体的抵抗力,促进胎儿正常生长发育。因此喜吃酸味食物的孕妈妈可以选用一些带酸味的新鲜瓜果，如西红柿、青苹果、橘子、草莓、葡萄、酸枣、话梅等，也可在食物中放少量的醋、番茄酱，增加一些酸味。

酸奶也是很好的酸味食物，它不但营养价值高，而且对孕妈妈的厌食症状有一定的治疗作用。酸奶富含钙、优质蛋白质、多种维生素和碳水化合物，还能帮助人体吸收营养，排泄有毒物质。

▣ 慎吃的酸味食物

山楂虽然也是含有酸味的食物，但它却不适宜孕妈妈食用，因为山楂对孕妈妈的子宫有收缩作用。如果食用较多的山楂制品，会刺激子宫收缩，甚至造成流产。

孕妈妈对人工腌制的酸菜、泡菜也要谨慎食用。因为这类食物中的维生素、蛋白质等营养成分受到了破坏，几乎不含任何营养成分，却含有致癌物质亚硝酸盐，对胎儿和母体有害无益，所以孕妈妈一定要谨慎食用。

爱心贴士

孕妈妈在选择酸味食物方面是有讲究的，一定要慎重。多选择有益的酸味食物食用，对宝宝和你的健康都有帮助。

孕期要少吃哪些调味料

▣ 不宜多吃食盐

食盐量与高血压发病率有一定关系，食盐摄入越多，发病率越高。孕期若过度咸食，容易并发妊娠高血压综合征，严重者可伴有头痛、眼花、胸闷、晕眩等自觉症状，甚至发生子痫而危及母婴安康。专家建议孕期准妈妈每日食盐摄入量应控制在 6 克以内。

▣ 不宜多吃味精

味精主要成分是谷氨酸钠，血液中的锌与其结合后便从尿中排出，味精摄入过多会消耗大量的锌，不利于胎宝宝神经系统的发育。

■ 不宜吃热性调料

孕妈妈怀孕后吃小茴香、大茴香、花椒、桂皮、辣椒、五香粉等热性香料，以及油炸、炒等热性食品，容易消耗肠道水分，使胃肠腺体分泌减少，造成便秘。发生便秘后，会用力排便，令腹压增大，压迫子宫内胎宝宝，易造成胎动不安、胎宝宝发育畸形、羊水早破、自然流产、早产等不良后果。

孕期维生素应该如何补充

怀孕期间如何补充维生素和矿物质，首先要了解你缺什么，你补的目的是什么。如何知道自己缺什么，这就要求了解自己所处孕期的营养需求特点，因为不同的孕期营养需求是不同的。如果不确定自己的孕期饮食是否合理，可以去医院，请专门人士为你作一个营养分析，以便有针对性地进行补充。

如果处于孕早期，这一时期营养需要的特点是热量的需要并不高，即对食物量要求并不很大，只要饮食均衡，保证优质蛋白质的摄入，补充少量叶酸即可。如果早孕反应很严重，进食很少，热量及各种营养素都很难保证，可以选择一些孕妈妈奶粉或复合维生素和矿物质补充剂。孕妈妈奶粉一般来说强化了维生素、矿物质，但是通常热量都比较高。如果日常饮食十分正常，就不需要再额外喝上好几杯孕妈妈奶粉，否则容易造成热量的超标。

专家叮咛

目前流行的通过补充维生素来防止先兆子痫是错误的，过多的维生素反而可能增加孕妈妈生瘦弱婴儿的风险。此前曾有研究表明，维生素C和维生素E可以清除胎盘中的自由基，而自由基缺乏被普遍怀疑是导致先兆子痫的原因。

孕妈妈怎样摄取微量元素

微量元素主要指铁、锌、铜、锰、铬、碘、氟、硒等，它不像某些维生素那样能够在人体内合成，只能靠日常食物供应，而且这些日常食物还必须是没有经过精制或过细加工的。因为食物中的微量元素极易通过精制或不合理加工损失掉。因此，应多吃粗面、粗加工米和比较完整的蔬菜、水果。

含微量元素铁丰富的食物有猪肝、猪肾、猪血、猪瘦肉、蛋黄、芝麻酱、黄豆、芹菜等。

含微量元素锌丰富的食物有蛤贝类的牡蛎、扇贝以及动物肝、虾、猪瘦肉、牛肉、鸡肉、蛋等。

含微量元素铜丰富的食物有酸枣、番茄酱、海参等。

含微量元素硒丰富的食物有芝麻、动物内脏、蘑菇、海米、鲜贝、淡菜、海参、牡蛎、苋菜、黄油、啤酒等。

含微量元素碘丰富的食物有海藻、海带、紫菜、干贝、海参等。

爱心贴士

微量元素在人体内具有非常重要的作用，它们在参与代谢、维持人体正常功能、增进智力等方面都是不可缺少的。如果孕妈妈只吃精米精面，或者有偏食挑食现象，就会发生微量元素缺乏症，则会给宝宝带来不良后果，出现畸形。

维生素 B6 对孕吐有效果吗

维生素 B6 是妊娠早期经常用到的维生素，可以用来治疗孕吐。维生素 B6 在食物中广泛存在，与氨基酸的吸收、蛋白质的合成，以及神经、脂肪的代谢有密切关系，是细胞生长发育所必需的物质，在氨基酸代谢中扮演着重要角色。它能增进一种抑制性神经传导物质的生成，可以抑制呕吐。

但孕妈妈不宜过多过久地服用维生素 B6。如果孕妈妈过多服用维生素 B6，宝宝就容易产生对维生素的依赖。在宝宝出生后，维生素 B6 的来源不像在母体里那样充分，可能就会导致一系列异常的表现。

维生素 B_6 应该在医生的指导下合理应用，最好不要自行服用。需要服用时，一定要有医师的指导，适量服用，这样既对自身有益，对宝宝也有利。

为何要小心补充维生素 A

妊娠期内，宝宝机体生长发育以及母体各组织的增加和物质储备均需要大量的维生素 A。它具有多种生理功能，对视力、生长、上皮组织及骨骼的发育、精子的生成和宝宝的生长发育都是必需的。适当补充维生素 A 对于孕妈妈来说是必要的。但是，由于大剂量的维生素 A 对人体具有毒性，摄入过量的维生素 A，同样有可能引起宝宝畸形和影响宝宝的正常发育。

要小心补充维生素 A，对腹中的小宝宝来说，如果孕妈妈在怀孕早期大量服用维生素 A，宝宝会按器官形成的顺序，发生无脑、眼缺陷、腭裂、脊柱裂、肢体缺陷等畸形。孕妈妈大量服用维生素 A 可致宝宝泌尿道畸形以及发生先天性白内障。

维生素 A 最好的食物来源是各种动物肝脏、鱼肝油、鱼卵、牛奶、禽蛋以及核桃仁等；胡萝卜素的良好来源是有色蔬菜，如菠菜、苜蓿、胡萝卜、豌豆苗、辣椒、甜薯、韭菜、雪里红、油菜、苋菜、蕹菜、茼菜以及杏、芒果等。

为什么孕妈妈要补充维生素 C

为了宝宝发育和母体健康，孕妈妈需要增加维生素 C 的摄入量。我国营养学会建议，孕妈妈每日膳食中维生素供给量为 80 毫克。

宝宝生长发育需要大量的维生素 C，它对宝宝骨骼、牙齿的正常发育、造血系统的健全和增强机体抵抗力都有促进作用。

对于孕妈妈来说，维生素C可以促进铁的吸收，维持叶酸的生理功能，对防治贫血有利。

维生素C可促进组织胶原蛋白的合成，有利于骨骼、牙齿的生长发育和保持毛细血管的韧性。

维生素C对促进创口愈合，无论是正常产或做会阴切开或剖宫产，宝宝娩出后子宫内的创面，都需要有足够的维生素C促进愈合。

维生素C还有增强机体免疫力、抗感染的功能。所以，孕妈妈补充维生素C对分娩也有利。

爱心贴士

维生素C在高温下易被破坏，所以一般瓶装橘子汁中维生素含量并不高。生吃的蔬菜西红柿、小红萝卜、水萝卜等比西瓜、苹果、梨的维生素C含量还高。柿子椒、小白菜等含维生素C较高，烹调中如果用热油急火快炒可以减少损失，这也是保存维生素C的好方法。

孕妈妈补碘何时开始最合适

碘是人体合成甲状腺激素最重要的原料，如果孕妈妈缺碘，可能会导致宝宝出生后生长缓慢、身材矮小，甚至反应迟钝、智力低下。适当地增加含碘丰富的食物非常必要。补碘的关键时间是在准备怀孕阶段和孕早期，如果怀孕5个月后再补碘，已经不能预防宝宝智力缺陷的发生。

补碘不需要特别服用药剂，通过饮食摄取即可。一杯我们平时饮用的牛奶中含有的碘是一日所需的一半，半茶匙含碘盐的含碘量就是一日所需，稍微多吃一些含碘丰富的食物即可，例如海带、紫菜、海鱼以及其他海产品，每周食用一次即可满足需要。

爱心贴士

怀孕期间对碘的需要摄入量比平常多30％～100％，175～200微克的碘才能满足身体的需求。

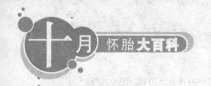

为什么要控制糖的摄入量

一般来说,糖的摄入量并不会缺乏。有条件的孕妈妈,为了保证孕期蛋白质、脂肪等其他营养物质的足够摄入,应尽可能地限制糖类的摄入比例,一般控制在占总热量的 50%～65% 为宜。孕妈妈可以少吃些主食,多吃些蛋白质类食物,适当吃些脂肪类食物,以免过多的热量积蓄使身体发胖。

糖的摄入量过多会使孕妈妈发胖,过少则不能满足孕妈妈和宝宝的需要,如果长期摄入不足,脂肪被氧化供热,还会增加蛋白质的消耗,影响宝宝正常发育。

❤ 爱心贴士

孕妈妈每日需供给热量 2200 千卡,而由糖类供热 1300～1500 千卡即可,也就是说,孕妈妈每日需要糖类 330～400 克。

为什么孕妈妈要少吃刺激性食物

孕妈妈不宜食用辣椒、生葱、生姜、生蒜以及芥末、咖哩等辛辣过重的食物。这是因为,这些辛辣物质会随母体的血液循环进入宝宝体内,给宝宝造成不良刺激,影响正常生长发育。从孕妈妈身体来说,怀孕后大多呈现血热阳盛的状态,而这些辛辣食物从性质上来说,都属于辛温,而辛温食品会加重血热阳盛状态,使体内阴津更感不足,会使孕妈妈口干舌燥、生口疮、心情烦躁等症状加剧,这样不利于宝宝的正常发育。

❤ 爱心贴士

用葱、姜、蒜做调味,制熟后食用,其产辣性大大减弱,因而对人体的刺激性也大大减轻,孕妈妈还是可以适当食用的。

孕早期需要补充脂肪吗

脂肪是早期妊娠女性不可缺少的营养物质。脂肪可促进脂溶性维生素A、维生素 D、维生素 E、维生素 K 的吸收，尤其是维生素 E，有安胎作用。脂肪还可固定内脏器官的位置，使子宫衡定在盆腔中央，为胚胎发育提供一个安宁的环境。因此，孕早期的孕妈妈不可缺少脂肪。

怀孕早期厌食油腻的孕妈妈可吃核桃、芝麻来补充脂肪。

❤ 爱心贴士

核桃仁含不饱和脂肪酸、磷脂、蛋白质等多种营养素，可补充孕妈妈所需脂肪，而且有补气养血、温肺润肠的作用。

芝麻富含脂肪、蛋白质、卵磷脂、钙、铁等营养物质，具有营养大脑、抗衰美容的功用，还可增强孕妈妈的抵抗力、预防感冒。

孕中期应如何进补

妊娠中期，相当于受孕 4～6 个月时期，宝宝生长发育加快。孕妈妈一般肠胃功能较好，是进补的时期。

首先应该知道，孕妈妈需要增加的营养主要是热量、蛋白质、脂肪、各种微量元素和维生素，而这些营养物质平时的食物已基本能够提供。孕妈妈应从怀孕早期就开始向营养门诊的医师进行咨询，并根据自己的体重、宝宝的生长情况，估算出自己每天对各种营养素的需求量，采取"缺什么补什么"的原则，科学调配膳食，尽量从食物中获取所需要的营养。对于某些营养物质严重缺乏的孕妈妈，当食物不能满足其需求时，则必须通过补品进行针对性的补充。

🔍 专家叮咛

孕妈妈在选择和服用补品以前，必须充分了解补品的适用范围、不良反应、有效成分和剂量，避免误服和过量服食。

孕晚期为什么要补充充足的铁

铁是造血的主要原料,女性在妊娠期铁的需要量明显增加。如果孕妈妈缺铁,容易造成母婴贫血和营养不良。因为母乳中几乎不含铁,所以宝宝在正常发育过程中除制造血液和肌肉组织需要一定量的铁外,还需要在肝脏贮存一部分铁,以供出生后 6 个月之内的消耗。

有专家估计,全妊娠期铁的总需要量在 1000～1360 毫克。1000 毫克以上的铁分布为,宝宝需铁 400～500 毫克,胎盘需铁 60～100 毫克,子宫需铁 40～50 毫克,母体血红蛋白增多需铁 400～500 毫克,分娩失血需铁 100～200 毫克。我国营养学会推荐孕妈妈在孕后期每日铁供给量为 28 毫克。

爱心贴士

多种食物均含有铁,一般植物性食品铁的吸收率较低,而动物性食品铁的吸收率较高。富含铁的动物性食品有:猪肾、猪肝、猪血、鸡肝、虾等;富含铁的植物性食品有桂圆、黄豆、油豆腐、银耳、大枣等。

孕晚期为什么要补充充足的钙

宝宝的 20 颗乳牙和第一颗恒牙均在孕 8 个月时钙化,并且宝宝体内的钙一半以上是在怀孕的最后两个月储存,因此钙的摄入对宝宝骨骼和牙齿的发育十分重要。

我国营养学会建议孕末期每日钙摄入量为 1200 毫克。此期间孕妈妈膳食应多选用含钙的食物,如奶或奶制品,在烹调鱼时应加些醋,使鱼骨变酥,可连骨一起食用。虾皮也是含钙很高的,经常食用有利健康,豆制品和芝麻酱也是必不可少的补钙食品。补钙的同时要有适量的维生素 D,以利钙的吸收利用。

食物中钙的最丰富来源是奶和奶制品，不仅含量丰富，而且吸收率高，发酵的酸奶更有利于钙的吸收，是孕妈妈最理想的钙源；虾皮、鱼类（特别是带骨头的小鱼）和芝麻酱含钙也特别丰富，蔬菜和豆类含钙量虽较多，但吸收较差。硬水中也含有相当量的钙。

为什么要小心孕晚期维生素 K 的缺乏

维生素 K 是正常凝血过程所必需的物质。维生素 K 缺乏与机体出血或出血不止有关。因此，维生素 K 有"止血功臣"的美称。它是经肠道吸收，生产出凝血酶原及一些凝血因子从而起到凝血的作用。

若维生素 K 吸收不足，血液中凝血酶原减少，易引起凝血障碍，发生出血，例如子宫出血、胃肠道出血，甚至颅内出血。妊娠期如果缺乏维生素 K，其流产率增加，即使存活，由于其体内凝血酶低下，易出血，或者引起宝宝先天性失明和智力发育迟缓及死胎。

人体自身不能制造维生素 K，只有靠食补或肠道菌群合成。它储量不多，短期内就能消耗完。

🔍 专家叮咛

孕妈妈从 32～36 周起，尤其要注意每天多摄食富含维生素 K 的食物，如菜花、白菜、菠菜、莴苣、苜蓿、西红柿及鱼类等，必要时可每天口服适量的维生素 K，直至分娩。临产的孕妈妈分娩前 1～4 小时肌注或静滴维生素 K。同时，新生儿也要补充维生素 K。

孕晚期怎么安排食谱

妊娠晚期宝宝发育极快，细胞体积速增，大脑增殖到达高峰。此时孕妈妈的营养至关重要。妊娠 8～9 个月时饭量最大，但由于子宫迅速增大，升至上腹，并向上顶压胃和膈肌，一次不能饱餐，进餐次数每日可增至 5 餐以

上,每次以少餐为原则,以免胃部胀满、横膈上升,使心脏移位。

孕妈妈应选择体积小、营养价值高的食物,如动物性食品等;减少营养价值低而体积大的食物,如土豆、红薯等。对于一些含能量高的食物,如白糖、蜂蜜等甜食宜少吃或不吃,以防降低食欲,影响其他营养素的摄入量。有水肿的孕妈妈,食盐量每日应限制在每日 5 克以下,同时,还应避免辛辣等刺激性强的食物。

专家叮咛

妊娠期膳食中蛋白质丰富,能使产后泌乳量旺盛,乳质良好。建议孕末期每日膳食蛋白质摄入量应增加 20 克,应多食用动物性食物和大豆类食物。

维生素 B_1 对孕妈妈的保健作用是什么

孕妈妈维生素 B_1 不足或缺乏,会明显地表现为疲倦、乏力、小腿酸痛、心律过速等,并导致新生儿先天性脚气病以及出现死胎、低体重儿。维生素 B_1 能促进宝宝生长发育和促进母乳分泌,有利于产后对小宝宝哺乳。

维生素 B_1 在加工中以及食物烹调过程中损失较多。因此,孕妈妈要多吃标准米、面,煮粥时不可淘选过多,以防维生素 B_1 损失过多,蒸饭也不要多加水。

专家叮咛

孕妈妈可多食用如小米、黄豆、标准粉、瘦猪肉、猪肝、鸡蛋等富含维生素 B_1 的食物。

缺乏维生素 B_2 会对孕妈妈产生什么影响

维生素 B_2 是机体中许多重要辅酶的组成成分,这些酶参与机体能量代谢和细胞呼吸,帮助碳水化合物、脂肪、蛋白质等物质的氧化,产生能量,维持机体的各种生命活动。孕妈妈如果维生素 B_2 不足,会表现出多种多样的

维生素 B_2 缺乏症状,如口角炎、皮炎、舌炎、阴囊炎及角膜炎等症状,早产发生率也会增加。因此,孕妈妈必须重视防止孕早期维生素 B_2 的缺乏。

一般人不易缺乏维生素 B_2,但吃肉、蛋、奶少的人常常不同程度地发生维生素 B_2 缺乏症。孕妈妈要注意多吃些动物内脏、鸡蛋、牛奶等食物。

> ♥ 爱心贴士
>
> 黄豆、菠菜、苋菜、空心菜、芥菜、金花菜、雪里红、韭菜、海带、黑木耳、花生仁等食物中含维生素 B_2 含量非常丰富。

为什么说维生素 B_{12} 对孕妈妈非常重要

维生素 B_{12} 具有促进红细胞生成,维持神经髓鞘代谢的功能。妊娠期女性维生素 B_{12} 供给不足,孕妈妈常有巨幼红细胞性贫血现象,新生儿也可患贫血。在妊娠过程中,宝宝不断将维生素 B_{12} 贮存于肝脏,足月宝宝体内共积存约 30 微克,供出生后应用。如果孕妈妈食物中缺乏维生素 B_{12},新生儿也会缺乏维生素 B_{12},这对新生儿发育不利,甚至患贫血症。也有专家指出,孕妈妈缺乏维生素 B_{12},宝宝的畸变率也会增加。所以,维生素 B_{12} 对孕妈妈是非常必要的。

> ♥ 爱心贴士
>
> 富含维生素 B_{12} 的食物有动物肝脏、猪心、虾、火腿、鸡肉、鸡蛋、牛奶、干酪以及臭豆腐、豆豉、黄酱等。

维生素 D 对孕妈妈和宝宝有何作用

维生素 D 具有抗佝偻病的作用,被称为抗佝偻病维生素。维生素 D 在人体中可增加钙和磷在肠内的吸收,是调节钙和磷的正常代谢所必需的,对骨骼、牙齿的形成极为重要。当维生素 D 缺乏时,会出现孕妈妈骨质软化、宝宝骨骼钙化及牙齿萌出较迟等不良影响,严重者可致先天性佝偻病。

为预防孕妈妈缺钙造成骨质软化和宝宝发育受损,孕妈妈应多吃含维

生素D的食物,如动物肝脏、蛋黄、黄油、牛奶等。孕妈妈还应经常到室外晒太阳。

专家叮咛

怀孕后半期和哺乳女性应口服维生素D,每天1.53U或每月注射维生素D1~2次,每次10万~80万U。但不可过多补充维生素D,以防引起中毒。

为何说孕妈妈补充维生素E是必要的

维生素E能促进人体新陈代谢,增强机体耐力,维持正常循环功能,还能维护骨骼、心肌、平滑肌和心血管系统的正常功能。

研究表明,维生素E缺乏容易导致早产婴儿发生溶血性贫血。可见,孕妈妈保证维生素E的供给是非常必要的,以防止早产和早产儿发生维生素E缺乏症。为使宝宝贮存一定量的维生素E,孕妈妈应每日多加2毫克的维生素E摄入量。

维生素E广泛存在于植物组织中,特别良好的来源为麦胚油、棉子油、玉米油、菜子油、花生油、芝麻油等。此外,猪油、猪肝、牛肉、杏仁、土豆中也含有维生素E。只要孕妈妈在饮食上做到多样化,维生素E就不会缺乏。

爱心贴士

有些孕妈妈喜欢用橄榄油做菜,橄榄油中维生素E缺乏,虽然其营养价值很高,孕期还是少吃为宜。

孕妈妈补充维生素K有何意义

维生素K是正常凝血过程中所必需的物质,有"止血功臣"的美称。人体若维生素K吸收不足,血液中凝血酶原减少,易引起凝血障碍,发生出血症。

孕妈妈如果缺乏维生素K,其流产率增加,即使宝宝存活,由于其体内凝血酶低下，易出血，或者引起宝宝先天性失明和智力发展迟缓及死胎。因此，孕妈妈应该摄食富含维生素 K 的食物，以预防产后新生宝宝因维生素 K 缺乏引起颅内、消化道出血等。故孕妈妈在预产期前 1 个月每天要注意进食富含维生素 K 的食物，如花菜、白菜、菠菜、莴苣、苜蓿等。

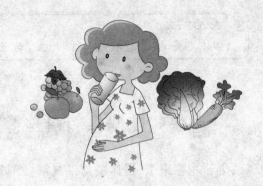

💗 爱心贴士

　　花菜中富含维生素 K、蛋白质、脂肪、糖类以及钙、磷、铁等多种营养素。孕妈妈产前经常吃些花菜，可以预防产后出血，并且增加母乳中维生素 K 的含量。

为什么提倡孕妈妈多吃大豆食品

　　豆类是重要的健脑食品，如果孕妈妈能多吃些豆类食品，将对宝宝健脑十分有益。

　　大豆中含量相当高的氨基酸和钙正好弥补米、面中这些营养的不足。又如脑中极为重要的营养物质谷氨酸、天冬氨酸、赖氨酸、精氨酸在大豆中的含量分别是米中含量的 6、6、12、10 倍，可见其含量之高，对健脑作用之大。

　　大豆中蛋白质含量占 40%，不仅含量高，而且多为适合人体智力活动需要的植物蛋白，也有利于健脑。大豆含脂肪量也很高，约占 20%，在这些脂肪中油酸、亚油酸、亚麻酸等优质不饱和脂肪酸又较多。

　　此外，大豆中每 100 克含钙 240 毫克、铁 9.4 毫克、磷 570 毫克、烟酸 2.2 毫克，这些营养物质也都是智力活动所必需的。

　　所以，孕妈妈宜多吃大豆和大豆制品，如豆豉、豆腐、豆浆、豆腐皮、腐竹、豆腐干等。

☕ **爱心贴士**

补充蛋白质也不能只靠大豆,动物食品和大豆要结合起来吃。

孕妈妈吃坚果有哪些好处

对于宝宝来讲,身体发育首先需要的营养成分当然是蛋白质。但是对于大脑的发育来说,需要的第一营养成分却是脂类(不饱和脂肪酸)。据研究,脑细胞由 60% 的不饱和脂肪酸和 35% 的蛋白质构成。另外,坚果类食物中还含有 15%~20% 的优质蛋白质和十几种重要的氨基酸,这些氨基酸都是构成脑神经细胞的主要成分,同时还含有对大脑神经细胞有益的维生素 B_1、维生素 B_2、维生素 B_5、维生素 E 及钙、磷、铁、锌等。因此无论是对孕妈妈,还是对宝宝,坚果都是补脑、益智的佳品。

孕期推荐坚果:核桃、花生、杏仁、瓜子、松子、榛子。

☕ **爱心贴士**

坚果对孕妈妈身体保养和宝宝发育虽然有诸多好处,但由于坚果类食物油性大,女性消化功能在孕期会减弱,如果食用过多的坚果,就会"败胃",引起消化不良。拿核桃来说,一天吃几个核桃就可以了。

为什么孕妈妈不要多吃方便食品

有些孕妈妈喜欢吃方便食品,一是简便省事,免去做饭炒菜的麻烦;二是认为加工的方便食品营养丰富。其实不然,方便是方便,但营养不全。

一般说,方便食品如方便面主要成分是碳水化合物、少量味精、食盐和调味品。其调味品有牛肉汁、鸡肉汁、虾汁,而牛肉、鸡肉、虾肉的含量很少,且蔬菜也很少,有的有菜末或菜汁,但用量很少。因此,方便食品并不具备人体所需的蛋白质、脂肪、矿物质、维生素和水等全面的营养成分。

因此，孕妈妈不宜多吃方便食品，否则对母子都不利。有吃方便食品习惯的女性，要在孕前几个月就改变吃方便食品的习惯，以免造成宝宝营养不足。

💙 爱心贴士

研究表明，长期食用方便面的人群中，有60％的人营养不良，54％的人患缺铁性贫血，23％的人患维生素 B_2 缺乏症，16％的人缺锌，20％的人因缺乏维生素 A 而患眼疾。

为什么孕妈妈要少吃白糖

白糖只供给人体热量，而人体则需要多种营养物质，白糖吃得过多影响人体对其他营养物质的吸收，结果造成体内营养物质不全、不平衡，引发其他营养缺乏。

为了消化摄入体内的过多白糖，需要消耗大量的维生素 B_1，结果导致维生素 B_1 不足。代谢糖需要大量的钙，又可导致体内钙不足。而这两种营养成分缺乏，就会导致宝宝眼球壁张力减弱，产生近视；宝宝还会出现骨骼发育不良，出生后患佝偻病；出现说话晚、出牙晚、走路晚以及各种神经及脑损伤症状。

因此，为了保证自己和宝宝的健康，处于非常时期的孕妈妈要特别注意这个问题，调整自己的饮食结构，少吃甜食，减少糖的摄取量。

💙 爱心贴士

怀孕后，孕妈妈的身体状况出现变化，自我调节能力减弱，喜欢吃甜食的人容易引起体内糖类代谢紊乱，极易患上孕期糖尿病。孕期糖尿病不但危害孕妈妈本人的健康，而且还会危及体内宝宝的健康发育与成长，极易引起巨大儿、早产、流产或者死胎。

孕妈妈吃红糖有何作用

红糖是未经提纯的蔗糖,其中保存了许多对孕妈妈、产妇有益的成分。据分析,100 克红糖中含钙质 90 毫克,含铁 4 毫克,钙的含量比白糖高 2 倍,铁的含量比白糖高 1 倍。此外,红糖还含锰、锌等微量元素以及胡萝卜素、维生素 B_2 和烟酸等,这些营养物质对孕妈妈很有利。

红糖性温、味甘,具有益气补血、行血活血、缓中止痛、健脾暖胃、化食散热的功效,对孕妈妈和宝宝都有益处。所以,孕妈妈吃红糖比吃白糖更有益。

爱心贴士

孕妈妈防感冒喝红糖水要先放红糖,煮一会儿再放姜。

孕妈妈为何不要多吃罐头食品

妊娠早期大量食用含有食品添加剂的罐头食品,对胚胎发育不利。这是因为,罐头食品在生产过程中,往往要加入人工合成色素、香精、甜味剂(糖精类)和防腐剂,这些都是人工合成的化学物质,对胚胎组织有一定影响。因为,在胚胎早期(受孕 2～60 天),细胞和组织严格按一定步骤和规律进行增殖和分化,这时的宝宝对一些有害化学物质的反应和解毒功能尚未建立,在此期间受到不利干扰,会导致畸胎的发生。

再有,罐头保鲜期一般在半年至 1 年,市场上出售的罐头食品往往超过保鲜期或者在自家存放时间较长,质量发生变化,孕妈妈吃了当然不利。罐头食品在制作、运输、存放过程中如果消毒或密封不严时,可导致食品被细菌污染,这对人体危害也很大。

因以上原因,为了母子健康,孕妈妈以不吃罐头食品为宜,应多吃鲜鱼、鲜肉和新鲜蔬菜。

专家叮咛

除了罐头食品以外,一些卤制食品也不宜常吃。

为什么吃鱼越多怀孕越足月

鱼之所以对孕妈妈有益，因为它富含欧米伽-3脂肪酸，这种物质有延长怀孕期、防止早产的功效，也能有效增加婴儿出生时的体重。

食用鱼可以提高怀孕足月可能性。其实，像大马哈鱼、鲱鱼、金枪鱼等富含脂肪的鱼除了对孕妈妈有益处外，还有治疗忧郁症、抑制前列腺癌细胞的生长等作用。

♥ 爱心贴士

> 孕妈妈吃鱼最好是做汤或者清蒸，其次是红烧，最好不要做火锅或者烧烤。

孕妈妈为何要多吃鲤鱼

鲤鱼味美，营养丰富，含有蛋白质、脂肪、碳水化合物、钙、磷、铁等多种人体所需的营养物质。此外，孕妈妈多吃鲤鱼还有以下益处。

鲤鱼可防止胎漏：孕早期孕妈妈由于情绪波动、跌仆闪挫等原因，易发生阴道出血，即胎漏，如兼有腹内胎动下坠的感觉，就会胎动不安。这两种情况都不利，如果吃些鲤鱼，即可消除胎漏。中医认为，鲤鱼味甘，性平，能治水肿，并可安胎。

鲤鱼治水肿：孕妈妈在怀孕后5～6个月时，往往伴有手、脚、小腿水肿，吃鲤鱼通利小便，能治水肿。如用鲤鱼煲赤豆效果更好。

♥ 爱心贴士

> 鲤鱼和鲫鱼一样，还有利奶的功效。

为什么说孕妈妈多吃瘦肉有利于铁的吸收

孕妈妈需要充足的血，血要有铁的帮助才能充足。

研究表明,各种动物(猪、牛、羊、鸡等)的瘦肉和肝脏中铁的吸收率高,约有20%,一些植物性各类食物中的铁吸收率只有百分之几,例如大米只有1%。原因是动物体内的铁,其存在形式更易于被人体小肠细胞吸收和利用。

另外,动物肌肉中存在着促进非动物铁吸收的物质,对食物中的非动物铁有促进吸收作用。比如,单独吃玉米铁吸收率只有 2%,而玉米加牛肉后,铁吸收率就达到 8%。这就是动、植物食品的协同作用。

> 专家叮咛
>
> 孕妈妈铁需要量骤增,共需铁 1 克,很难从一般饮食中得到满足。因此,孕妈妈多吃一些动物瘦肉、肝脏和动物血含铁量高的食品以补充大量的铁是必要的。

孕妈妈为什么不宜吃甲鱼、螃蟹

甲鱼又称鳖,具有滋阴益肾功效,向来被人们称之为高档补品,为很多人选用,并且又是味道鲜美的食物;螃蟹也因其味道鲜美而深受人们的青睐。

但是,女性在怀孕早期食用则不利,会造成出血和流产。这是因为,甲鱼和螃蟹都具有较强的活血祛淤的功效。尤其是蟹爪、甲鱼壳更具有明显的堕胎作用。孕妈妈,尤其是孕早期的孕妈妈不宜吃甲鱼、螃蟹。

> 专家叮咛
>
> 孕期一切大寒、活血化淤的食物都不能吃。

怀孕了还能吃巧克力吗

吃巧克力可以调节情绪,产生快感,让人身体很容易兴奋。对孕妈妈来讲，心情好了以后，对宝宝生长发育以及宝宝的中枢神经系统的功能都会有良好的影响。

但是巧克力也不能吃太多，因其含的脂类比较高，多吃可能会影响其他营养物质的摄入；而且吃太多会引起机体代谢增加，使耗能增加，反而使宝宝得不到相应的营养。每天食用不超过 100 克的巧克力对健康是大有益处的。

专家叮咛

　　孕妈妈在临产前适当食用巧克力，对母婴均有益处。一般来说，正常产程需要 12～16 小时。所以，孕妈妈要保证有足够的体力，才能顺利分娩。

孕妈妈为什么要常吃蘑菇

养生学上有"每日一菇"的说法，蘑菇营养丰富，又含有全面、丰富的微量元素，而且几乎没有任何负面效果，所以是孕妈妈最好的食物之一。

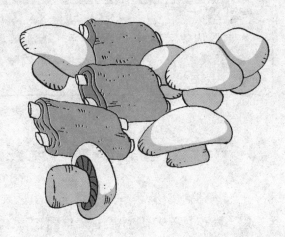

碳水化合物：蘑菇中含有丰富的单糖、双糖和多糖，分子多糖可以显著提高机体免疫系统的功能。

蛋白质：蘑菇的蛋白质占干重的 30％～45％，大大超过其他普通蔬菜，同时避免了动物性食品的高脂肪、高胆固醇危险。

维生素：蘑菇的营养价值之所以高，还在于它含有多种维生素，尤其是水溶性的 B 族维生素和维生素 C，脂溶性的维生素 D 含量也较高。

微量元素和矿物质：蘑菇中的铁、锌、铜、硒、铬含量较多，经常食用野山菌既可补充微量元素的不足，又克服了盲目滥用某些微量元素强化食品而

引起的微量元素流失。

食物纤维：富含丰富的食物纤维，能帮助孕妈妈缓解便秘，防止肥胖，在睡觉前大量吃菌的话，会有撑胀感。

> ❤ 爱心贴士
>
> 浸泡蘑菇最好不要使用铁质容器，否则会氧化变黑，口感也会变差。吃蘑菇不要只吃一种，要变换着吃。

为什么怀孕以后要少吃苦瓜

孕妈妈不宜吃苦瓜。因为苦瓜内含有奎宁，奎宁会刺激子宫收缩，引起流产。虽然奎宁在苦瓜中的含量很少，孕妈妈适量吃点并无大碍，但是，为了慎重起见，孕妈妈还是应少吃苦瓜。

> ❤ 爱心贴士
>
> 中医认为苦瓜味苦，性寒冷，能清热泻火。吃苦瓜能刺激人体唾液、胃液分泌，令人食欲大增，清热防暑。因此，夏季吃苦瓜最相宜。

为什么提倡孕妈妈多吃些玉米

玉米是健脑食品，孕妈妈多吃玉米比吃大米对宝宝健脑更有利。有些孕妈妈不喜欢吃玉米，只是吃精米精面，这就失去了玉米对宝宝健脑的大好机会。

玉米中含蛋白质、脂肪、糖类、维生素和矿物质比较丰富，它特有的胶质蛋白占 30%，球蛋白和白蛋白占 20%～22%，尤其黄玉米含有较多的维生素 A，这些营养物质对人的智力、视力都有好处。玉米脂肪中的维生素 E 较多，对防止细胞氧化、抗老有益，从而有益于智力。

此外，玉米中粗纤维多，食后宽肠，有利于消除便秘，有利于肠的健康，也间接有利于智力的开发。

💗 爱心贴士

有一种甜玉米,蛋白质的氨基酸组成中以健脑的天冬氨酸、谷氨酸含量较高,脂肪中的脂肪酸主要是亚油酸等不饱和脂肪酸。这些营养物质对智力发展有利。

为什么不让孕妈妈多吃菠菜

菠菜含有较多的草酸,而草酸对人体所需要的重要营养素钙、锌有不可低估的破坏作用。如果锌和钙被草酸破坏,形成草酸钙、草酸锌之类的化合物,就难以被人体吸收,而排出体外,会使孕妈妈和宝宝得不到适量的钙和锌。宝宝缺钙,有可能发生佝偻病,出现鸡胸、罗圈腿以及牙齿生长迟缓、发育不良。所以,孕妈妈不宜多吃菠菜。

🔍 专家叮咛

含草酸多的除菠菜外还有一些其他蔬菜,在炒菜前用沸水焯烫一下,可以去掉大部分草酸,其危害可大为减小。

孕妈妈为何不要吃山楂

山楂开胃消食、酸甜可口,很多人喜吃,尤其孕妈妈在孕早期常有恶心、呕吐、食欲缺乏等妊娠反应,更愿意吃些山楂及山楂制品,调节口味,增强食欲。但是吃山楂对孕妈妈十分不利。

山楂对孕妈妈子宫有兴奋作用,可促进子宫收缩。倘若孕妈妈大量食用山楂或山楂制品,就有可能刺激子宫收缩,进而导致流产,尤其是以往有过自然流产史或怀孕后有先兆流产症状的孕妈妈,更应忌食山楂。

▶ 孕妈妈能吃柿子吗

柿子可以吃,柿子汁多味甘,是一种物美价廉的水果。每 100 克柿子含糖 20 克、蛋白质 0.7 克、脂肪 0.1 克、碘 49.7 毫克,还富含多种维生素及钾、铁、钙、镁、磷等,其矿物质的含量超过苹果、梨、桃等水果。

柿子性寒,有清热、润肺、生津、止渴、镇咳、祛痰等功效,适用于治疗高血压、慢性支气管炎、动脉硬化、痔疮便血、大便秘结等症。其营养及药用价值均适宜孕妈妈适量食用。尤其是妊娠高血压综合征的孕妈妈可以"一吃两得"。柿子的蒂和叶都是中药,柿蒂可以降逆气、止恶心,治疗呃逆、嗳气等;柿叶有抗菌消炎、止血降压等作用,是民间常用的草药。

🔍 专家叮咛

吃柿子要忌口,要避高蛋白和避高酸,不宜与高蛋白的食品(如螃蟹)同吃,不宜与山楂和红薯等高酸食物同吃。

▶ 孕妈妈为什么不宜吃桂圆

桂圆又名龙眼,果肉鲜嫩汁多,味道甘甜,而且还含有很多人体必需的营养成分,是滋养身体的最佳水果,但孕妈妈却不宜食用。

女性怀孕后,由于养胎而阴血损耗,故大多表现为阴血偏虚,使体内滋生内热,出现大便秘结、口苦舌干、心悸燥热等情况,而桂圆果性温味甘,这种特性容易加剧以上情况。孕妈妈吃桂圆后,不仅会增添胎热,而且易引起胃气上逆,出现呕吐,加重早孕反应、水肿和高血压,日久会动胎血,引起腹痛、出血等症状,导致流产或早产。所以,应该慎吃桂圆。

孕妈妈为什么不宜吃薏苡仁、马齿苋

薏苡仁营养丰富，味甘性凉，有健脾、补肺、清热、利湿作用。但是，薏苡仁属于滑利食品，对子宫肌肉有兴奋作用。

马齿苋是野菜，现在已被人们培植，其营养价值很高，可做药用，对大肠杆菌、痢疾杆菌和伤寒杆菌均有较强的抑制作用。但其也属于滑利食物，对子宫肌肉有兴奋作用。

专家叮咛

这两种食物孕妈妈吃后，可使子宫收缩次数增多、强度增大，容易引起流产。

孕妈妈可以吃人参吗

母体在怀孕早期，由于各系统产生相应变化，抵抗力下降，易发生感冒、泌尿系感染等，体质弱者更是如此。因此，体弱孕妈妈此时适当地进补一些人参，可提高孕妈妈的自身免疫力。

适当服用人参对血液循环有明显的改善作用，同时能增强心肌收缩力，因此，对宝宝宫内正常发育可起到一定的作用。

怀孕早期主张服用红参，体质偏热者可服生晒参；怀孕中晚期如水肿较明显，动则气短也以服红参为宜，体质偏热者可服西洋参。

专家叮咛

孕妈妈进补人参要适量。虽然人参毒性很小，但用量过大也会造成神经系统、心血管系统、消化系统的损害；长期服用还可出现失眠、抑郁、心悸、血压升高等不良反应。一旦在服用人参的过程中如果出现失眠、胸闷、憋气、腹胀、皮肤瘙痒和鼻出血等症状时，应立即停服，以免引起更严重的后果。

哪些孕妈妈不适合吃人参

患有动脉硬化症。人参中的蛋白质因子能抑制脂肪分解,加重血管壁脂质沉积,故有冠心病、高血压、脑血管硬化、糖尿病、脉管炎者应慎服人参。

高血液黏度的患者。人参有促进红细胞生长的作用,红细胞增多,血液黏度会更高。

失眠患者。人参有中枢神经兴奋作用,失眠者大脑皮层兴奋与抑制平衡失调,服人参只能加重失眠。

胃病。现已查明,很多胃病的罪魁祸首是幽门螺旋杆菌,而人参对该病菌有保护作用,不利于药物对其杀灭。

胆囊炎、胆结石患者。人参有类雌激素样作用,能抑制胆道排泄胆汁使胆汁变稠。调查证明,长期服人参者胆石症发病率明显增高。

专家叮咛

滥用人参综合征:表现为血压升高、体温升高、烦躁、失眠、皮疹、出血、晨泻、水肿,咽喉会有刺激感,少数病人则表现为抑郁。

孕妈妈怎样吃燕窝

燕窝养阴润燥、益气补中、健脾补肺,不仅能使孕妈妈身体强健,而且能使未来的新生儿更强壮、更白皙、更漂亮、更不易生病。

孕早期正是宝宝剧烈分化的重要时期,妊娠早期会有妊娠反应,感觉头晕乏力、倦怠嗜睡,并且食欲减退。有些孕妈妈还可能有食欲异常、挑食、喜酸味和厌油腻的症状。此时的营养补充至关重要,你可以单独进食燕窝。建议燕窝每次3~5克,每天或隔天一次食用。

孕中期是孕妈妈和宝宝都已安定的时期。可用燕窝配合各种食谱美食,一人吃两人补。建议燕窝每次3~5克,每天一次食用,早晚空腹食用均可。

　　孕晚期要避免过度疲劳,此时进食燕窝时注意不要摄盐过多,建议早上食用燕窝,以免晚上空腹时间过长引起疲劳。建议每次燕窝 3～5 克,每天或隔天一次食用。

 专家叮咛

> 寒性体质的孕妈妈不宜吃燕窝。

孕妈妈怎么保胎、养胎

哪些女性容易流产

　　排除夫妇双方染色体异常、子宫先天畸形这类先天因素后,多数后天因素导致的流产是可以避免的。如子宫内膜炎、慢性阴道炎、月经不调、病原微生物感染、血型不合、反复刮宫、子宫颈裂伤、慢性阑尾炎、卵巢囊肿和子宫肌瘤等。

 专家叮咛

> 　　如果预防工作做得很充分,但还是流产了,也不必太难过,这是大自然为了预防不健康宝宝来到世界上而进行的优胜劣汰,只要坚定信心,一定会顺利再怀上健康的宝宝。

什么是高危妊娠,都包括哪些情况

　　高危妊娠的孕妈妈和新生儿的发病率及死亡率均明显高于正常妊娠,

所以每位怀孕的母亲均应定期到医院检查,配合高危妊娠的筛选。

高危妊娠的情况很多,主要有以下几种:

孕妈妈年龄小于 18 岁或大于 35 岁。

过去有习惯性流产、早产、死胎、死产与畸形等异常生育史。

孕期有前置胎盘、胎盘早剥、羊水过多或过少、胎位不正、过期妊娠、宝宝发育异常、妊娠高血压综合征、骨盆狭小或畸形等异常情况。

孕妈妈合并心脏病、慢性肾炎、糖尿病、急性传染性肝炎、肺结核、重度贫血等妊娠合并症。

孕期曾服用对宝宝有影响的药物,接触过有害物质或放射线及病毒感染等不利因素。

母子血型不合。

专家叮咛

少部分母子的血型不合容易产生溶血症,引起严重的后果。

如何分辨是否先兆流产

根据流血量和积聚在阴道内时间不同,颜色可分为淡红色或深褐色,主要表现为下腹轻微疼痛、腰酸、腹胀,偶有下坠感。

如果排除遗传因素(如染色体异常)或接触过有毒物质(如铅、有机汞、放射性物质等),以及全身性疾病(包括有病毒感染、内分泌疾病等),并且到医院检查排除宫颈炎出血或阴道炎出血及其他原因,大部分患者是因为孕激素水平降低而引起,所以查明先兆流产的原因是主要的。

专家叮咛

先兆流产必须要先查出原因,才能做进一步的保胎治疗。

先兆流产如何保胎

对于有先兆流产的孕妈妈来说,若为第一次妊娠,且胚胎和母体皆无其他疾病或异常,保胎则显得尤为重要。

孕妈妈需卧床休息,禁止性生活,必要的情况下服用保胎药物。

另外,应做到生活有规律,注意个人卫生。

选择易于消化的饮食,胃肠虚寒者,慎服性味寒凉食品,如绿豆、白木耳、莲子等;体质阴虚火旺者慎服雄鸡、牛肉、狗肉、鲤鱼等易上火食品。

专家叮咛

保持心情舒畅,自然流产是因为孕妈妈脑皮层下中枢兴奋亢进所致,神经系统的机能状态对流产起着决定性的作用,因此妊娠期精神要舒畅,避免各种刺激,采用多种方法消除紧张、烦闷、恐惧心理,以调和情志,定期作产前检查。

怀孕了怎么还会有血性分泌物

少数女性在怀孕初期会发现,阴道有少量的出血。发现这种情况,不要惊慌,阴道出血不是个别现象,许多孕妈妈在孕期都曾遇到过,而且一些人的阴道出血还会持续整个孕期。而妇科许多疾病都可出现类似的症状。

如果医生排除了先兆流产、过期流产引起的阴道少量出血以及异位妊娠、葡萄胎等情况后,就可以认为出血原因是孕卵着床的生理反应,也可能是机体抑制正常月经来潮的作用不够完全。大部分的孕妈妈在孕3个月以后,胎盘功能开始健全,这种出血便会停止。

孕期小知识:异位妊娠(宫外孕)也可以出现停经后阴道流血,也需与先兆流产相鉴别。如果有腹痛等不适症状和其他的异常,应尽快就诊。

专家叮咛

孕中后期出现的出血现象要引起足够重视,要立即去医院检查。

为何怀孕后分泌物会增多

妊娠期,受胎盘分泌的雌、孕激素的影响,阴道黏膜有充血、水肿现象,外观呈紫蓝色,阴道皱折增多,松软而有弹性,表面积增大。此时,阴道黏膜的通透性增高,渗液比非孕时明显增多,同时子宫颈管的腺体分泌增多,因此妊娠期阴道分泌物比非孕期明显增多,常呈白色糊状,无气味,这是孕期的正常现象,一般不需要特殊的治疗。

如果白带不但多而且有臭味,呈豆渣样或灰黄色泡沫状,并伴有外阴瘙痒,则属异常,应及时就诊。

专家叮咛

女性的白带是阴道黏膜的渗出物、宫颈腺体及子宫内膜的分泌物混合而成,内含阴道杆菌及生殖道黏膜的脱落细胞,白带的量及性状与雌激素水平的高低有关。

孕中期阴道出血怎么办

如果停经12周后出现阴道少量出血,不超过月经量,不伴有阵发性腹痛,多为先兆流产,主要应卧床休息。

若阴道流血明显增多,超过月经量,并出现下腹阵性坠痛,可能已发展为难免流产;阴道流血时多有肉块流出,阴道流血仍持续不断,应考虑为不全流产,需及时就诊,明确诊断以便及时处理。

若阴道流血,腹痛时有宝宝、胎盘娩出,阴道出血明显减少,提示为完全流产,应将孕妈妈及宝宝、胎盘送到医院,检查宝宝、胎盘是否完整、有无产道撕伤,决定是否清宫、产道修补及抗炎治疗等。

专家叮咛

如果孕中期少量出血,可暂时不必去医院,卧床休息一两天,如无缓解再去医院检查。

何谓稽留流产

稽留流产多数病人曾有过先兆流产的症状,此后子宫不再增大并反复出现少量黄褐色或血水样阴道流血。

妇科检查子宫明显小于停经周数。也可能没有出血现象，也没有疼痛发生，但妊娠初期的症状会消失。通常，这种流产的唯一症状，就是医生发现你的子宫并没有扩大。

专家叮咛

稽留流产的胚胎排出经过可与早期流产相同，但因胚胎死亡已久，胎盘组织机化，与子宫壁紧密粘连，不完全剥离，又因雌激素不足，子宫收缩差，故流产时往往伴有大量流血。

如何早期发现葡萄胎

葡萄胎的确诊并不困难，超声诊断是较可靠的方法。怀孕 50 天左右应到正规大医院进行超声检查，一来可定孕周；二来可排除异常妊娠，保障孕妈妈的健康。

葡萄胎往往有三大特征，一旦发现这些异常妊娠症状，一定要及早到医院就诊。

一是肚子长大得较快；

二是妊娠呕吐较正常妊娠早，持续时间长，且症状严重；

三是停经后阴道反复流血，这是最常见的症状。

专家叮咛

葡萄胎是一种病理妊娠，属于滋养细胞疾病，有良性及恶性之分，为胎盘绒毛基质微血管消失，从而绒毛基质积液，形成大小不等的泡，形似葡萄，故称为葡萄胎。

如何发现胎死腹中

由于现在的孕妈妈，大多有规定的产检时间，所以大部分的胎死腹中，都是在产检的过程被发现的。通常在产检的时候，可利用宝宝心跳

监视器以及超声波,检测宝宝的心跳,在宝宝出生之前发现胎死腹中的状况。

怀孕中期以后的胎死腹中,通常孕妈妈自己也会感觉到某种异状。最明显的感觉是胎动消失,完全感觉不到胎动。

一般最明显的症状是腹痛、阴道出血。另外,孕早期如果一些妊娠反应,例如孕吐、乳房胀痛等突然停止,也很可能是胎停育的征兆。其他的征兆包括子宫不再随着怀孕周数变大,体重没有增加或减轻,但是这两个征兆比较不明显,需要一段时间才能观察出来。

🔍 **专家叮咛**

通常确定胎死腹中以后,医师就会进行适当的处理,通常会进行引产。大部分的胎死腹中,都可以经由阴道自然生产,并不需要开刀。如果死胎留在子宫内太久没有处理,会对母体产生不利的影响。通常胎死腹中的时间超过 4 周以上,孕妈妈就会出现血液凝固功能受损的并发症。

孕妈妈的负面情绪会影响宝宝吗

如果孕妈妈心情躁动、不快,总处于不安、压抑、抑郁、焦虑、惊恐及愤怒之中,内分泌腺体便会分泌出有害物质,如肾上腺素、去甲肾上腺素等。

有害物质可使孕妈妈血压升高,发生暂时性子宫—胎盘血液循环障碍,导致宝宝暂时性缺氧而影响身心正常发育;可对下丘脑造成不良影响,致使宝宝日后患精神病的概率增大;出生后经常发生消化系统功能紊乱,患其他疾病的可能性增高;在早孕 7～10 周内,是胚胎腭部和脏器发育的关键时期,可能会引起兔唇、腭裂、心脏有缺陷等畸形;在妊娠后期,可使胎动过速(可达到正常胎动的 10 倍),子宫出血或胎盘早期剥离,引发早产、宝宝死亡等。

专家叮咛

作为丈夫无论多么生气，也不应该与怀孕的妻子经常吵架。

夫妻之间的矛盾和争吵会给宝宝留下深刻的影响。通过对宝宝脑部断层面进行扫描发现，经常吵架的夫妻孕育的宝宝其脑部发育并不完全。有研究表明，通过对3个月大的宝宝的脑部进行检测发现，父母的争吵会在宝宝脑部形成原始记忆并被保存下来，这一点会对未来出世的宝宝造成不良的影响。

避免流产要采取哪些措施

发生流产后半年以内要避孕，待半年以后再次怀孕，可减少流产的发生。

要作遗传学检查，夫妇双方同时接受染色体的检查。

做血型鉴定包括Rh血型系统。

有子宫内口松弛的可做内口缝扎术。

针对黄体功能不全治疗的药物使用时间，要超过上次流产的妊娠期限（如上次是在孕3月流产，则治疗时间不能短于妊娠3月）。

有甲状腺功能低下的，要保持甲状腺功能正常后再怀孕，孕期也要服用抗甲低的药物。

注意休息，避免房事（尤其是在上次流产的妊娠期内），稳定情绪，生活规律有节。

男方要作生殖系统的检查，有菌精症的要治疗彻底后再使妻子受孕。

避免接触有毒物质和放射性物质的照射。

穿什么样的衣服更有利保胎

首先要选择纯棉的衣服，尤其是内衣，一定要是100%纯棉的；

不要穿得太贴身，只要身体没有发紧的感觉即可；

不要露肚脐,肚脐受凉容易早产;

孕早期可以穿普通的衣服,肚子大起来以后最好穿孕妈妈装;

防辐射的衣服只在辐射的环境中穿,其他时候不要穿;

不要使用皮带,换成宽的松紧带。

专家叮咛

怀孕期间最好不要使用任何塑身产品。

孕晚期应避免哪些动作

弯腰、下蹲捡东西,最好让别人代劳。

负重,超过 5 千克的东西不要拿。

上楼梯,尽可能坐电梯,必须要爬楼的话要慢,每层休息半分钟。

够东西,扶墙,小心摔倒。

专家叮咛

如果家中阳光充足,空气不错的话,孕晚期要适当增加在家里活动的时间。

孕妈妈如何保证睡眠质量

怀孕期间孕妈妈比平时更容易感到疲劳,所以每天的睡眠要充足,时间可以因人而异,最好是晚上感到困倦时就入睡,早晨睡到自然醒来。对于平时晚睡晚起的孕妈妈来说,每晚 12 点之前一定要睡了,这样早晨可以在 8 点左右起床,尤其是在孕早期有晨呕反应的孕妈妈,一定要早点睡,让自己睡足。

在条件许可的情况下,孕妈妈白天最好能午睡片刻。很多孕妈妈在孕初期睡眠较好,但随着胎龄的增加,宝宝体积变大,以及孕妈妈腹部的逐渐隆起,孕妈妈睡眠时难以找到一个合适的姿势,睡眠的质量就开始打折扣了。

尽量避免睡前饮用含咖啡因的饮料。

睡前不要喝过多的水或汤。

睡前可以泡泡澡、看看书、听听音乐。

睡觉前不要做剧烈运动。

专家叮咛

　　孕妈妈不要开灯睡觉，白天在各种灯光下工作的孕妈妈，要注意去室外晒太阳，因为光源污染对早孕的胚胎致畸有显著的相关性。

为什么孕妈妈要有计划地增加体重

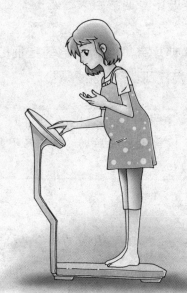

　　孕期营养贵在平衡合理，并非是吃得越多越好，吃越多营养品越好。吃得胖并不等于健康，过度肥胖会危及母子健康。孕妈妈过于肥胖，对宝宝和自己都不利，如难产、妊高征、妊娠糖尿病等。相反，如果怀孕期间，孕妈妈缺乏健康的饮食，营养摄取不足，体重增加不够，则可能会造成宝宝宫内发育迟缓。应及早通过调整饮食来控制体重的增长。

　　一般情况下，孕妈妈体重在怀孕前 3 个月增加 1.1～1.5 千克，以后每周增加 350～400 克，到足月增加 9～13.5 千克就为正常，不算发胖。如超过此体重，就要适当限制进食。

自己可以用保胎药保胎吗

孕妈妈不能滥用保胎药保胎,如因病情需要使用保胎药时,应注意用药指征,有针对性地用药,并注意使用方法,只有这样才能正确使用保胎药。

在妊娠时期常用保胎药的指征是流产。按临床经过将流产分为习惯性流产、先兆流产、难免流产、完全流产、不全流产、稽留流产、感染流产等 7 种。其中使用保胎药指征的有先兆流产和习惯性流产两种,因为其他流产已不能继续保胎。

孕妈妈产前检查有哪些好处

孕妈妈产前检查有利于孕妈妈身体健康和宝宝监测。孕前检查从怀孕后开始,整个妊娠都应按时进行全面而系统的产前检查。它的好处是:

通过全面健康检查,可以纠正孕妈妈身体的某些缺陷,如果发现孕妈妈有疾病不宜继续妊娠,或者发现宝宝有明显遗传性疾病时,可以及早终止妊娠。

经常定期检查,可了解宝宝发育和母体变化情况,如有异常及早治疗。

通过定期检查,可进行孕妈妈的生理卫生、生活及营养指导,以便加强孕妈妈及宝宝的健康保护,有利于顺利度过整个孕产期。

通过全面系统的观察,可决定分娩时的处理方案,保证分娩安全。

❤ 爱心贴士

通过产前检查,医生还可向孕妈妈说明产前产后应注意事项,打消不必要的顾虑,使孕妈妈掌握分娩时应如何与医务人员配合,顺利分娩。

孕期为什么必须查血型

孕妈妈在产前要再查一次血型;外籍或我国少数民族的孕妈妈还应加作 Rh 血型检查。检查的作用是:

检查血型有利于手术前进行交叉配血,以便及时抢救失血性休克。妊娠过程为 40 周,此间可发生各种并发症:早孕时的不完全流产,晚期的前置胎盘及胎盘早期剥离,以及分娩后子宫收缩乏力或胎盘剥离异常引起的子宫大量出血,均可使孕产妇陷入休克状态。及时配血及输血对抢救工作十分重要。

检验血型便于及时发现母儿血型不合。及早了解血型,便于作好孕期中的母儿检测,采取相应的预防措施,在必要时终止妊娠。

🔍 专家叮咛

O 型血孕妈妈,如其配偶血型为 A 型、B 型或 AB 型者;孕妈妈 Rh 阴性,而其配偶为 Rh 阳性者,均可能发生母儿血型不合及新生儿溶血症。

孕妈妈为什么要定期化验尿蛋白

孕妈妈在妊娠 20 周以后,一般要求是每隔 2 周去医院化验 1 次尿蛋白、测量血压、检查有无水肿等。

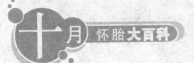

一旦发现孕妈妈出现水肿、蛋白尿、高血压其中两种症状者,即为妊娠高血压综合征。这也是在妊娠过程中较容易发生的并发症,它常常影响孕妈妈的健康,严重时可危及生命,同时也是宝宝死亡的原因之一。

专家叮咛

多数情况下蛋白尿出现在高血压之后,孕妈妈一旦发生蛋白尿,则说明孕妈妈可能患有妊娠高血压综合征。

妊娠期对母体进行哪些测量,其意义是什么

身高的测量和骨盆外测量,在初诊时进行,其他测量在每次定期检查时进行。

体重的异常增加,有可能是患有妊娠高血压综合征。

测胸围、子宫底,是为了查看宝宝是否在顺利成长。按妊娠周数的比率,腹围过大时,可能是双胞胎或羊水过多等。

测量血压,是为了检查有无高血压、低血压。如血压升高,有妊娠高血压综合征的危险。骨盆测量,就是用骨盆仪测量骨盆的入口、出口和直径的尺寸,由此得知产道的大小,可以判断能否自然分娩。

孕妈妈为何要做阴道检查

在整个孕期检查中,有 2 次需要做阴道检查,通常不会对宝宝造成伤害。

第一次阴道检查是在孕早期,检查目的是了解孕妈妈生殖器官有无畸形、肿瘤,如阴道纵隔、双子宫、盆腔包块以及怀孕的子宫与停经月份不相符合等;同时可检查阴道白带有无霉菌、滴虫等病原体感染。

第二次阴道检查则是在怀孕 24 周以后,要了解骨盆的大小,作骨盆内测量,初步估计一下胎儿是否能自然分娩。此次检查必要时取阴道白带作

细菌培养及药物敏感试验，以便指导分娩前合理药物治疗。

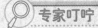 专家叮咛

　　孕妈妈妊娠36周以后，应该避免不必要的阴道检查。若孕妈妈有习惯性流产史，阴道检查更应慎重，避免流产。

孕妈妈做B超有何作用，应注意什么

　　孕妈妈进行B超检查是必不可少的，可以观察宝宝生长发育及周围环境：早孕闭经5～6周就可以在宫腔中看出胎囊，随着孕期的增加，可观察宝宝的发育情况，还可诊断有无流产的危险，可以确诊宝宝是否是宫外孕。妊娠晚期，超声波可观察胎位、脐带和胎盘位置，测量子宫内羊水的多少，以尽早发现宝宝宫内窘迫。

　　发现异常情况：妊娠15～25周内，超声波能够显示宝宝畸形、宝宝发育迟缓、胎位不正、羊水多、脐带绕颈、前置胎盘、胎盘早剥或胎盘老化、葡萄胎、妊娠合并子宫肌瘤和卵巢肿瘤等。

专家叮咛

　　B超检查还是有一定的辐射作用，孕早期最好不要做，如果做的话，可以先憋尿，这样检查在1分钟之内就能结束。

妇科检查会造成流产吗

　　早孕时做妇科检查是通过阴道、腹部双合诊了解子宫的大小和质地，以确诊是否早孕，也给以后子宫的变化提供基础情况。在有宫外孕或可疑肿块时，必须进行阴道检查，以尽早诊断，及时处理。

　　医生在做妇科检查时，尤其在考虑到妊娠可能时，动作会很轻柔，所以妇科检查不会影响胚胎发育，也不会造成流产。

医生检查时，孕妈妈应积极主动配合，精神不要紧张，腹部应当放松，这样可使检查顺利进行，以便准确查出可能的病变所在。如果已经存在某些变异和早产、流产因素，流产也是无法避免的。

孕妈妈发怒、大笑有何不好

孕妈妈发怒、心情激动，必然损害自身的健康，而且也会殃及宝宝，可使宝宝把母亲的情绪"复制"，并承袭下来。孕妈妈发怒还可导致体内血液中的白细胞减少，从而降低机体的免疫功能，也会使下一代抗病力减弱。

有的孕妈妈愉快的心情难于控制而发生大笑，或称捧腹大笑，这就变益为害了。如果孕妈妈妊娠初期大笑，就会牵动腹内宝宝，导致流产；如果妊娠晚期大笑，子宫波动较大，就会诱发早产。

爱心贴士

孕妈妈在整个妊娠期情绪都应该稳定，大怒大喜都不利。

哪些原因可能导致宝宝缺氧

宝宝缺氧最常见的原因是脐带绕住了身体的某一部位，如颈、手、足等。

胎盘功能减退可能造成宝宝缺氧。

母亲出现贫血，为血红蛋白数量不足而造成。

专家叮咛

足月宝宝的脑组织对缺氧十分敏感，一旦发生缺氧容易引起脑组织水肿、缺血，严重者甚至可发生脑组织坏死等后果。

怎样通过胎动判断宝宝的安危

胎动次数的多少、快慢、强弱等，常表示着宝宝的安危，因此，人们把胎动称为宝宝安危的标志。胎动正常，表示胎盘功能良好，输送给宝宝的氧气充足，宝宝在子宫内发育健全，小生命在子宫内愉快地生存着。

正常明显胎动不少于每小时 3～5 次，12 小时明显胎动次数 30 次以上。但由于宝宝个体差异不同，有的宝宝在 12 小时内胎动次数可达 100 次以上。但只要胎动有规律、有节奏，变化不大，都说明宝宝发育是正常的。

若发现宝宝胎动次数突然减少甚至胎动停止，就预示着宝宝健康情况不好或出现了异常问题，应尽快到医院检查。若在 12 小时内胎动次数少于 20 次，或 1 小时内胎动少于 3 次，往往是因为宝宝缺氧，小生命可能受到严重威胁，这种现象称为"宝宝危险先兆"，决不能掉以轻心。

前置胎盘有哪些危害

产后出血：分娩后由于子宫下段肌肉组织薄且收缩力较差，附着于此处的胎盘剥离后血窦一时不易缩紧闭合，故常发生产后出血。

植入性胎盘：胎盘绒毛因子宫蜕膜发育不良等原因可以植入子宫肌层，前置胎盘并发植入性胎盘的发生率为 10%，胎盘植入于子宫下段肌层，使胎盘剥离不全而发生大出血。常需切除子宫。

产褥感染：前置胎盘的胎盘剥离面接近宫颈外口，细菌易从阴道侵入胎盘剥离面，又加之孕妈妈贫血，体质虚弱，故易发生感染。

早产及围产儿死亡率增高：前置胎盘出血大多发生于妊娠中晚期，容易引起早产。前置胎盘围产儿的死亡率亦高，可因孕妈妈休克，使宝宝发生宫内窘迫、严重缺氧而死于宫内，或因早产生活力差，出生后死亡。

妊娠中与胎盘有关的异常情况：前置胎盘、胎盘早剥、异常形态胎盘（双重胎盘、肾形胎盘、马蹄形胎盘、副胎盘等）、粘连性胎盘和植入性胎盘、胎盘白色梗死。

如何预防前置胎盘

预防前置胎盘要做好避孕措施，避免多产、多次刮宫、引产或宫内感染，减少子宫内膜损伤和子宫内膜炎的发生。

计划怀孕的女性应戒烟、戒毒，并避免被动吸烟；做好适时、必要的产前检查及正确的孕期指导，做到对前置胎盘的早期诊断，正确处理。一旦发现晚期妊娠阴道流血，即应检查，有前置胎盘可疑者宜住院观察，无条件时应转院治疗，不宜在家分娩。

发现前置胎盘后要绝对卧床休息；抑制宫缩；纠正贫血，必要时输血；抗菌素预防感染；促进胎肺成熟。严密观察病情，同时进行有关辅助检查，如B超检查、宝宝成熟度检查等，如大量出血、反复出血，或临产时，酌情终止妊娠。

为什么会出现胎盘早剥

孕妈妈的血管病变。孕妈妈患有妊娠高血压综合征、慢性肾病等疾病，这些疾病都可导致破裂出血。

腹部损伤。孕妈妈腹部受到撞击等外伤，可引起底蜕膜血管的破裂、出血，导致胎盘早剥。

胎膜早破。胎膜早破，羊水流淌速度过快、过多，宫腔容积突然缩小，引起子宫壁与胎盘之间错位，引起出血。

子宫静脉压升高。常见于仰卧位综合征时，子宫静脉淤血使静脉压升高,导致膜静脉床淤血或破裂而发生胎盘早剥。

 专家叮咛

　　一旦发生胎盘早剥,原则上应争分夺秒地让宝宝产出,切忌拖拖拉拉,延误急救时机。只有在宝宝产出,胎盘跟着排出后,控制孕妈妈出血,子宫才能迅速收缩而止血。

正常胎位应该是什么样的

　　宝宝出生前在子宫里的姿势非常重要,它关系到孕妈妈是顺产还是难产。子宫内的宝宝是浸泡在羊水中的,由于宝宝头部比胎体重,为了沿着孕妈妈骨盆腔轴达到顺利自然的阴道分娩,其头部的姿势会尽量俯往胸前,让胎头的后枕骨做先锋,所以宝宝多是头下臀上的姿势,医学上称之为"头先露",因胎头的枕骨靠近孕妈妈骨盆的前半部,此种姿势又称为"枕骨前位",这种胎位分娩一般比较顺利。

♥ 爱心贴士

　　胎位是指宝宝先露的部位。在怀孕期间或分娩的时候,孕妈妈腹中宝宝身体的某部位,最靠近孕妈妈的子宫出口(子宫颈口)处,称为宝宝先露部,此部位就被称为胎位。

羊水过少有什么危害

　　羊水过少,是宝宝异常或母亲潜存疾病的重要表现。羊水过少存在许多危害:子宫发生收缩时,宫内的压力直接作用于胎盘及宝宝,又会影响胎盘和脐血循环,导致宝宝供氧不足,甚至造成宝宝窒息死亡。羊水过少还会直接延缓产程,使宝宝先天不足。

　　母亲方面:母亲存在水分摄取不足、低容积血症、药物影响、妊娠高血压等状况。

　　宝宝方面:妊娠早期破水、宝宝生长迟滞、宝宝过期过熟、宝宝异常(如

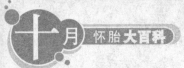

宝宝泌尿系统异常)、胎盘功能不足。

 爱心贴士

孕妈妈羊水过少即使当时宝宝没有异常的情形,等出生后,此类新生儿的周期性患病率和死亡率也比一般婴儿高。

羊水过多要紧吗

羊水过多常常提示宝宝或母体方面存在着病变,常见的有宝宝畸形,如无脑儿、水脑儿、脊柱裂、脐膨出等,也有可能是双胞胎所致,或是妊娠合并糖尿病、母儿血型不合,或是提示胎盘过大等。羊水过多,首先应查明原因,针对疾病进行治疗。

目前医学上靠B超和羊水穿刺术等检查可以确定宝宝是否畸形及有何畸形,判断有无其他合并症。宝宝畸形,应尽早中止妊娠;若宝宝正常,可根据羊水量的多少、孕妈妈症状的轻重,予以治疗。

专家叮咛

由于产生羊水过多的原因尚不明了,故孕妈妈一旦发现腹部增大明显时,即应去医院检查,以明确是否为羊水过多。

胎动减少可能的原因有哪些

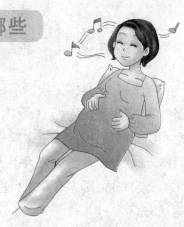

胎动次数减少有以下几种原因:

当宝宝安静或睡眠时胎动较少。孕妈妈最好在每天固定的时间里数胎动,以便保证计数的准确。有时轻轻拍拍腹部或吃一些东西,宝宝就会醒来,这时再数胎动,才比较准。

服用镇静药的孕妈妈胎动会有所减

少,停药后能恢复。

当子宫胎盘血流量减少,宝宝有慢性缺氧时,胎动会减少,缺氧严重时胎动消失,就像人有病不愿多活动一样。

建议孕妈妈平时严密观察,如果胎动连续 3 个小时少于 3 次,就考虑有宫内窘迫的可能,及时去正规医院妇科进行详细的检查。

💗 **爱心贴士**

妊娠周数越多,胎动越活跃,但至妊娠末期胎动会逐渐减少。

 脐带绕颈可能有哪些危险

怀孕末期若脐带有多处缠绕,对于宝宝则是非常危险的,可影响脐带血流的通过,从而影响到宝宝氧和二氧化碳的代谢,使宝宝出现胎心率减慢,严重者可能出现宝宝缺氧,导致宝宝宫内窘迫,甚至宝宝死亡。

这时更需要勤听胎心音,注意胎动,以便及时采取措施。对于 34 周以上的孕妈妈应常规作 B 超检查,以便产前发现脐带绕颈。通过 B 超检查可在产前看到宝宝是否有脐带绕颈,有时腹部还可听到较明显的脐带杂音。

🔍 **专家叮咛**

当脐带绕颈较松时,不发生临床症状,对宝宝的危害不大。再有临产以后,随着宫缩加紧,下降的胎头将缠绕的脐带拉紧时,才会造成脐带过短的情况,以致不能顺利分娩,这时缠绕周数越多越危险。

怎样缓解怀孕期间的各种疾病和不适

 什么是妊娠反应，表现有哪些

停经以后孕妈妈会逐渐感到一些异常现象，这是由于中枢对增多的雌激素暂时不能适应，或与精神因素有关，叫做早孕反应。最早出现的反应是怕冷，以后逐渐感到疲乏、嗜睡、头晕、恶心、反胃、食欲不振、挑食、喜欢吃酸食、怕闻油腻味、唾液的分泌量也会增加等。早起甚至呕吐，严重时还有头晕、疲乏无力、倦怠等症状。

专家叮咛

早孕反应症状因人而异，这和个人激素有关，几乎很多怀孕初期的孕妈妈都时常会有恶心、呕吐的感觉，大概在怀孕5周后出现，多数人会持续到怀孕3个月。

妊娠反应严重，不想吃饭怎么办

食欲不振是早孕反应的表现之一，另一个表现是妊娠呕吐。为了促进孕妈妈的食欲、减轻呕吐，应注意补充足够的维生素 B_6。维生素 B_6 参与女性身体内蛋白质、脂肪、碳水化合物以及某些激素的代谢，对于各种病因引起的呕吐，尤其是妊娠呕吐的疗效最佳。

维生素 B_6 在麦芽糖中含量最高，每天吃 1～2 匙麦芽糖不仅可以防治妊娠呕吐，而且使孕妈妈精力充沛。富含维生素 B_6 的食品还有香蕉、土豆、黄豆、胡萝卜、核桃、花生、菠菜等植物性食品。动物性食品中以瘦肉、鸡肉、鸡蛋、鱼等含量较多。

专家叮咛

孕妈妈如果缺乏维生素 B_6，会加重早孕反应，使妊娠呕吐加剧，反复呕吐不仅造成脱水与饥饿，而且导致胚胎早期营养不良。因此，孕妈妈要注意摄入富含维生素 B_6 的食品。

妊娠反应一般什么时候发作

一般来说，早孕反应一般在停经 6 周左右出现，每个孕妈妈多多少少都会出现一些早孕反应，但是由于个人情况不同，并不是每个孕妈妈的早孕反应都相同，有些人早孕反应很轻微，有人也许只是恶心，有人也许只是感到疲劳。没有早孕反应不属于异常情况。

通常怀孕 3 个月后，早孕反应即自动停止。也有的人早孕反应时间比较长，直到 16~18 周才消失。

爱心贴士

妊娠反应只是一个大概的时间，有人可能持续几个月，有人可能几天就消失了。

孕吐可以吃中药止吐吗

社会上有不少"祖传秘方"、"历代名医"对治疗孕吐大吹特吹，其实，孕吐是一种正常反应，并没有什么特效药方。

中医开的治疗孕吐方，多是以温中益脾、养胃健胃为目的，主要目的是保护你的肠胃，改善你的胃口，对止吐没什么帮助。而且开具的大多不是药性强烈的中药，而是药食同源的一些食物。

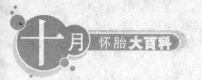

孕吐很厉害想吃辣的行吗

　　一些孕吐很严重的孕妈妈口味重,想吃些辣的食物来增进食欲。少量的辣椒对孕妈妈和宝宝并没有影响,但辛辣与刺激性的食物,如芥末、辣椒等,会造成肠胃蠕动加速、胀气、痔疮发作等不适,严重的还可能导致流产、早产,所以应该尽量避免吃辣的东西。

　　如果孕妈妈的肾脏欠佳或者血压高,则更应该避免这类辛辣的食品。

孕早期出现哪些症状要立即就医

　　先兆流产在孕早期间的女性中发生概率还是比较高的,如果有以下情况的一定要到正规的医院进行治疗,不要误了治疗的最佳时间。

　　如有小腹痛、阴道流血,应即时去医院就诊,一方面为了排除宫外孕的可能,另一方面为了及时保胎治疗。

　　剧烈的呕吐不能进食,也应该去医院就诊。因为妊娠剧吐会导致脱水、电解质紊乱,严重者会危及孕妈妈生命。

　　患上感染性疾病要去医院就诊。孕早期要维护孕妈妈本身作为胚胎发育的小环境的良好,特别要预防感染和谨慎用药,因为感染性疾病可引起流产、早产、死胎、新生儿畸形,孕期用药可能发生流产、死胎、致畸。

专家叮咛

　　孕早期先兆流产症状是比较危险的，在怀孕初期，对孕妈妈的身体调养、护理是非常重要的，因为这个时候宝宝还不太稳定，很多因素都会导致宝宝的异常。

孕早期为什么常常会头晕眼花

　　妊娠使孕妈妈全身出现不同程度的生理变化，机体如不能适应，就会出现多种多样的症状，头晕眼花就是其中之一。如果发生在孕早期，多无不良后果，可能是由于下列因素造成：

　　孕妈妈的植物神经系统失调，调节血管的运动神经不稳定，可在体位突然发生改变时，因一时脑缺血出现头晕等。

　　由于妊娠反应引起的进食少，常伴有低血糖，因而容易头晕和眼花。特别是在突然站起、长时间站立、洗澡堂洗澡或在拥挤的人流中更易发生。

　　妊娠后，为适应宝宝的生长需要，孕妈妈血容量增加，血液相对就稀释了，形成生理性贫血，此时应定期检查血常规，如贫血严重则需要口服抗贫血药予以纠正。

专家叮咛

　　如果孕妈妈感到晕厥，要立即坐下并把头放在两膝之间，一直等到感觉好些。另外，洗好热水浴后，由坐位或卧位起身时要慢，如果是仰位，要先将身体转向一侧后再起来。

孕中期头晕眼花怎么回事

　　头晕眼花是孕妈妈妊娠中期常见的症状之一。多是由于胎盘的动、静脉间形成短路，周围血管扩张阻力下降，使孕妈妈的舒张压较妊娠前降低，以及孕期整个盆腔范围的血管显著增加，高度扩张，使血液较多地集中在有子宫的下腹部，加上增大的子宫又压迫下腔静脉的回流，使回心血量减少，

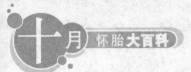

致使心排出量下降,引起低血压及暂时性脑缺血。

导致孕期头晕的常见原因还有很多,如有低血糖、仰卧综合征和生理性贫血、妊娠高血压综合征、植物神经功能紊乱、精神疲倦和心理因素等。

孕期小知识:如果头晕同时伴有其他症状,如胸闷、心悸,程度严重的话,应及时到医院就医。

专家叮咛

孕妈妈从躺位、蹲位和坐位转为站立位的过程要缓慢,以免造成大脑突然供血不足;头晕发生时多喝开水,以增加血容量;锻炼时应避免出汗,冲凉时应避免水温过高,以防血管扩张血压下降;不要骑自行车,以免头晕眼花导致意外发生;头晕发作时应立即坐下或侧卧休息,必要时到医院请医生给予对症处理。

孕中期常出现哪些疼痛

头痛:孕妈妈头痛多是由于胎儿与母体争夺营养,影响大脑血液供应所致。因此,孕妈妈饮食要合理调配,要补充优质蛋白质。

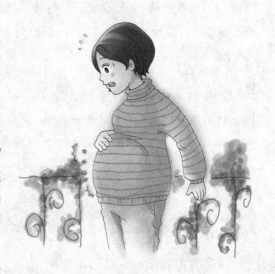

胸痛:孕妈妈胸痛的特点是疼痛位置不定,常发生于肋骨间,多由于缺钙所引起。除此以外,增大的子宫使膈肌升高、胸廓扩张,也可导致胸痛发生。

腰痛:孕妈妈因腹部隆起,人体重心后移,使脊柱过度前凸,牵拉脊神经丛,可引起腰痛,注意休息便可恢复。

腹痛:孕妈妈自感下腹有牵引痛和下坠感,多由于盆腔充血所致,一般不需要治疗。但是如果腹痛剧烈，而且持续时间长，甚至伴有阴道出血，则提示孕妈妈有流产或宫外孕的可能，应立即去医院就诊。

腿痛：孕妈妈腿痛多由于缺钙和骨质疏松引起。孕妈妈应注意补钙，如多吃些虾皮、骨头汤、牛奶或加服钙片等，腿痛症状就会不治自愈。

专家叮咛

　　女性在怀孕期间身体某些部位经常会发生疼痛，从医学角度来看，有些疼痛并不是坏事，而是人体自我保护的一种提示。

怀孕以后为什么要注意保护牙齿

　　怀孕后，由于分泌素的作用往往使口腔中的唾液变为酸性，对牙齿有腐蚀作用而造成龋齿。加之早孕时偏好酸性食物，并胃部常反酸水至口腔中，由此加剧龋齿。

　　而且，口腔细菌分泌的毒素作用引起牙龈炎，使牙龈平滑光亮、暗红色肿胀、容易出血，有时还形成触之易出血的硬肿块。因此，孕妈妈要比以往更注重口腔卫生。

专家叮咛

　　坚持早晚及进食后漱口。如果吃酸性零食引起了牙齿过敏，可嚼川椒粒或选用脱敏牙膏，不能刷牙时可选用漱口水代替。

　　选择刷毛柔软的牙刷，免得碰伤牙龈。少吃坚硬和刺激性的食物，如辣椒等。多吃软而富含维生素 C 的新鲜蔬菜和水果，以减少毛细血管的渗透性。

　　如果有必须拔掉的牙齿，宜在妊娠 3～7 周之间进行，避免引发流产和早产。经常叩动上下牙齿，增加口腔唾液的分泌，其中一些物质具有杀菌和洁齿作用。

　　每次孕吐后用 20％ 的苏打水漱口，中和胃酸对牙齿的腐蚀。发生牙龈炎时避免吃刺激性食物，要进食有营养的软食。

怀孕以后牙龈出血正常吗

牙龈出血,是一些孕妈妈的常见症状。女性妊娠后,由于体内雌激素、孕激素增多,使牙龈毛细血管扩张、弯曲、弹性减弱,以致血流淤滞及血管壁渗透性增加,医学上称这种毛病叫妊娠期牙龈炎。

孕妈妈牙龈充血、水肿、脆软,牙齿之间的龈乳头更明显,呈紫红色突起,轻轻一碰,极易出血。当孕妈妈缺乏维生素 C 时,症状更严重。这种症状在分娩后会有所减轻,但不会自愈。

专家叮咛

孕后每次进食后都应刷牙。使用软毛牙刷,顺牙缝刷牙,清除食物残渣,尽量不碰伤牙龈。多食含维生素 C 多的新鲜水果和蔬菜,或适当补充维生素 C 片剂,以降低毛细管壁的通透性。挑选质软、不需多嚼、易于消化的食物,减轻牙龈负担,避免损伤牙龈。

为什么怀孕晚期会发生牙齿松动

由于妊娠后期胎儿快速生长发育,为了维持胎儿的生长需要,对其各种营养物质,尤其是钙的补充明显增多。钙是构成骨骼和牙齿的主要成分,如果膳食中摄入钙不足时,只好动用骨骼、牙齿中的钙进行补充。

如果孕妈妈不能够从饮食中摄取足够的钙和磷,就会造成自身骨骼缺钙,骨质会变软,支持牙齿的牙槽骨也会疏松软化,导致牙齿松动。

由于怀孕,女性体内雌激素水平会有所增高,原有牙龈炎可能会转变成更严重的牙周炎,加之牙槽骨软化,甚至会有牙齿脱落的危险。

专家叮咛

孕妈妈还应增加钙的摄入量,多吃含钙丰富的食物,如牛奶及乳制品、虾皮、海带、紫菜,还有大豆及豆制品和各种瓜子、芝麻酱等,可吃些钙强化食品。可适当进行户外活动,多晒太阳。在医生指导下服用钙剂及维生素 D。这样就可预防牙齿松动。

怀孕后鼻子老是出血是为什么

孕期因激素水平大幅升高，使鼻子的血管扩张、血供增加，常会出现鼻出血、鼻塞或肿胀，是女性怀孕中期以后极易出现的情况，多发生于单侧，出血量不大。怀孕以后，胎盘产生大量雌激素，血中的雌激素水平要比妊娠前明显增加，尤其是妊娠7个月以后，可能达25～40倍。

在激素影响下，鼻黏膜发生肿胀、软化、血管壁脆性增加，易破裂，稍遇外界刺激，极易发生鼻出血。如果流鼻血过于频繁，建议到医院检查凝血功能，以排除血小板异常所致的出血。

专家叮咛

一旦鼻子出血，应立即用拇指及食指将两侧鼻翼向鼻中隔捏紧，头向前倾，面向下张口呼吸，或躺下头垫高。不要将头昂起，如果血液流向鼻后部，一定要吐出来，不可咽下。把冷水浸湿毛巾敷在鼻根部，用消毒棉花、纱布或卫生纸堵塞出血部位，压迫止血。

孕早期头疼要紧吗

刚刚怀孕的时候，孕妈妈会出现一些头痛、头晕的症状，嗜睡、懒懒的，打不起精神这主要是因为怀孕后体内变化不定的激素引起的。同时因为这是以前从来没有经历过的，很容易引起精神紧张和焦虑，这也会导致植物神经功能紊乱，而出现头痛。

孕妈妈头痛的时候，可以在头上敷热毛巾，能有效缓解，也可以在医生的指导下服用一些能迅速缓解疼痛的药物。如果疼得很厉害，而且还伴有眩晕，最好立即去看医生。

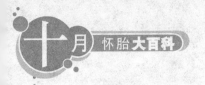

孕妈妈为什么常打嗝

随着胎儿及子宫的逐渐增大,膈肌抬高出现打嗝。当然也不排除其他消化系统疾病引起。如果情况严重的话,建议及时到医院产科进行详细检查后,对症治疗。发生打嗝时不要心焦气躁,通常数分钟内可自动缓解。因慢性病导致者在解痉、加强胃动力治疗后也无大碍。

压眼球:打嗝儿时,用手掌按压在眼球上,稍加压力,随后会有一股气体从胃中排出,呃逆即止。

舌头拉抻:打嗝儿时,用一块干净纱布包垫在舌头上,用手指捏住舌头向外抻拉,此时,会感到腹部有气体上升,打嗝儿自然停止。

饮糖醋汁:用2汤匙醋,加1汤匙白糖,调成糖醋汁,饮服后可止嗝儿。

饮温开水:打嗝儿时,喝上一大口温开水含着,分7次咽下,稍待片刻,便能有效地止住打嗝儿。

专家叮咛

不要在打嗝时服冷饮,也不要做剧烈运动。

为什么孕妈妈爱打鼾

孕妈妈的上呼吸道较狭窄,是孕晚期易打鼾的最主要原因。孕妈妈上呼吸道狭窄,到妊娠中晚期逐渐明显,加上妊娠中晚期横膈上抬,胸壁重量增加,肺通气功能减弱,因而出现打鼾。

孕妈妈打鼻鼾时,可能出现呼吸暂停现象,有中风或心脏病发的危险,还会使胎儿发育迟缓。严重打鼾不仅会导致妊娠期高血压、先兆子痫,还容易出现胎儿宫内窘迫。

打鼾的孕妈妈首先应在医生指导下进行适度的运动。睡觉时,尽量不要采取仰卧体位,因为肥厚的喉部肌肉和舌根,很容易后坠而堵住气道,孕期采取左侧卧位就比较适宜。而且,孕妈妈必须戒烟戒酒,也不要服用安眠药,这些都会使打鼾加重。

 专家叮咛

　　从怀孕的第一天起,就要防止身体发胖,因为肥胖是引起打鼾的重要原因之一。

孕妈妈体温升高正常吗

　　怀孕以后由于孕激素的作用基础体温会升高。基础体温是指清晨醒来在身体还没有活动的情况下测出来的体温。

　　一般来说,孕妈妈基础体温比平时升高 0.5℃ 左右,并稳定持续一段时间,而且身体没有其他异常反应,是属于正常的。体温升高容易让人感到燥热,很多孕妈妈都有这种感觉。有些孕妈妈进入孕中期后体温又会恢复到正常水平并且保持稳定,也是正常现象。

　　虽然体温高、感觉燥热可以适当减少衣物,但是不要过于贪凉感冒,或者吃很多凉性食品如冰淇淋等,过度刺激会造成肠胃不适。

专家叮咛

　　要注意体温的情况,如果体温忽高忽低,也可能是孕激素不足的体现。特别是孕早期,体温急剧变化应该及时去医院检查。

孕早期为什么会腹胀

　　怀孕前 3 个月,胃部排酸能力较差,胃酸相对过高。此外,刚怀孕时,即卵巢从排卵到怀孕这段时间中,体内黄体素逐渐增高,而黄体素会使肠的蠕动能力变差,排泄功能自然也受影响,此时就会出现胀气和便秘的症状。

　　孕早期胀气多可自行缓解,如果孕妈妈本身就有肠胃方面的疾病,孕期胀气的时间会持续比较久,持续到怀孕四五个月左右。

专家叮咛

　　缓解腹胀可以采用以下几种方法：少量多餐——帮助胃部消化快速进行；养成每天排便习惯——多吃蔬菜水果高纤食物，促进肠胃蠕动；适当运动——透过全身或腰部的肌肉活动可促进肠道的蠕动；补充足量水分，防止粪便干结；腹部按摩，可帮助舒缓腹胀感。

为什么孕妈妈会怕热

　　妊娠期间由于新陈代谢旺盛，体内新陈代谢快，能量释放高，产热比平常人多，热量也就高。体温约升高 0.5℃，体温上升时皮肤血管扩张使皮肤温度升高，同时汗水分泌增加，使散热加快以维持体温相对恒定。所以孕妈妈大都汗多怕热。

　　中国传统医学认为，孕妈妈大多喜凉怕热是因为孕妈妈用血液供养宝宝，血虚阳亢、胎火炽盛（俗称"胎热"）引起的。

专家叮咛

　　夏天，怕热的孕妈妈皮脂腺分泌特别旺盛，很容易有痤疮出现，再加上天气热、细菌生长比较快，容易合并皮肤感染。所以在食物上尽可能少吃辛辣食物。适宜穿麻、棉的衣服，在外出的时候用一些防护的遮阳伞，注意不要涂含油脂特多的防晒霜，这样可以改善皮肤透气，减少皮肤感染的机会。

孕妈妈为什么爱出汗

　　孕妈妈由于体内胎儿的生长发育较快，特别是即将足月的孕妈妈，新陈代谢旺盛，食物的摄入量与废物的排泄量明显增加，基础代谢率比常人提高 10% 左右，所以更容易感到烦热。

　　而且孕妈妈的皮肤汗腺分泌旺盛，出汗也会随之增多。怀孕以后平时注意及时补充水分，多吃蔬菜、水果；不要因为怕出汗就长时间地待在空调房间里；勤换内衣、勤洗澡。

专家叮咛

孕妈妈出汗较多时，不要马上吹电风扇，因此时全身皮肤毛孔开放，冷风易乘虚而入，极易受凉感冒，轻者鼻塞流涕，重者高热或并发呼吸道炎症，对孕妈妈及胎儿健康极为不利。

哪些疾病可能导致孕妈妈体重迅速增加

孕期体重增加包括母体、胎儿两方面。每位孕妈妈子宫增大、乳腺增生和血容量的增加所差无几。营养过度引起的脂肪堆积和胎儿体重过高是体重增加过多的一个原因；另一原因是子宫压迫下肢静脉，使下肢血回流受阻，致使体内液体的贮留过多，体重亦增加迅速，一般容易出现下肢水肿。大多休息后可以自行消失。

巨大胎儿、双胎、羊水过多、先兆子痫等疾病原因都会造成隐性水肿，也可使孕妈妈体重增长过多过快，但与宫高、腹围成正比，结合妊娠图、B超检查，可作出诊断。

专家叮咛

排除了饮食过度的原因，如果体重增加过多过快，并伴有某些不适，最好及早到医院检查。

孕妈妈为什么会腰背痛

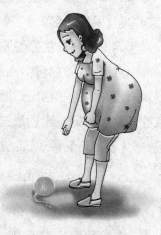

怀孕后腹部膨隆，身体重心前移，为保持站立、走路时的重心平衡，头、肩部就得后仰，形成挺胸凸肚状态，引起脊柱过度前凸弯曲，原本腰背部有损伤的孕妈妈，怀孕中、后期则更容易发生腰酸背痛的现象。

这种疼痛虽是生理现象,无须治疗,但需注意休息,避免长时间站立、行走。如果孕妈妈出现后背疼痛的症状,当需要蹲下捡拾东西时,要尽可能地避免俯身弯腰的动作,正确的姿势应该是先屈膝,然后落腰下蹲。站立时要让背部舒展并且挺直,穿支撑力好的鞋子。

专家叮咛

孕期体重增加要合理控制。

孕期不宜穿着高跟鞋、搬提重物。

避免让腿部血液循环不佳,应穿着弹性袜,且避免久站、久坐,不宜蹲姿。

避免单脚站立及行走不平路面。

适度运动。

孕期若有血压高或是妊娠高血压综合征的女性,不建议服用任何安胎药补。

为什么孕妈妈不可以小看左上腹痛

当孕妈妈出现上腹痛、恶心、呕吐等症状时,不应简单地认为是妊娠期的反应,如果是中上腹或左上腹痛,且进餐后腹痛程度加重,腹痛较剧烈而持续,则极有可能是胰腺炎。

孕妈妈一旦怀疑发生胰腺炎,不能掉以轻心,应尽快去医院治疗,以便早期诊断,早期治疗。

孕妈妈容易发生急性胰腺炎,这是因为女性在怀孕期间往往会摄入过多高脂食品,导致血液中血脂明显升高,妊娠期丰富的胰周脂肪、血液的高凝状态及增大的子宫压迫胰腺,使胰腺易发生缺血、坏死及感染。妊娠合并急性胰腺炎以妊娠晚期最为常见,又以重型居多,该病具有发病急、并发症多、病死率高等特点,因此,必须对此引起足够的重视。

专家叮咛

胰腺炎早期,母体有效循环血量不足及子宫受腹腔内炎症刺激,极易导致胎儿流产、早产和宫内窘迫等。

性生活后腹痛要紧吗

有些孕妈妈怀孕以后会出现性生活腹痛，这与生殖道的肌肉发生收缩有关。

子宫的收缩，不仅会使孕妈妈感到腹痛，还有可能会引起流产、早产、胎盘早期剥离和胎膜早破等情况，从而危及母婴健康。

因此，准爸爸妈妈们，妊娠早期和晚期不宜性生活，妊娠中期性生活也应有所节制，一旦发生性生活腹痛，更应禁忌房事。因为在男性的精液中含有多种多样的前列腺素，当女性受孕后，精液中可使孕妈妈子宫强烈收缩的前列腺素发挥作用，导致女方房事后感到腹痛。

专家叮咛

妊娠女性在最初3个月由于受恶心、呕吐、食欲不振等妊娠反应的影响，使性兴趣降低、性生活减少；同样在妊娠后期则由于困倦感、疲劳感等影响，性欲要求与性活动亦显著降低与减少；但在妊娠4～7月这一阶段，大部分女性对性欲又有所提高。

为什么孕妈妈容易患贫血

妊娠后半期为了负担胎儿生长与分娩，铁的需要量增加。孕妈妈每天从食物中可吸收的铁，与实际需要量始终有距离。

由于胎儿发育还需吸收铁，所以孕妈妈很容易出现缺铁性贫血。根据血常规检验结果，要分清大细胞性贫血、小细胞性贫血等细胞性贫血；如果是大细胞性贫血要增加一定的叶酸，小细胞性贫血则以补铁为主，正常细胞的贫血说明这些成分都少，应该吃一些含铁食物，还有其他的营养成分。

严重贫血的孕妈妈因血红蛋白携带氧气不足而致胎儿缺氧，引起胎儿宫内发育迟缓、早产，甚至死胎。

贫血孕妈妈吃什么

随着宝宝一天天长大，需要从孕妈妈体内"掠夺"好多营养素，才能满足生长发育的需求。因此，孕妈妈很容易缺乏各种营养，孕期贫血就是常见的营养缺乏症。贫血不仅影响孕妈妈自身的健康，更重要的是使宝宝的生长发育受到影响，一定要注意采取防治对策。

多吃富含铁的食物。多吃瘦肉、家禽、动物肝及血、蛋类等富铁食物，豆制品含铁量也较多，要注意摄取。多吃面食，面食较大米含铁多，肠道吸收也比大米好。

多吃有助于铁吸收的食物。水果和蔬菜不仅能够补铁，所含的维生素C还可以促进铁在肠道的吸收。在吃富铁食物的同时，一同多吃一些水果和蔬菜，也有很好的补铁作用。

做菜多用铁炊具烹调。做菜时尽量使用铁锅、铁铲，这些传统的炊具在烹制食物时会产生一些小碎铁屑溶解于食物中，形成可溶性铁盐，容易让肠道吸收铁。

> **爱心贴士**
>
> 民间流行的"四红"对贫血也有很好的食疗作用，即将红小豆、带红衣的花生仁、红枣按等量比例混合，然后加适量枸杞子，用红糖调味后，在沙锅中一起炖烂，每天早上空腹趁热吃一小碗。

如何尽早发现血小板减少

血小板对血液凝固具有重要作用，对毛细血管壁也有营养和支持作用，血小板数量减少时，毛细血管易破裂，皮肤、黏膜就会出现出血点。孕妈妈如果血小板减少，不仅会使胎儿的血小板遭受破坏，而且会在分娩时出血不止，非常危险。

特发性血小板减少性紫癜（简称为 ITP），即原因不明的血小板减少引起的皮下出血，是一种常见的自身免疫性血小板减少性疾病，妊娠合并 ITP

的发生率为 3.0‰～3.4‰。孕妈妈一般表现为皮肤及黏膜出血，体表可见出血点，或皮下成片出血而成紫斑，刷牙时牙龈、口腔出血，或者是便血尿血等。出血反复发生，可引起贫血。孕妈妈如发现自己身上有皮下出血点或黏膜出血，不可大意，应及时到医院治疗。

专家叮咛

血小板减少的孕妈妈产后要避孕，不宜生第二胎，也不要用避孕环，还应避免母乳喂养婴儿，以免母体的抗血小板抗体和药物经乳汁进入婴儿体内，而伤害婴儿。

怎样预防妊娠纹的出现

约 70%～90% 的孕妈妈在首次怀孕时，会下腹部、大腿、臀部、胸部或背部出现妊娠纹。妊娠纹与遗传也大有关系，如果母亲留下了很深的妊娠纹，自己就一定要注意预防。

妊娠纹的出现往往伴有腹部、大腿或是胸部的皮肤发痒。但是，皮肤发痒不一定就预示着妊娠纹的形成，也可能仅仅是激素变化引起的孕期瘙痒症。

怀孕期间应补充丰富的维生素及矿物质。而由于胶原纤维本身是蛋白质所构成，所以可以多摄取含丰富蛋白质的食物。避免摄取太油、甜食（容易肥胖）、太咸（容易水肿）的食物。

使用托腹带：可以承担腹部的重力负担，减缓皮肤过度的延展拉扯。

专家叮咛

适当服用一些保健品：目前有一些针对孕妈妈使用的保健品，可以促进真皮的纤维生长，增加皮肤弹性，预防妊娠。但是建议不要随便用药，可请医生帮忙。否则误食激素类药物，还会造成类似的萎缩纹。

乙肝孕妈妈孕期注意什么

怀孕期间要定期到指定医院进行孕期检查,包括肝功能系列指标、血常规、B超等,了解肝脏变化情况。

孕期用药要特别注意,可以在医生指导下,使用一些安全的保肝药物,尽量避免使用对肝脏有毒性作用的药物。

妊娠36周后,应绝对禁止性生活,防止流产、胎膜早破及宫内感染。

怀孕后,要在医生指导下及时进行联合免疫阻断,阻断母婴传播。

饮食上合理调整饮食结构,以清淡饮食为宜,不要盲目进补,避免体重增加过快,而形成脂肪肝。多吃新鲜蔬菜和水果,增加维生素的含量,不饮酒、不吸烟,减少肝脏负担。少食用或不食用油炸、腌制、油腻太大和辛辣带有刺激性的食品。

专家叮咛

乙肝孕妈妈如果怀孕期间出现明显的疲乏、食欲减退、尿色深黄、眼睛发黄等异常表现,应及时到医院检查,经产科和传染科医生共同会诊后,决定是否要继续妊娠。

乙肝携带者怀孕后应注意什么

对乙肝病毒携带而肝功能正常的孕妈妈来说,在大多数情况下,妊娠一般无太大的危害,但如果肝脏已有潜在性的损害,怀孕后出现一系列变化可能会加重肝脏的负担而引起肝脏病变。因此,这些孕妈妈要注意以下几点:

定期监测肝功能,一般为每月1次。

若有食欲不振、恶心呕吐应及时就诊或住院治疗。

加强孕期保健,定期产前检查,及时发现有无胎儿异常和产前异常。

注意休息,保持良好心情。

注意合理饮食,忌吸烟、饮酒、浓茶、咖啡和油腻或辛辣食物。

提醒乙肝孕妈妈注意的是:最好到专门的肝病产科就诊,那里的医生会更全面地考虑你的肝病和妊娠的情况,定出综合治疗方案。

爱心贴士

慢性乙肝的孕妈妈,可在医生指导下用药。常用的保肝药,如肝太乐、益肝灵、复合维生素 B 类对宝宝均无不良影响。糖皮质激素类、胰岛素等只有长期大量应用才有可能产生致畸作用,而在治疗肝病时只是小剂量、短时间应用,不会对宝宝造成影响。

怀孕期间感冒了怎么办

一般的感冒,症状较轻,如流清涕、打喷嚏,对胎儿影响不大,也不必服药,休息几天就会好的。若患流行性感冒,且症状较重,则对胎儿影响较大,此间服药对胎儿也有较大风险。

严重感冒一定要在医生的指导下用药,才可以避免胎儿脑细胞的发育受到影响。

发烧超过 39℃:发烧一旦超过 39℃,可能会引起胎儿残废,造成流产。此外,有些时候类似感冒的症状,却可能是肾盂炎(在有血尿的情况下,我们即可判断是肾盂肾炎)。

久咳不愈:严重的咳嗽如果持续 1 个星期,或 10 天都无法治愈时,也许患的是霉浆菌属型的肺炎(特征是轻微发烧,且持续地久咳)。

爱心贴士

感冒初期喉头又痒又痛时,立即用浓盐水每隔 10 分钟漱口及咽喉 1 次,10 次左右即可见效。

喝鸡汤可减轻感冒时的鼻塞、流涕等症状,而且对清除呼吸道病毒有较好效果。经常喝鸡汤可增强人体的自然抵抗力,预防感冒的发生。

在保温茶杯内倒入 42℃ 左右的热水,患感冒者将口、鼻部置入茶杯口内,不断吸入热蒸气,一日 3 次。

孕妈妈患流感了怎么办

孕妈妈如果不小心得了流感,或者外面流感肆虐,可以吃一些预防流感的食物,或在医生指导下服一些性质温和的中药。

但是一旦孕妈妈发高烧,必须立即去医院采取降温措施,高烧对宝宝的危害极大。

 爱心贴士

最好不要在流感多发季节怀孕。

为什么医生不建议孕妈妈打流感疫苗

怀孕3个月以内的孕妈妈禁止接种流感疫苗。一是因为这时胎儿正处于发育期,有很多不稳定因素,而疫苗是一种生物制剂,可能对胎儿产生一些影响。二是因为流感疫苗只能对由某种特定病毒引起的流行性感冒有预防作用。如果孕妈妈患上的正好不是由这种病毒引起的感冒,那即便打了疫苗,也还是防不住,甚至有可能出现一些难以预料的情况。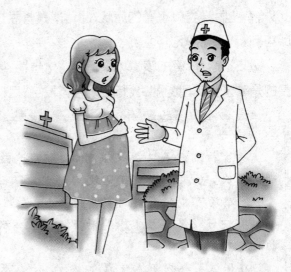

妊娠早期主要是胎儿胚胎发育器官形成的时期,若这时孕妈妈患上流感,且症状较重,对胎儿的影响会比较大,如果服药对胎儿也有风险。所以,计划怀孕的妈妈最好在怀孕前预先接种流感疫苗,因为接种流感疫苗以后可提供长达 1 年的抗体保护，一般可有效防止整个孕期的流感病毒的感染。

孕期高烧对宝宝会有哪些影响

一般来说，高烧使孕妈妈心跳加快，连带胎儿的心跳也加快，会对胎儿造成不利影响。高烧还可刺激子宫，引起子宫收缩，引发早产或流产，也可能使胎儿死亡。

应视孕妈妈的具体情况，比如症状、体质、孕龄、所处环境等，具体分析和处理。如果孕妈妈伴有合并症，像心脏病、肺气肿等，发烧会使原有病情加重。要求家属和医护人员给予孕妈妈更多的关心，尽早采取措施治疗。

专家叮咛

宝宝成型以后，短期的高烧一般不会对宝宝造成严重伤害，所以发过高烧的孕妈妈也不必太担心。

为什么怀孕期间常发生便秘

便秘是所有孕妈妈普遍存在的烦恼。因为怀孕期间黄体素分泌增加，使胃肠道蠕动减缓，导致大肠对水分的吸收增加，粪便变硬而出现排便不畅。加之怀孕以后胃酸分泌减少，同时由于腹壁肌肉张力减弱，大肠对水分的吸收增加，所以孕妈妈更容易发生便秘。在怀孕后期，宝宝和子宫日益增大，对直肠产生一种机械性压迫，也会引起便秘。

孕妈妈患便秘以后，可采取以下措施：

每天起床后空腹饮一杯温开水，有刺激肠蠕动的作用。养成定时大便的习惯。

进食不可过精，多吃富含纤维的食物。同时要限制糖类和人工合成的食物的摄入。

多吃含丰富纤维的蔬菜，如芹菜、韭菜、白菜、菠菜、丝瓜等，可增加肠道

蠕动。

增强锻炼。工作时要经常变换姿势,避免久坐或站立。

在医生指导下,适当服用有温和通便作用的药物,如果导、麻仁磁脾丸等。如果比较严重,可选用开塞露或甘油栓,必须由医生指导进行。

🔍 专家叮咛

如果已发生便秘,切不可乱用泻药,特别是怀孕后期,非常容易引起早产或者流产。

为什么孕妈妈易得痔疮

怀孕后,由于激素的分泌,使得肛门附近的血管因松弛而充血胀大,再加上怀孕时膨大的子宫压迫血管,使下半身的血液回流不良,而充塞在肛门附近的静脉,加之怀孕时胃酸分泌减少、胃肠蠕动减慢,加上妊娠时,子宫直接压迫直肠,大便很容易在肠内结块,便秘引起直肠下部的静脉血管出现破裂、出血就更是火上浇油。因此孕妈妈很容易出现痔疮。

孕妈妈出现痔疮以后,可采取以下措施:

生活有规律,每天保持适量的运动。减少长期站立或坐的时间,让血液循环更顺畅。

可做一些促进肛门局部血液循环的运动:自行收缩肛门 1 分钟,放松后再收缩,连续 3 次,每日 3～7 次。

养成每天排便的习惯,必要时,可由医师处方服用温和的软便剂。

多摄食富含纤维素的水果与蔬菜,多喝水,以避免便秘。禁止吃辛辣有刺激的食品。

熏洗坐浴可用大黄、黄柏、黄芩、苦参煎水,每日便后或早晚两次,趁热先熏后洗患处,每次 15～20 分钟。

整个孕期为什么都可能胀气，怎么缓解

孕早期腹胀是因为激素分泌改变，使肠蠕动减慢，消化功能减弱。

孕中期腹胀是因为子宫扩大，压迫到肠子，使得肠子不容易蠕动。

孕后期腹胀是因为胸腔被挤压、容积变小，有些人可能会出现呼吸哮喘的情形，也会造成恶心、胃痛、胀气、呼吸困难等现象。

孕期胀气不用太担心，对胎儿并无大碍，只是有些小影响，如孕妈妈可能因为胃胀气的不适，吸收能力比较差，也会变得挑食，使得胎儿吸收不到足够的营养。怀孕34周后，胎儿会逐渐下降，压迫情况会逐渐减轻，胀气也会得到缓解。

专家叮咛

按摩缓解腹胀：饭后1小时后，轻轻趴下，呈45°半卧姿，按摩力度不要过大，每天约4～6次。从右上腹部开始，顺时针方向移动到左上腹部，再往左下腹部按摩，切记不能按摩中间子宫所在部位。

孕期为什么容易低血糖

由于怀孕后新陈代谢加快，胰岛血流量比非孕时增多，故胰岛生理功能非常旺盛，孕妈妈血中胰岛素水平偏高，以致孕妈妈血糖（尤其是空腹血糖）偏低，从而出现头晕、心悸、乏力、手颤和出冷汗等症状。

此外，由于孕妈妈怀孕初期血中孕酮增多，导致出现妊娠反应性呕吐，加上这时一般吃得比较少，而身体消耗大，故也可加重头晕等低血糖症状。

注意三餐的营养，尤其是早餐，可多吃些牛奶、鸡蛋、肉粥、蛋糕等高蛋白和高碳水化合物的食物，必要时可吃第四餐。此外，还可随身携带些饼干、糖块、糖水和水果等方便食品，以便一旦出现低血糖症状时立即进食，使头晕等低血糖症状得以及时缓解。

孕妈妈为什么老做噩梦

　　孕妈妈在孕期总是有着这样或那样的担心，如胎宝宝能否健全、会不会发育异常或畸形、营养是不是够了等，这些问题可能都会给孕妈妈带来困扰。或者在怀孕过程中，因感冒等疾病，服用过药物以后，疑虑药物是否对胎宝宝有影响。还常常担心自己能否承受得了妊娠的负担，担心分娩时能否顺利，会不会发生难产或意外。这种种的心理压力和思想负担，都成为了噩梦的潜在诱因。孕妈妈甚至还可能做一些非常惊险的噩梦，导致睡眠质量下降。长久的睡眠不足以及心理压力过大，自然会对胎宝宝的健康发育产生不利影响。

　　要对付这些由心而生的噩梦，孕妈妈最需要做的就是解决心中的疑虑。对孕期担忧的问题都要说出来，与身边的人交流。不能解决的应该去医院作咨询，尽量放松自己的心态。如果并非以上原因引起的经常性噩梦，那就要警惕心、脑血管疾病的可能性，建议孕妈妈尽早到医院检查、治疗，以保证安全度过孕期。

孕妈妈为什么易得干眼病

　　干眼病是维生素 A 缺乏所引起的疾病表现之一。女性怀孕后由于对维生素 A 的需要量较怀孕前大幅增加，或由于机体抵抗力降低，慢性腹泻、吸收障碍及感染或高热，都会导致维生素 A 缺乏，引起干眼病。

　　孕妈妈患干眼病后，要补充富含维生素 A 和胡萝卜素的食物。维生素 A 能维持正常视觉。胡萝卜素也叫维生素 A 原，在人体内可转化为维生素 A。

富含维生素 A 的食物有动物肝、河螃蟹、鸡蛋黄、牛奶、黄油、乳酪等。

富含胡萝卜素的食物有油菜、菠菜、甘蓝、韭菜、芹菜叶、香菜、雪里红、胡萝卜、苋菜、荠菜、金针菜、南瓜、豌豆苗、甜薯等。

> **专家叮咛**
>
> 维生素 A 具有多种生理功能，对宝宝的视力、生长、上皮组织及骨骼的发育都是必需的。因此一旦发生干眼症，应马上补充维生素 A。

什么是妊娠高血压

妊娠高血压简称"妊高征"，即以往所说的妊娠中毒症等，是孕妈妈特有的病症，多数发生在妊娠 20 周与产后两周，约占所有孕妈妈的 5%。其中一部分还伴有蛋白尿或水肿出现，称之为妊娠高血压综合征，病情严重者会产生头痛、视力模糊、上腹痛等症状，若没有得到适当治疗，可能会引起全身性痉挛甚至昏迷。

为避免"妊高征"带来危害，一定要定期到医院接受产前检查，一旦出现头晕、头疼、下肢水肿、视物不清的症状应及时就诊；另外要注意合理的膳食，多食用清淡、低盐的食物，保持良好的情绪。

> **专家叮咛**
>
> "妊高征"的高危人群为：精神过分紧张者；年轻初孕妈妈或高龄初产妇；有慢性高血压、慢性肾炎、糖尿病病史者；营养不良者；体形矮胖者；子宫张力过高者；家族中有高血压史者等。

患有高血压，怀孕后还能吃降压药吗

原本就有高血压且血压控制得不是很好的女性患者，在怀孕期间也容易出现血压过高的情况，可能造成子宫缺血，使宝宝窒息。因此高血压患者在妊娠期的治疗总原则是不能随便停用降压药，但对降压药的种类、用量可

有所调整。只要把握得当,患高血压的孕妈妈是可以顺利度过这个特殊时期的。

患高血压的女性在怀孕期间,除了应按照医生的要求按时服用降压药,还要特别注意定时监测血压。尽可能做到每天早、晚各测一次血压,并作好血压和异常情况的记录,每个月到心血管科医生处就诊时,提供给医生,以便及时对治疗方案进行调整。

> **专家叮咛**
>
> 有慢性高血压的女性在怀孕后期,如果同时伴有血管痉挛和血管狭窄,应尽快去医院就诊,以免发生悲剧。

孕期出现静脉曲张怎么办

首次怀孕的孕妈妈有30%患有静脉曲张;多次怀孕的孕妈妈有50%以上患有静脉曲张。产生的原因是,增大的子宫刺激甚至压迫使下肢静脉的静脉瓣失去了本来的功能,不能阻止血液倒流,从而使血液淤滞在皮肤下面的静脉中,静脉血管由此发生迂曲扩张,形成静脉曲张。预防和减轻的方法为:

适当休息,不要久坐或负重,要减少站立和走路的时间。

养成每天步行半小时的习惯,穿合脚的鞋子。

每天午休或晚间睡眠时两腿应稍微抬高。

尽量减少咳嗽、便秘。去厕所蹲的时间不宜过长。

不要用太热或太冷的水洗澡,洗澡用水的温度要与人体温度相同。

严重的下肢静脉曲张需要卧位休息,用弹力绷带缠缚下肢,以预防曲张的静脉结节破裂出血。

> **爱心贴士**
>
> 使用医用弹力袜,可人为改善下肢血液循环,使下肢水肿的情况得到减轻。

孕妈妈冬天皮肤瘙痒怎么办

孕妈妈到了冬季经常皮肤瘙痒，是因为孕妈妈的新陈代谢旺盛，皮肤更新加快了。再加上这个季节干燥，要注意对周边环境的湿度进行调节，比如说在家里放上加湿器或绿色植物、鱼缸等来调节周围环境的湿度。

皮肤清洁不要过度频繁，不要经常用搓澡巾、毛巾过度搓洗皮肤，这样会使你感觉到皮肤瘙痒。

一旦出现了瘙痒的情况，在洗浴的时候不要用过高的水温，因为水温越高瘙痒就会越严重。

> **爱心贴士**
>
> 如果是为了防止妊娠纹出现而抹了油造成的瘙痒，洗干净暂时不要抹就可以了。

孕期乳头皲裂怎么办

乳房是很敏感的器官，在孕晚期和哺乳期，由于乳房增大，血管增加，支配的神经也增多，使其变得更加敏感，因此在孕期增加乳头的适应性是十分重要的。不管你是否决定哺喂母乳，请于怀孕 6 个月开始，每天作乳房护理，可预防乳头皲裂而导致发炎，并可矫正乳头凹陷。

乳房护理可于每天洗澡时操作，以手指环形按摩整个乳房，冲洗擦干后，在乳头上涂抹一些润滑油，以拇指及食指揉捏乳头，增加乳头柔韧度。在作乳房按摩的时候，手法一定要轻柔，动作不要过于粗暴，适可而止。孕妈妈可以准备一把粗齿的木梳，用木梳在乳房上打圈，也能起到按摩的作用。

有乳头凹陷现象的孕妈妈，每天应该用 10 分钟的时间提拉自己的乳头，使其呈挺立的状态，这样不仅可以避免哺乳时乳腺炎的产生，而且健康的乳头才可以提供宝宝丰富的乳汁，吃母乳长大的宝宝免疫力更强。

🔍 **专家叮咛**

　　乳头应该保持清洁和干燥,但最好不要用肥皂水或酒精清洗乳头,因为这样会使乳头表面的天然润滑物被洗掉,而导致乳头更加干裂。

乳头内陷有什么危害

　　正常的乳头为圆柱形,突出于乳房平面,呈一结状。乳头扁平或轻度凹陷者,往往在分娩之后会自然突出。如果乳头内陷,可导致产后哺乳发生困难,甚至无法哺乳,并且会使乳汁淤积,继发感染而发生乳腺炎。乳头内陷容易引起湿疹或是不能清洗而引起感染,发生乳晕部痛肿。所以在妊娠期应及早矫治内陷。大多数可通过挤压、牵拉将乳头翻出来,呈正常状态。

　　乳头内陷的孕妈妈,应该于怀孕5～6个月时开始设法纠正。

　　乳头伸展练习:将两拇指平行地放在乳头两侧,慢慢地由乳头向两侧外方拉开,牵拉乳晕皮肤及皮下组织,将乳头向外突出。随后将两拇指分别放在乳头上、下侧,由乳头向上、下纵形拉开。此练习反复多次,做满15分钟,每天2次。

　　乳头牵拉练习:用一手托住乳房,另一手的拇指和中、食指抓住乳头向外牵拉,重复10～20次,每天2次。

☕ **爱心贴士**

　　原发性乳头内陷主要由乳头、乳晕的平滑肌发育不良、乳头下缺乏支撑组织支托所致。继发性乳头内陷即由乳腺内病变组织的牵拉如炎症、乳癌、外伤或巨乳症乳腺过分下垂所致。

怀孕中、晚期头痛要紧吗

　　在妊娠中、晚期,如果出现头痛,虽然可能对分娩的不安和恐惧造成的紧张是头痛的主要原因,当然也有可能是疾病引起的,如妊娠高血压综合征引起的高血压、感冒、龋齿和中耳炎、脑内疾病等。最应该引起重视的就是孕妈妈出现了妊娠期的一种特发的疾病——妊娠高血压综合征。

如果在妊娠中、晚期出现了头痛,疼痛剧烈,甚至出现晕眩的时候,建议到专科医院作一下检查,特别要注意血压情况,如能早期发现有关问题,及时诊治,一般会顺利度过孕产期。

如果是由不安和恐惧引起的头痛,把这种不安和恐惧说给别人听,请丈夫和朋友分担,情绪会好一些。

专家叮咛

如果是妊娠高血压,那么一定要积极治疗,否则很容易发生抽搐、昏迷,危及孕妈妈及宝宝的生命。同时,在饮食中应注意避免摄取过多的盐、碱食物,注意休息,调整情绪。

为什么怀孕以后会手疼

有些孕妈妈怀孕以后经常会手疼,这是由于怀孕期间分泌的激素,尤其是松弛素引起的筋膜、肌腱、韧带及结缔组织变软、松弛或水肿,同时累及压迫神经所造成的。手部有水肿或过度伸或屈腕时可激发症状,感到单侧或双侧手部阵发性疼痛、麻木,有针刺或烧灼的感觉。

当感觉手指上有针扎般的疼痛时,轻轻按摩手指 5 分钟。腕管综合征多在夜间发病,因此睡觉时最好在手和手腕下垫一个枕头。不用特别担心,分娩后激素平衡,这种情况自然就会消失。

孕妈妈还可以增加手部的活动,特别是小关节的活动,只要不把松弛素蓄积在末梢就好了。可以经常按摩手背部,增加手部的活动,会一定程度缓解。

专家叮咛

如果孕妈妈使用电脑后经常手腕疼,应减少使用电脑的时间,如果不行可以买一个腕托安在电脑键盘上,这样可以减轻对腕神经的压迫。

孕期水肿怎么办

女性怀孕 6 个月之后,一般都会出现腿部肿胀的现象,这是孕妈妈在怀孕后期出现的正常现象,但酸胀也会给孕妈妈带来一定不适。为减轻肿胀,孕妈妈吃的食物不宜太咸,口味重的孕妈妈此时也要注意,多吃清淡食物,保持低盐饮食。

孕妈妈此时不宜走路太多,或站立太久,因行走和站立时间长了,会增加身体肿胀。孕妈妈出现腿部肿胀酸痛,家人要多关心体贴,晚上睡觉前,最好能为孕妈妈的腿部进行按摩,可减轻孕妈妈腿部酸胀的感觉。孕妈妈睡觉的时候,腿脚部可稍微放高一点,这样有利于消除肿胀。

专家叮咛

如果经过一晚休息后,早上醒来后水肿还很明显,而且整天都不见明显消退,或者是妊娠晚期体重每周增长大于 500 克,就要警惕有发生妊娠性高血压的可能,要及时到医院做全面检查。否则会影响宝宝和孕妈妈的健康。

孕妈妈为什么易患糖尿病

由于妊娠本身会使孕妈妈处于一种糖尿病性状态,这种状态可使孕妈妈体内的激素发生变化,易对血糖产生耐受性,所以女性在怀孕时发生糖尿病的危险性增高。患有孕期糖尿病的孕妈妈应该注意。

合理控制总热能摄入量,在孕中、后期一般每日要控制在 1800～2200 千卡为宜,也可以每日每千克体重按 30～50 千卡计算。

保证蛋白质的摄入量和控制脂肪摄入量,蛋白质摄入量每日以 100～110 克为宜,蛋白质供热应占总热能的 15%～20%,其中动物性蛋白占 1/3。

适当限制碳水化合物的摄入量,以每日摄入 200～250 克为宜。

　　增加膳食纤维的摄入量,患糖尿病的孕妈妈应多吃大豆及其制品,增加蔬菜和水果的摄入量。

　　供给充足的维生素、无机盐和微量元素,每日供给一定量的奶类、动物肝脏、蛋、鱼、虾、豆类、干果类、大量的新鲜叶菜类。有水肿和高血压的患者,要限制盐的摄入量。

　　忌烟、酒和辛辣刺激品。

专家叮咛

　　在孕期控制血糖时,孕妈妈应禁止使用如磺脲类口服降血糖药等可使宝宝畸形或死亡的药物,改用胰岛素制剂。此外在怀孕期、分娩期均应密切监护防止出现酮症酸中毒。还应根据不同的情况选择适当的分娩时间和分娩方式,防止出现母婴意外。

孕期扁平足是怎么回事

　　到了怀孕中期,除了腹部增大外,作为身体适应顺利分娩的一个重要组成部分,女性身体会产生一种放松化学物质,这种物质可以放松产道有助宝宝的出生,同时这种物质也会使身体的韧带放松。由于许多韧带都是在脚部,所以你脚的尺码会变大,产前最舒适的鞋子都会使你觉得挤压。

　　放松的化学物质和较紧的鞋子并不是脚部疼痛的唯一原因。怀孕期间,女性会增加体重,为了支撑这些重量,大部分女性会调整她们走路的姿势,如将骨盆前倾和弯曲脊柱等。由于这种转变也会改变脚部承受的压力,所以孕妈妈就可能会有俗称"扁平足"的病症,从而引起疼痛。

专家叮咛

　　孕妈妈不要继续穿旧的鞋子,一定要及时留意脚部尺寸的增大,应该穿一些合适脚部尺码的鞋子。

孕晚期为什么会心慌气短

由于孕期母体血容量比非孕时平均增加 1500 毫升,血浆增加的比例远超过红细胞的增加,出现所谓妊娠生理性贫血,致使血液带氧能力下降;再加上增大的子宫使心脏向上、左移位,心脏处于不利的条件下工作,母体新陈代谢加快,需氧量增加,孕妈妈必须通过加深呼吸,增加肺的通气量,才能获得必须的氧气,一般情况下尚能代偿,但遇活动量稍多,氧气需要量增加,再进一步加重心肺负担时,便容易出现心慌及气短现象。若心脏没有器质病变则无大妨碍。

缺铁性贫血,有时也会引起心慌。通过血常规检查很容易发现。应该多吃富含铁的食物,有时可能还需要口服铁剂。

专家叮咛

如果觉得心慌气短,不妨试着做一下深呼吸,要有意识地放慢,如果觉得仍然很难受,就停下来休息一下。如果这样心慌还不缓解,提示可能有贫血、高血压、心脏病等原因疾病,应该去看医生。

为什么怀孕末期会出现呼吸困难

妊娠晚期,逐渐增大的子宫将横膈往上顶,膈肌的活动受到限制,妨碍了正常的呼吸,胸腔变小,心肺活动也受影响。除此之外,血液容量增加也会加重孕妈妈的心脏负担,由此容易使孕妈妈出现呼吸短促。当孕妈妈从事稍微用力的活动甚至讲话时会有透不过气的感觉,特别在闷热的夏天或人多、空气不流通的地方,这种憋气和呼吸困难的感觉更加明显。这也是属于较常见的妊娠生理现象。

当遇上呼吸困难的情况时,应尽量避免到太拥挤的公共场所,多到户外呼吸新鲜的空气;衣着要宽松,避免穿着较紧的胸衣、内衣、内裤和外装,避免在空气不够流通的场所久留;尽量多休息;睡觉时可将枕头垫高,采取半卧位或侧卧姿势。

 专家叮咛

> 如果气喘严重,或原来有心肺疾病者,应及时找医生处理。

为什么孕妈妈会坐骨神经痛

这与怀孕期间孕妈妈身体特殊的改变有关系,孕程中后期孕妈妈的身体会释放一种激素,使骨盆以及相关的关节和韧带放松,为将来宝宝的顺利娩出作好准备。关节和韧带的放松会无形中使孕妈妈腰部稳定性减弱。而且,怀孕的中后期宝宝发育得很快,使腰椎负担加重。如果身体给予坐骨神经过多的压力,就很容易引起坐骨神经痛,臀部、背部以及大腿等就可能感到刺痛。

疼痛发生时,尝试做做局部热敷,用热毛巾、纱布和热水袋都可以,热敷半小时,可减轻疼痛感觉;也可以每天在盛有温水的浴盆中浸泡,疼痛即可慢慢缓解。

 专家叮咛

> 为了宝宝的健康,对于腰间盘突出造成孕妈妈的坐骨神经痛最好不要做 X 光检查,而用超声波检查代替。活血化淤的中药,也应禁止使用。

为什么孕晚期容易后背发麻

怀孕7个多月的孕妈妈体形会发生很大的变化,体重增加、组织水肿、下腹外挺、肌肉关节松弛都可使脊柱神经根受压,引起后背发麻的症状。孕妈妈们此时不用过分担心,只要在平时多注意一下身体的行动,比如不要长时间保持一个姿势、

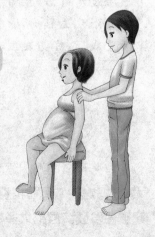

保持适量的活动、避免用电脑时间过长等，都可不同程度地缓解、避免生理性后背发麻。

脊神经根受压导致的生理性的发麻可以进行保守治疗缓解，而且这种发麻的症状多数在产后都可得到完全的改善。

> **专家叮咛**
>
> 如果经过休息、锻炼等方法调适，孕妈妈后背发麻的症状持续存在，就应该尽快到医院产检，排除是否先兆流产和其他专科疾病，如糖尿病、脑部疾病、心血管疾病、肺病、颈椎病等。

腰椎不好的孕妈妈能平安度过妊娠期吗

腰椎间盘突出或者腰椎骨折术后的孕妈妈，基本都能平安度过妊娠期。但需要注意的是，分娩前还是以保守治疗为主，多卧床休息，禁忌牵引、针灸、X光、CT检查，禁用芳香类药物（如药油、膏药等），以免引起宫缩导致早产。如病情进一步加重，以致对孕妈妈本身造成重大影响，就要到正规医院妇产科就诊，必要时在不影响母子健康的前提下提早结束妊娠。

> **专家叮咛**
>
> 在怀孕时，尤其是怀孕后期，腹内宝宝不断增大，造成孕妈妈的腰椎过度前凸，经常保持这种姿势，从而增加了腰部负担，加之受内分泌系统影响，骨关节及韧带都较松弛，对腰椎的约束以及坚固力量减弱，容易发生腰椎间盘突出症。

频繁宫缩要注意什么

宫缩和孕妈妈的活动量有很直接的关系，随着妊娠的进展与宝宝的变大，孕妈妈身体负担也越来越重，子宫变得比平时敏感，微弱的刺激就会引起腹部发硬。宫缩大多数为生理现象，如果频率在正常范围就没有问题，但

次数太多,1个小时以上也不见缓解,就要从日常生活着手,为防止宫缩的出现,注意以下各项:

不要走太多的路程和搬重物。走路过多光宝宝的体重就是对母体很大的负担。另外,持重物会导致腹部用力,很容易引起宫缩。

疲倦时躺下休息,保持安静,会很有效。

不要积存压力。精神疲劳和身体疲劳一样会导致各种问题的发生,压力积攒后也容易出现腹部变硬,最好能做到身心放松。

防止着凉。空调使下肢和腰部过于寒冷,也容易引起宫缩。可以穿上袜子、盖上毯子,防止着凉也很重要。

专家叮咛

一般计算宫缩时,如果每小时宫缩次数在10次左右就属于比较频繁的,应及时去医院,在医生指导下服用一些抑制宫缩的药物,以预防早产的发生。

如何预防孕期仰卧综合征

孕妈妈如果仰卧时间长久,就会出现头晕、心慌、发冷、出汗、血压下降等症状,甚至神志不清和呼吸困难,这就是仰卧综合征。一般发生在孕28周之后,特别是32~36周时最易发作。

必须坚持在睡觉时取左侧卧位或取右侧卧位,使腰椎前弯度减小;临睡前适当饮用些流质食物,诸如蛋汤、菜汤之类,可有效地减少疾病发作;睡觉前应避免过多出汗、过食甜食、过于劳累,活动后不宜立即卧床,更不宜仰卧。

专家叮咛

如果有低血压史的孕妈妈或原来没有现在已经出现低血压的孕妈妈要特别注意,除了预防以外,最好就医治疗。

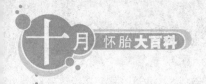

孕晚期拉肚子会导致流产吗

怀孕本身极少引起腹泻,也不会使已有的腹泻加重,但腹泻对妊娠来说是一个危险信号,提示有流产或早产的可能,因而不能大意。一般腹泻大约一两天都可以痊愈,但是如伴有呕吐、抽筋现象,或迟迟不愈则应就医诊查。

孕妈妈一旦发生腹泻,要在医生指导下进行治疗,切记不可自行用药。

专家叮咛

根据腹泻的轻重给予适当补液,要补足丢失的水分,防止发生水电解质紊乱。补充因腹泻而摄入不够的热量,饮食上要吃一些容易消化的流食或半流食。

孕晚期老是烧心怎么办

胎儿越长越大,会压迫孕妈妈的胃,留给食物的空间越来越小。括约肌在激素的作用下也会变得松弛。这些改变使胃酸很容易回流到食道里,引起不舒服的灼热感觉。这些症状会随着孕妈妈弯身、坐着或躺卧而加剧。

烧心的发生率,也会随着妊娠周数而增加。50%以上的孕妈妈,会在怀孕期间发生胃部灼热的症状,通常发生于怀孕中期及末期。大部分的孕妈妈在生产后,即可恢复正常。

专家叮咛

白天应尽量少量多餐,使胃部不要过度膨胀,即可减少胃酸的逆流。

睡前2小时不要进食,饭后0.5~1小时内避免卧床。

睡觉时,尽量以枕头垫高头部15厘米,以防止发生逆流。

传统制胃剂等胃药,可在饭后半小时服用,以中和胃酸。

躺下时将头部垫高,少穿紧身衣,内衣要舒适、合体。

孕期尿频怎么办

频繁有尿意通常是确定怀孕的标志之一。到现在为止还没有特别好的办法来控制这种情况的发生。唯一可行的方法就是控制饮水量，要想不在晚上频繁起床，最好在临睡前 1～2 小时内不要喝水。

通常尿频只是小便频繁，身体不会出现其他症状和不适。如果小便时出现疼痛或烧灼感等异常现象时，不可耽误，应立即到医院作检查，否则可能会牵连到肾脏等其他脏器。

专家叮咛

一些应对尿频的小方法，随时排净小便：出门前、参加会议或活动前及自由活动期间应及时排净小便，学会"忙里偷闲"；使用护垫：以防突发事件；加强肌肉力量的锻炼：可做会阴肌肉收缩运动，如此不仅可收缩骨盆肌肉，以控制排尿，亦可减少生产时产道的撕裂伤。

孕期得了哮喘怎么办

有哮喘病史的女性患者在妊娠期约有半数至少会有一次哮喘发作，妊娠期哮喘给孕妈妈带来了极大的精神和心理负担。由于妊娠后机体免疫功能发生了变化，对外界的易感性增加，特别是在妊娠前哮喘未能得到良好控制的患者，在妊娠后将会进一步加重哮喘的病情，甚至引起哮喘发作。

在妊娠期一旦哮喘急性发作，应到医院进行治疗。给予吸氧，使用药物有静脉给予甲泼尼龙、雾化吸入短效 β_2 受体激动剂，以及静脉给予氨茶碱等。轻中度哮喘发作时给予口服强的松以及吸入 β_2 受体激动剂，如沙丁胺醇。

爱心贴士

　　患有哮喘的孕妈妈要避免接触有害刺激物和致敏物质,如油漆、花粉、动物皮毛、尘螨等。注意保暖,保持室内空气流通。这些措施能有效预防妊娠期哮喘的发作,并能够减少哮喘的治疗用药。

孕晚期耻骨痛怎么办

　　人体骨盆入口处,两侧耻骨之间有纤维软骨及韧带形成耻骨联合,位于骨盆的前方。在正常情况下,其关节也可略有松弛但无疼痛感觉。妊娠后,由于雌激素水平增高,受雌激素的影响,再加上子宫重力增加,使耻骨联合关节及韧带松弛,有时甚至自发性分离而产生疼痛。

　　疼痛严重者,两下肢外展与起坐也发生困难,甚至不能行走。发生耻骨联合分离而产生疼痛后,最重要的措施是卧床休息,减少活动,也可以用绷带固定而减轻疼痛。耻骨联合分离常常同时合并耻骨联合关节软骨炎,所以也可抗炎治疗。疼痛严重者还可以用麻药局部封闭治疗。

爱心贴士

　　妊娠晚期耻骨疼痛是由于耻骨联合分离而引起的,是身体为了自然分娩作准备,分娩后疼痛会逐渐好转。

孕妈妈妊娠期情绪会有哪些变化

　　女性怀孕后,内分泌的变化带来了心理和情绪上的改变,这种变化可分为3个阶段。

　　妊娠1~3个月为情绪不稳定期。妊娠反应给身体上带来的不适和对分娩的恐惧,使孕妈妈从心理上还不大愿意接受这个小生命。此时期,孕妈妈情绪很不稳定,爱发脾气。

妊娠 4～8 个月为逐渐适应期。此时期,孕妈妈已度过妊娠反应期,身体状况好转,心理上也开始接受现实,情绪稳定。特别是出现胎动以后,母子之间有了情感交流,孕妈妈开始充满了希望,对未来的宝宝富有责任感和幸福感。但恐惧感仍存在,是害怕生出畸形儿,保护宝宝的意识明显增强。

妊娠 5～10 个月是孕妈妈过度负荷期。宝宝发育迅速,致使孕妈妈负担过重,行动不方便,临近分娩思想压力增大,尤其是担心生男生女的问题还会增加孕妈妈的思想负担。因而,孕妈妈精神压抑、焦虑、易激动。

专家叮咛

孕妈妈情绪的变化是正常现象,有对怀孕有利的一面,也有不利的一面。因此,孕妈妈本身和家庭成员尤其是丈夫,要体谅孕妈妈,帮助解除忧虑和不安,使她愉快、自信地度过怀孕的 10 个月,迎接宝宝的到来。

孕妈妈怎样调节紧张焦灼的情绪

告诫法:孕妈妈经常用些警句、名言告诫自己,让自己保持好心情,每当发脾气时,要想到宝宝正在看着孕妈妈呢。

转移法:孕妈妈在遇到不顺心的事而烦恼时,要尽快使不愉快的事情转移掉,做一些喜欢、高兴的事,如听音乐、欣赏画册,看一看令你愉快的往日照片,以及读有兴趣的书刊、与朋友下棋、去郊游等。

释放法:把自己不高兴的事,向丈夫或朋友和姐妹倾诉一番,也可以写封信说一说,都可以释放出一大部分,调整情绪。

社交法:心绪不好时,去找积极乐观的朋友,在一起玩上一天或半天,朋友会给你快乐。

改变形象法:换换自己的发型,穿上一件新衣服,或装点一下自己的房间,给自己带来新鲜感,从而改变沮丧的心情。

散心法:在心情不好时,走出家门,到林荫大道、河边、田野散步,观赏大

自然和美景,消除紧张不安、郁闷不乐的心情。

> **♥ 爱心贴士**
>
> 　　孕妈妈的不健康情绪对宝宝有不良影响。因此,孕妈妈为了宝宝的性格和智力的健康发展,就要想方设法调节不良的情绪,做到拥有博大的心怀,拥有平稳、乐观、温和的心境,这也是良好的胎教启蒙。

孕妈妈过度焦虑有何不利

　　孕妈妈的焦虑情绪主要表现为怕产痛、怕难产、怕生出畸形儿等,甚至有的对生男生女也忧心忡忡;也有少数孕妈妈因家庭或工作原因发生长期焦虑情绪。如果焦虑持续较长的时间,孕妈妈就会坐立不安,消化和睡眠也会受到影响,甚至胃酸过多,发生溃疡病及妊娠高血压综合征。《竹林女科》一书上说:"心有疑虑,则气结血凝而不顺,多至难产。"

　　焦虑还可使胎动频率和强度倍增,使宝宝长期不安,影响正常发育,出生后可有瘦小虚弱、体重较轻、躁动不安、易哭闹、不爱睡觉等表现。

> **♥ 爱心贴士**
>
> 　　孕妈妈要控制自己,开阔胸怀,一切都会安然过去,不必焦虑,多想一想自己即将诞生一个健康聪明的宝宝,会使你忘掉一切不愉快的事。

产前抑郁症问题严重吗

　　产前抑郁症的危害性远远大于产后抑郁症,严重的还会做出伤害自己的行为,如自残、自杀等,危及胎儿的性命。

　　怀孕期间体内激素水平的显著变化,可以影响大脑中调节情绪的神经传递素的变化,使孕妈妈比以往更容易感觉焦虑。因此,当孕妈妈开始感觉比以往更易焦虑和抑郁时,应注意提醒自己,这些都是怀孕期间的正常反应,以免为此陷入痛苦和失望的情绪中不能自拔。

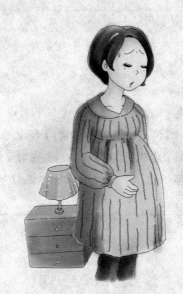

一旦孕妈妈有抑郁的症状出现,家人要尽一切可能关心她、体贴她,特别是丈夫要多陪伴妻子谈心、散步,多承担家务。而孕妈妈自身要对分娩和产后的卫生常识有所了解,以减轻恐惧感和紧张感。另外,孕妈妈还应该及时调节情绪、放松心情,注意饮食均衡,适当进行户外运动。

🔍 **专家叮咛**

造成女性抑郁情绪常见的有 10 种情况:缺少自尊、疲劳和压力、婚姻生活中的寂寞和孤独、浪漫爱情的消逝、财务困难、婚姻中的性问题、月经与生理问题、宝宝问题、姻亲问题和年龄问题等。

出现哪些情况需要被迫引产

患慢性肾炎的孕妈妈,有重度妊娠高血压综合征的孕妈妈,以超声波等检查,发现胎儿严重畸形或胎儿不能生存者,需立即引产。

经医师确诊为羊水过多致使孕妈妈恶性反应及胎儿畸形者,应立即引产,终止妊娠。

倘若孕妈妈感觉胎动消失,经医生检查确定胎儿死在宫内者。

孕妈妈患有糖尿病或其他严重器质性疾病者,因身体虚弱、精力不济,继续妊娠时对孕妈妈本身与胎儿都不利,应当考虑引产。

专家叮咛

引产必须由专业医生进行手术,因为处理不当,会发生出血、感染、胎遗等并发症。

引产成功后住院 3～5 天,如果一切正常,即可出院,出院后注意休息;注意子宫收缩情况、流血多少、是否发烧等;根据引产经过情况,酌情使用子宫收缩药和抗生素,促进子宫复旧,减少出血,预防感染;发现流血过多或感染时,要积极治疗;引产后 1 个月内注意外阴部卫生,禁止性生活;休息 1 个月后,如果未发现异常即可恢复工作。

什么是先兆子痫

先兆子痫是妊娠晚期发生的一种疾病,发生此病时,孕妈妈血压升高,体内积液过多。如果孕妈妈的尿液中含有蛋白质,就有患子痫的可能,其血压会急剧上升。这种情况会造成抽搐,危及孕妈妈及宝宝的生命。

在子痫发生时,应争取在病人牙关紧闭之前,尽快在其上下牙齿之间塞进一个用纱布或手绢包好的筷子,以防其抽搐中咬伤口唇或舌部;同时呼叫救护车准备入院治疗。还要注意如下事项:

病人发生抽搐时,应有人在其身边扶持,以免孕妈妈从床上跌下摔伤。

及时擦去病人口边的呕吐物,以免因误吸而产生窒息。

由于孕妈妈全身肌肉的强烈抽搐,可引起子宫收缩而发生早产,应有所警惕。

绝对禁止在孕妈妈全身抽搐时强力按压抵抗其肌肉的抽搐活动。因为这会造成孕妈妈更多的损伤甚至发生骨折。

禁止在孕妈妈神志不清时给其吃药喝水,因为此时最容易呛入气管中引起窒息。

先兆子痫特别容易发生在年轻女性的首次妊娠期，以及发生在家族性高血压疾病或患高血压的女性身上。

如何预防先兆子痫

妊娠后，一定要定期检查，一旦发现高血压、水肿、蛋白尿时，及时服用降血压的药物，将体内过多液体排出，并防止其他的并发症。

注意饮食、睡眠、休息的合理调节。孕妈妈应该多吃些含蛋白质丰富的食物，多吃蔬菜，并补充铁剂和钙剂，少吃咸食品。

保证孕妈妈的充分休息和睡眠时间，并注意要左侧位休息，以改善胎盘的血液循环。

要做好产前检查。孕妈妈若有头痛、头昏、眼花等症状时，应及时检查和治疗，以防发病。

子痫是威胁孕妈妈健康甚至生命的四大疾病之一。此病一般发生在妊娠晚期或产后不久。发生轻度先兆子痫，无明显症状。因此，孕妈妈应该定时作所有的产前检查，以便及早发现这种疾病。

专家叮咛

当严重的子痫发生时，主要症状为：水肿、高血压和蛋白尿，伴有头痛、眩晕、眼冒金星、视力模糊、上腹部不适、呕吐等，甚至可能发生抽搐、昏迷。重者重复发作，昏迷不醒，甚至死亡。

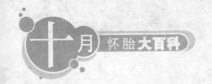

 孕检怎么做,有什么重要作用

怀孕期间要做多少次孕检,分别是什么时候

5 周左右:初步验孕,确认是否真的怀孕了。

5～6 周:超声波检查,检查可能的先兆流产。

6～8 周:开始害喜,观测妊娠反应有无病理危险。

9～11 周:若孕妈妈家族本身有遗传性疾病,作绒毛膜采样。

12 周:第 1 次正式产检,领取《孕妈妈健康手册》。

大多数孕妈妈在孕 12 周左右开始进行第 1 次产检。由于此时已经进入相对稳定的阶段,一般医院会给孕妈妈们办理《孕妈妈健康手册》。日后医师为每位孕妈妈做各项产检时,也会依据手册内记载的检查项目分别进行并做记录。

13～16 周:第 2 次产检,做唐氏症筛检。

17～20 周:第 3 次产检。

21～24 周:第 4 次产检。

25～28 周:第 5 次产检。

29～32 周:第 6 次产检。

33～35 周:第 7 次产检。

36 周:第 8 次产检。

37 周:第 9 次产检。

38～42 周:第 10 次产检,为分娩做好准备。

专家叮咛

　　从 38 周开始,胎位开始固定,胎头已经下来,并卡在骨盆腔内,此时孕妈妈应有随时准备生产的心理。在未生产前,仍应坚持每周检查一次,让医生进行胎心监护、B超检查,了解羊水以及宝宝在子宫内的状况。

怎样选择孕检的医院

一般的正规医院都可以进行产检，在医院的选择上还是有一些需要注意的。

首先，准生证开具单位一般要求在其指定医院进行一次检查，所以第1次产检可以在这家医院进行，可以节约重复产检的钱和减少一次拍X光的风险。

其次产检的医院最好就是将来分娩的医院，这样医生会更熟悉孕妈妈的情况。

爱心贴士

异地分娩一定要带齐整个孕期的产检记录。

必须要尿检才能测出自己真的怀孕了吗

停经、试纸测孕都可以检测是否怀孕，但是也有很小的误差，所以即使用早孕试纸测出了怀孕，最好还是作一下尿检。

尿检安全、准确，而且费用也不高，第二天就能得出结果。

爱心贴士

血液检查比尿检要敏感一些，但是因为时间较长、费用较高，且准确度相差不大，很少有医院采取血液检查来测试是否怀孕。

怀孕多少天可以测出来

使用验孕试纸要在14天后，在性行为（有排卵）发生以后，受精卵完成结合，就慢慢在输卵管内移动，6～7天后，抵达子宫内，就像种子植入在土壤内一样，受精卵埋进子宫内膜，母体的血液提供营养，最早期的

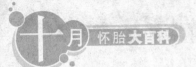

胎盘细胞开始繁殖,同时分泌绒毛膜促性腺激素(HCG),绒毛膜促性腺激素进入母体血液,再经母体肾脏从尿液中排出,当浓度到达一定高度,验孕剂就会有阳性反应。

在受精卵结合后,最快要等 6~7 天,才可以在血液中测知 HCG 的浓度,再过 6~7 天,尿中的浓度才足够使一般验孕剂产生反应。因此,粗略地计算一下,约在性行为后 14 天左右,可以自尿液中检验出是否怀孕。

为何提倡孕妈妈做妊娠保健记录

妊娠记录包括以下内容:

末次月经日期:孕妈妈发觉怀孕后,应该通过回忆记录下末次月经的时间,有利于计算预产期和按期注意保健。

妊娠反应开始日期和症状:记录第一次妊娠反应的日期、每日反应的时间、反应程(症状)、消失时间、治疗与否等。这有利于判断妊娠反应对宝宝的损伤。

胎动:正常的胎动是宝宝健康的标志。记下第一次胎动的时间、每日胎动的次数等,这对监测宝宝健康状况有帮助。

孕妈妈患病情况:记录下所患疾病名称、症状、起止时间及用药情况,如药名、剂量用药时间等。

接受放射性物质情况:孕期应禁止接触放射线和放射性物质,如接触时,应记录下接触时间、部位、次数等。

孕期并发症:妊娠中后期常有下肢水肿、静脉曲张、腰背痛、便秘、痔疮等,如症状严重,需要治疗。孕妈妈应记下发病时间、症状以及治疗用药情况。

阴道流血、流水、白带:妊娠期阴道流血、流水和白带量多均为异常,应及时就医,并记录下症状、治疗情况。

性生活情况:妊娠早期、晚期应禁止性生活,中期可以性生活,但应节制,并记录,有利于保健参考。

产前检查：妊娠期孕妈妈要作多次产前检查，孕妈妈应记录下每次检查的时间、项目、结论，如停经后的妇科检查、化验检查、超声波检查等，以利孕妈妈保健参考。

其他情况：如外出旅行、孕妈妈体重、饮食、工作、外伤、精神刺激等，记录下来对孕妈妈保健和宝宝健康分析都有参考价值。

爱心贴士

妊娠记录可以和怀孕日期、胎教日记三合为一，可每日一记，也可重点记，最好由产妇自己记录。文字可以简单，内容要有侧重。

孕妈妈妊娠记录表应包括哪些内容

反应记录表

日期（年月日）				
呕吐				
末次月经				
食欲				
体温				
嗜睡				
血压				
尿频				
恶心				
便秘				
其他				

随诊记录表

日期(年月日)				
宫底高度				
孕周				
胎位				
体重				
胎动				
血压				
胎心				
尿蛋白				
并发症				
其他				

要不要给宝宝做 B 超拍照

一些医院竞相开展的给肚子里的宝宝做 B 超"照相留影"，甚至做 VCD，留下孩子在娘胎中的一颦一笑，近来成为一种时尚。

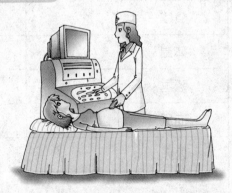

胎儿扫描中最令人担心的是温度。现已知道，受热有致畸作用。胎儿的生殖细胞和娇嫩组织对超声剂量的提高尤其敏感，即使做必须的检查都应谨慎从事。

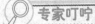 专家叮咛

在没有特殊需要的情况下，孕期做 B 超的次数越少越好。

234

怀孕期间要作几次 B 超检查

怀孕 18 周以内的孕妈妈最好不做 B 超,尤其是在怀孕早期。因为孕 2 个月内若过多做 B 超,可使胚胎细胞分裂与人脑成形受到影响。

孕 4 个月时,骨骼开始发育;5 个月时,胎心发育还不完善;6 个月时,所有脏器发育均不完善。过多做 B 超,会抑制宝宝生长发育,发生畸胎或死胎。怀疑有畸胎需要进行检查者则属例外。

B 超检查时间,一般是在孕 5～6 个月以后,因为超声波对胎龄越大的宝宝影响越小。对孕妈妈来讲,整个孕期需要做几次 B 超,则需听从医生意见就可以了,不必有过多的顾虑。

专家叮咛

怀孕期间做 B 超的次数不一定固定,通常情况下,以下三次 B 超是大多数孕妈妈都要做的。

孕 18～20 周。确定怀的是单胎还是多胎,并可测量宝宝头围等。

孕 28～30 周。了解宝宝发育情况、是否有体表畸形,还能对宝宝的位置及羊水量有进一步的了解。

孕 37～40 周。此时作 B 超检查的目的是确定胎位、宝宝大小、胎盘成熟程度、有无脐带缠颈等,进行临产前的最后评估。

为什么有的孕妈妈要做眼底检查

眼底检查是判断妊娠高血压综合征病情发展和严重程度的一个可靠的客观指标,并且有指导治疗的重要意义。轻症患者眼底可为正常,重症患者眼底的主要变化初期是视网膜小动脉的普遍性管径不均匀和狭窄,后逐渐进展为普遍性痉挛。

当视网膜动脉痉挛严重时,往往出现视网膜水肿,有溢出物,甚至发生视网膜脱离,患者因而视力模糊或暂时性双目失明。倘若治疗有效,这些变

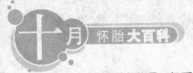

化将逐渐消退,产后完全消失。

🔍 **专家叮咛**

视网膜改变与血压高有联系,如果孕妈妈血压一旦超过 150/100 毫米汞柱,她的视网膜即可出现变化,普通高血压患者也要注意这一点。

什么是胎儿镜检查

胎儿镜检查是在孕妈妈的腹部做一个小切口,一个和腹腔镜类似的探测镜经腹部到达子宫。应当指出的是它是一种带有危险性的检查方法。

只有极少数孕妈妈需要进行胎儿镜检查,而且它造成的宝宝流产率可达 5%,由操作引起的宝宝死亡率达 4.7%。

因此,应由在这方面有经验的人来作这项检查。如果没有经过医生诊断,孕妈妈不要使用这种检查方法。如果要做,最好在妊娠 16～20 周进行,一般需要住院 24～48 小时,手术要在安静的环境中进行。

🔍 **专家叮咛**

胎儿镜检查一般是在情非得已的情况下进行的,比如需要进行宫内手术,或者确诊畸形宝宝等,有一定的风险性,一定要经过详细、反复的确认才可以进行。

为什么孕期做查糖耐量检查

糖耐量实验,就是服用 50 克葡萄糖进行糖耐量实验。一般是在 5 分钟之内,把融有一定量葡萄糖的水喝下去,从喝糖水的第一口计时,1 个小时后我们测手指血检查你的血糖水平。如果超过 7.8,就认为是异常的;如果小于 7.8,就是正常的。糖耐量实验,早饭可以吃也可以不吃,只要不吃得过多就可以。

在妊娠期,特别在妊娠 20 周后,要定期检查血糖,尽可能避免此病对孕妈妈和宝宝产生不良影响。

专家叮咛

　　肥胖、30岁以上、有反复不明原因流产史、妊娠28周后出现早产、死胎、曾出生畸形宝宝或不明原因新生儿死亡、出生巨大宝宝、羊水过多、反复生殖道念珠菌感染、泌尿道及皮肤感染的孕妈妈，要进行血糖重点监护。

应何时检查胎位

　　检查宝宝在子宫内的位置非常重要。胎位在20周以后就可以检查，但这时候是不固定的，可以通过医生的触诊或B超检查。在怀孕28周以后胎位基本就固定了，及时发现异常胎位，采用一定的辅助手法，尚可加以转位。而妊娠32周以后，胎位相对比较恒定，比较难以转位。

　　专家叮咛

　　我怀孕快9个月了，医生说因为胎位不正，建议我剖宫产，必须剖吗？宝宝还有没有可能自己正回来啊？

　　在怀孕36周仍为胎位不正时，几乎就表示诊断确定，虽然有极少数孕妈妈在临盆生产前仍有胎位改变的机会，然而若在妊娠36周时还是胎位不正的话，医生就应该与孕妈妈充分沟通、讨论，并决定生产的方式。

为什么高龄孕妈妈必须做产前诊断

　　一般来讲，高龄孕妈妈的宝宝宫内发育迟缓和早产的可能性较大。据统计，高龄孕妈妈的宝宝畸变率比年轻的孕妈妈高5～10倍，所以，高龄孕妈妈一定要严格做好产前检查，必要时进行特殊检查，以降低新生儿畸变率。通过严格的孕前检查可让医生及早发现问题，及早处理，并得到控制。为保证生个健康的宝宝，产前检查一次也不能落下。

　　高龄孕妈妈怀孕、生产的危险性要比年轻孕妈妈高，除了要按部就班地

做好例行产检外,还必须做一些有针对性的检查,以确保母子均安。

哪些孕妈妈要做羊膜穿刺

　　羊膜穿刺术是一种获取宝宝细胞的方法,是一种常在 B 超监测下用穿刺针穿过腹壁和子宫进入羊膜腔吸取少量羊水的技术。使用宝宝脱落细胞进行细胞遗传学和分子遗传学检测,以便在宝宝出生前对宝宝有无遗传病或先天性疾病作出产前诊断。

　　有下列情况的孕妈妈应做羊膜腔穿刺术:

　　高龄孕妈妈。

　　母血先天愚型综合征筛检结果,概率高于 1/270 者。

　　本胎次有生先天愚型儿的可能。

　　曾生育先天性缺陷儿者,尤其是生育过染色体异常之孕妈妈。

　　孕妈妈本人或丈夫是出生缺陷儿。

　　家族中有出生缺陷分娩史的孕妈妈。

孕妈妈可以做 CT 检查吗

　　电子计算机体层扫描,简称 CT。CT 可将 X 线穿透人体每个轴层组织,具有很高的密度分辨率,比普通X线强百倍,但其照射量比普通X线透视、照片的受线量大得多。若孕妈妈作CT检查,则可能引起不良后果。

所以,孕妈妈整个孕期应避免做此检查,若非做检查时,必须在孕妈妈腹部放置防X线的装置,以防宝宝直接受X线,避免和减少宝宝畸形的发生。

第一次孕检要注意什么

初次检查的内容有:

问诊。

孕妈妈的一般情况:年龄,孕次(第几次妊娠),产次(曾经分娩过几次),月经初潮,月经周期,月经量,末次月经,前次月经。

是否接触有毒、有害物,如汞、铅、苯。

过去是否患有严重疾病,如肝炎、结核、心、肺、肾、脑疾病、高血压、糖尿病等,是否做过手术。

家族中有无遗传病史、双胎史、肿瘤病史。

检查。

全身体检:血压,脉搏,身高,体重,心、肺、肝、脾等全身各系统体检。

妇科体检。

血尿常规检查。

血清学检查:肝功能、乙肝病毒系列、TORCH、梅毒、艾滋病、甲胎蛋白。

部分孕妈妈需进行更多检查,如B超、心电图、血糖等。

爱心贴士

也许孕妈妈没有任何不适,也许第1次产前检查与孕检问的问题雷同,但产前检查仍然是孕期最重要的事情。在以后怀孕的10个月里,每个月孕妈妈都要进行1～2次产前检查,以掌握宝宝的发育情况,保证孕妈妈和宝宝的安全健康。

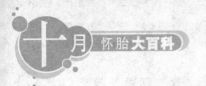

为什么孕期检查必须查性病

艾滋病病毒、梅毒等是每个孕妈妈的必检项目,不少人认为,只要遗传方面没有问题,就不会对下一代造成影响,而自己又不可能得性病,因此很多人在自愿选择检查项目时,大多不选择。而有个别孕妈妈直到妊娠中晚期才知道自己感染了性病,此时,宝宝已经受到了影响。

如果孕妈妈得了某些性病,可经过胎盘传染给宝宝,梅毒是最典型的例子。

国家将 HIV、梅毒、乙肝等传染病作为必检项目,其目的在于排除孕妈妈患有传染性疾病的可能,有助于优生优育。实际上,即使没有不安全性行为,也有可能感染性病,很多患有梅毒的孕妈妈患者在之前根本就不知道自己有病。孕妈妈应解除心理负担,正确对待这些正常的医学检查。

> 专家叮咛
>
> 孕妈妈感染性病对宝宝最可能的影响为出现流产、宫内发育迟缓、早产、低出生体重和新生儿先天性疱疹、先天性畸形等。

什么是唐氏筛查法,是不是孕妈妈必须要做

唐氏筛查是一种通过抽取孕妈妈血清,检测母体血清中甲型宝宝蛋白和绒毛膜促性腺激素的浓度,并结合孕妈妈的预产期、年龄、体重和采血时的孕周等,计算生出唐氏儿的危险系数的检测方法。进行筛查的最佳时间是怀孕的第 15～20 周。一般抽血后一周内孕妈妈即可拿到筛查结果。

七种孕妈妈必须作唐氏筛查,其他的孕妈妈可以要求作,也可以选择不作,这七种分别是:

年龄大于 35 岁。

曾经有过异常宝宝的分娩史,比如生了一个脑积水的宝宝。

有不明原因的胚胎停止发育或者胎停育。

产前出血。妊娠期间有阴道出血。

在妊娠早期有服药史，又不知道这个药到底有没有影响。

在妊娠早期的时候，有过有害物质的接触史。

有家族史。有明确的家族史，第一次怀孕就应该作唐氏筛查。

专家叮咛

唐氏筛查只能帮助判断宝宝患有唐氏症的机会有多大，但不能明确宝宝是否患上唐氏症。也就是说抽血化验指数偏高时，怀有"唐"宝宝的机会较高，但并不代表宝宝一定有问题。如结果为高危也不必惊慌，因为还要进一步作羊水穿刺和宝宝染色体检查才能明确诊断。

什么是阴道分泌物涂片检查

该项目正常的检查结果显示为阴道清洁度Ⅰ级、滴虫和霉菌都未见。Ⅱ级的阴道清洁度并不表示已经患病，而是不洁分泌物较多，容易引起患病，应该引起警觉，注意阴道清洁。霉菌阳性表示在显微镜下可见霉菌，可以确诊患者得了霉菌性阴道炎。

如孕妈妈在此检查中发现异常，医生会根据情况决定是及时治疗，还是在分娩时采取剖宫产，以免感染新生儿。

孕检为什么要查溶血

检验ABO血型；外籍或我国少数民族的孕妈妈还应加作Rh血型检查。有利于手术及抢救失血性休克时及时进行交叉配血。

妊娠过程为时40周，此间可能发生各种并发症：早孕时的不完全流产、晚期的前置胎盘及胎盘早期剥离，以及分娩后子宫收缩乏力或胎盘剥离异常引起的子宫多量出血，均可使孕产妇陷入休克状态。

及时配血及输血对抢救工作十分重要，分秒必争是获得成功的关

键。Rh 因子阴性者在欧美国家约占 15％，而我国某些少数民族中，如维族所占比例也较高。采集该类型的血源十分困难，需要及早知道，以便提前作好应急的血源准备。

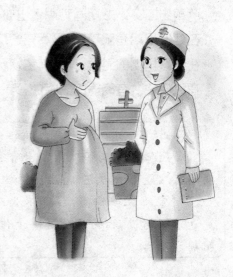

检验血型便于及时发现母婴血型不合，O 型血的孕妈妈，如其配偶为 A 型、B 型或 AB 型者；孕妈妈为 Rh 阴性，而其配偶为阳性者，均可能发生母婴血型不合及新生儿溶血症。及早了解，便可作好孕期中的母婴监测，采取相应的预防措施，在适宜时间中止妊娠，并作好新生儿溶血症的各项监测及处理，减少其危害。

专家叮咛

患溶血症的孕妈妈，严重的情况下医生可能会建议终止妊娠。

孕检为什么要进行染色体监测

人类每个细胞有 46 条染色体，并按大小、形态配成 23 对。第 1 对到第 22 对叫做常染色体，为男女共有；第 23 对是性染色体，女性性染色体是两条 X 染色体，男性为 1 条 X 染色体和 1 条 Y 染色体。

精子和卵子的染色体上分别携带着父亲、母亲的遗传基因，上面记录着父母传给子女的遗传信息。同样，当性染色体异常时，就可形成遗传性疾病。染色体异常可致少精子症和无精子症，2％～21％ 男性不育症由此引起。

染色体检查的简单方法，就是查看染色体组型。染色体组型是指包含人类可能的数万条基因的 DNA 组图，其中包含很多单个基因。基因就好比染色体组型这一串美丽珍珠中的一颗珍珠。

许多人类疾病、畸形都是染色体缺失、破坏、额外增多导致的结果。进行染色体组型检查，能够从中发现许多大染色体的变化。有些不孕症是由于性染色体异常所致,可以通过染色体培养加以鉴别。

💗 爱心贴士

以下人群需要作染色体监测:

疑为遗传病的患者及其亲属;智力低下、发育不全、先天性畸形的患者及其亲属;原发性不孕症之夫妇;曾有不明原因流产、死产、畸胎史的夫妇,有致畸因素接触史的人群等。

孕检为什么要查尿常规

尿常规检查目的:筛查有无妊娠高血压综合征、泌尿系统感染等疾病。

检查内容:尿蛋白、糖及酮体、镜检红细胞和白细胞等。

检查准备:留尿标本应取中段尿,即先排出一部分弃尿,以冲掉留在尿道口及前尿道的细菌,然后留取中段新鲜尿立即送检。不会造成伤害。

💗 爱心贴士

自己看检查结果:正常情况下均为阴性。如果蛋白阳性,提示有妊娠高血压、肾脏疾病的可能。如果糖和酮体阳性,需进一步抽血检查以排除糖尿病。尿糖阳性不代表就是糖尿病,一部分正常孕妈妈也可尿糖阳性。

"四毒"是什么,孕检为什么要查"四毒"

"四毒"检查:风疹病毒、巨细胞病毒、弓形虫、单纯疱疹病毒。虽然孕妈妈感染大多无典型症状,但宝宝感染后常可发生严重后遗症。孕前进行这几种病原体的检查,确认自己的免疫状态。

💗 爱心贴士

"四毒"检查一般不会作为强制性的检查项目,但最好还是做一下,以策万全。

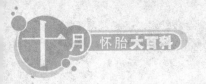

孕检为什么要查血常规

血常规检查目的:判断孕妈妈是否有贫血、感染及血液系统的异常。

检查内容:白细胞、红细胞、血红蛋白、血小板等。

检查准备:不需特殊准备,以平常心态对待就可以了。

只是扎一下手指,会疼一下,但不会有别的伤害。

> ☕ 爱心贴士
>
> 自己看检查结果,血红蛋白正常值:110~150g/L。如果血红蛋白低于110g/L 则为贫血,需要补充治疗。

孕检为什么要查肝功能

检查目的:检查孕妈妈有无肝炎、肾炎等疾病,怀孕时肝脏、肾脏的负担加重,如果上述指标超过正常范围,提示肝、肾功能不正常,怀孕会使原来的疾病雪上加霜。

检查项目:谷丙转氨酶(GPT)、谷草转氨酶(GOT)、尿素氮(BUN)、肌酐(Cr)等。

检查准备:需要空腹检查,检查前晚 12 点之后不要再进食或喝水了,以免影响检查结果。

需要空腹静脉抽血,除了皮肤上多一个小针眼以及疼一下,没有别的损害。

> ♥ 爱心贴士
>
> 自己看检查结果,肝功能正常值:谷丙转氨酶 0~55U/L;谷草转氨酶0~55U/L。

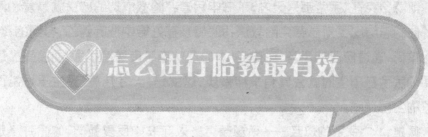

怎么进行胎教最有效

胎教有用吗，原理是什么

胎教，是为了促进宝宝身心健康地发育成长，利用一定的方法和手段，通过母体给予宝宝有利宝宝大脑和神经系统功能尽早成熟的有益活动，良好的胎教有利于宝宝出生后的继续教育。

宝宝是个能听、能看、有各种感觉的小生命，如果孕妈妈能不误时机地通过一些方法给予宝宝良性刺激，对宝宝开始进行环境、音乐、语言、抚摩、情绪、运动、营养等广义上的胎教，不仅可促进各种感觉器官和大脑发育，还可有利于今后形成良好性格。

> **专家叮咛**
>
> 很多孕妈妈以为胎教就是教宝宝懂些什么，或者教成天才宝宝，这种想法是没有科学根据的。胎教的目的是为了让宝宝更舒适、更早地接受良性刺激。

什么是斯瑟蒂克胎教法

美国的斯瑟蒂克夫妇用"子宫对话"的方法，把爱传递给宝宝，先后培养出4个天才的儿女：大女儿5岁时，便从宝宝园一下子升到高中一年级，10岁便成为当时全美最年轻的大学生；二女儿12岁进入曼达雷茵大学，三女儿11岁已是高中三年级的学生；最小的女儿4岁时便已在家中学习小学高年级的课程……4个宝宝的智商均在160以上，都被列入了仅占全美5%的高智商行列。

斯瑟蒂克在《宝宝都是天才》一书中写道："胎教成功的秘诀就是爱和耐心。"他们总结出了斯瑟蒂克胎教法：即"母亲在妊娠中把听到的、看到的、想到的事情，通过自己的声音、身体变化、心理状态等传递给宝宝，而接受了这一切的宝宝在出生时就会具有某种素质，这就是'天才儿童'诞生于寻常百姓家的全部谜底。"

但是，4个宝宝的母亲——斯瑟蒂克夫人在书中反复强调，他们并不是为了要生一个"天才儿童"才进行胎教的，而是想让宝宝今后的人生过得更加幸福和有意义，因此，在宝宝未出世时，就让她们对事情感兴趣，并培养她们理解这些事情的能力。

> **❤爱心贴士**
>
> 中西的生活习惯、文化氛围不同，我们在学习的时候要结合中国人客观的生活习惯，或者家庭客观氛围，不要生搬硬套，完全模仿书本上的东西。

对于一个没有经验的孕妈妈，胎教很难吗

很多第一次怀孕的孕妈妈害怕自己不会胎教，认为胎教很难。其实，胎教一点也不难，可以把它看成和宝宝共同培养的一种小爱好。

所有没有刻意去做胎教的孕妈妈实际上在怀孕的过程中对宝宝都无意识中做了胎教，比如和宝宝说话、出去散步、听音乐等。

孕妈妈的一言一行都影响着肚子里的宝宝，这就是胎教。孕妈妈看一些胎教书，学一些胎教知识，实际上就是为了让这种影响积极的多一些，消极的少一些，仅此而已。

胎教跟宝宝的性格有关系吗

人的性格不一，其个体差异早在宝宝时期就已表露出来：有的安详文静，有的活泼好动，有的淘气调皮。这既与父母性格的遗传基因有关，同时

也与出生前宝宝在子宫内所受的影响有关；后天因素则是在其出生后的社会实践过程中逐步形成的。

孕妈妈的子宫是宝宝接触的第一个环境，小生命在这个环境里的感受将直接影响到宝宝性格的形成和发展。如果孕妈妈怀孕期间充满和谐、温暖、慈爱的气氛，那么宝宝幼小的心灵将受到同化，意识到等待自己的那个世界是美好的，进而可逐步形成热爱生活、果断自信、活泼外向等优良性格的基础。

反之，夫妻经常吵架、打骂，甚至充满了敌意的怨恨，闹到要离婚的程度；或者孕妈妈不欢迎这个宝宝，从心理上排斥、厌恶，那么宝宝就会痛苦地体验到周围的这种冷漠、仇视的氛围，随之形成孤寂、自卑、多疑、怯弱、内向等性格。显然，这对宝宝的未来会产生不利的影响。"江山易改，秉性难移"，一旦不良性格形成，要想改变是很困难的。

专家叮咛

外界强烈、持久的噪声，可使宝宝躁动不安。这种强烈的运动反应并不是好征兆，它不但会引起流产、早产，而且能给出生后宝宝的性格行为带来不良影响。

胎教能影响宝宝的生活习惯吗

我们每一个人都有着各自的生活习惯，有的人习惯于早睡早起，而有的人喜欢晚睡晚起，但不论我们每个人有什么习惯，养成一种良好的生活习惯是不容易的，有的人可能一辈子生活都是没有规律的。那么这是为什么呢？俗话说，"江山易改，秉性难移"。也就是说，人一旦养成了一种习惯再想改成另一种习惯是很困难的。

早在宝宝时期一个人受孕妈妈本身习惯影响，而潜移默化地把孕妈妈的某些习惯继承下来。新生儿的睡眠类型是在怀孕后几个月内由孕妈妈的睡眠所决定的。孕妈妈分为早起型和晚睡型两种类型，早起型的孕妈妈所生的宝宝天生就有同孕妈妈一样的早起习惯。而晚睡型孕妈妈所生的宝宝也同其一样喜欢晚睡。

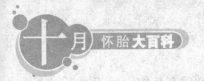

怎样写胎教日记

    胎教日记是"爱"的记录,是宝宝成长的"珍贵史料"。孕妈妈从准备怀孕那一刻起,就开始记录。胎教日记里应该记录下孕妈妈每天为宝宝成长所做的胎教内容、宝宝的反应、准父母的生活行动、重大事件、天气及当天要闻等。

    胎教日记可以用表格形式记录,这样会避免漏掉一些项目或内容,也可以随心所欲,当天发生了什么就记什么。

胎教能教出神童来吗

    不少人有一种误解,认为胎教的目的是为了培育小天才,创造奇迹。这些言语和想法都对胎教产生了不切实际的奢望。

    胎教的真谛在于激发宝宝内部的潜力,是为了宝宝一生的幸福,并不是追求培养神童或天才。胎教虽然能够有效地改善宝宝的素质,提高人口质量,但不能够使宝宝出生后都成为智慧超常的儿童或小天才。

宝宝出生后对胎教会有印象吗

从妊娠第 4 个月开始,宝宝的大脑中已经偶尔会出现记忆痕迹;也有人认为 8 个月以前的宝宝有可能具备记忆功能,同时又认为记忆能力从宝宝期就已经开始萌芽。宝宝具有记忆能力,而且这种能力还将随着胎龄的增加而逐渐增强。

在出生前数月内,宝宝的行为渐趋复杂、成熟。这是因为,迅速增大的记忆储存促进了自我形成,并开始引导宝宝行为的发展。在某一阶段,人的对立情绪皆起源于记忆,不管这一记忆是有意识还是无意识。每个人都有自己忘却的记忆,而且这种记忆正在无意识地对人们的一生产生着巨大影响。

💗 爱心贴士

宝宝能够有印象的东西需要给他反复的刺激,所以胎教的一个重要原则就是不断重复。

胎教为什么没有固定的模式

人在轻松的环境下,学习东西会非常快,宝宝也是一样。只要孕妈妈感到舒适,并且感到宝宝在醒着,就可以随时把自己听到、看到的一切与宝宝分享。但要注意的是,如果听胎教音乐,时间不可太长,每次控制在半小时以内,刚开始施行胎教时,时间更要短一些,毕竟小宝宝最需要的是休息。

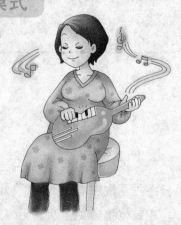

准爸爸准妈妈必须明白:宝宝不是一个无感觉的物体,而是一个有各种感觉的、鲜活的生命,他的感觉经过不断的外界良性刺激会得到更好的发

展。因此,不管你以何种方式关注他,每天早起与他打招呼也好,在他躁动时轻轻地抚摩他也好,一定要让他感觉到你在爱他,每时每刻。

孕早期如何进行胎教

受孕第1个月时,大多数孕妈妈尚不知道自己体内已经开始孕育。从任何人都不知道的那一刻,直到第3个月为止,对宝宝而言,是一个非常重要的阶段。在孕早期,一方面,孕妈妈的身体素质和营养状况直接关系到宝宝的体质健康;另一方面,孕妈妈的文化修养、精神状态也会直接影响到宝宝。

如果在这个时期,孕妈妈情绪过度紧张,会使宝宝发生畸形甚至流产,因此孕妈妈保持积极的情绪和良好的心态至关重要。家庭和睦、爱人体贴、父母关怀、邻居和同事关系融洽,工作之余听音乐、看小说、欣赏艺术作品等,都可以使孕妈妈精神愉快、情绪稳定。腹内的宝宝也会受孕妈妈情绪的感染,悠闲自得、舒展安静,能为其健康地发育成长打下良好的基础。

> **专家叮咛**
>
> 孕早期的胎教重点是:孕妈妈要多听一些轻松愉快、诙谐逗趣的音乐,使孕妈妈精神愉快、心情舒畅;忌烟、酒,不乱吃药,不接触有害物质,防止宝宝致畸;要严格禁止性生活,以防止流产;平衡饮食,不要偏食、忌食。

什么是环境胎教

广义的环境胎教,是指与宝宝相关的环境及各方面因素。计划怀孕时就要给宝宝提供健康的内、外环境。

主要是指避免多次人工流产或自然流产后受孕;夫妻体弱患病时受孕;不洁的性生活(包括性病)引起的宝宝宫内感染;放射线伤害;职业与嗜好的不良刺激;污染源及噪声污染等。

计划怀孕的准父母在准备受孕前 6 个月，就应该开始学习环境安全卫生知识，以利于优化环境，安心养胎。

什么是内环境，什么是外环境

宝宝的生活环境分为内环境与外环境。内环境是指母体的子宫腔及孕妈妈身体的健康状况。外环境是指烟尘、嗜好、放射线、职业、噪声、污染源及药物等。

内环境对宝宝的影响有以下 3 种因素：

不洁的性生活致宝宝宫内感染，又称为先天性感染。

多次人工流产或自然流产。

受精卵的质量不优或孕妈妈体弱多病。其中，多次流产可以损伤子宫内膜，易导致前置胎盘。

外环境对于宝宝的影响也有 3 种因素：

放射线伤害。

职业或嗜好的不良刺激。

污染源或噪声的毒损。

爱心贴士

孕妈妈要避免对宝宝发育不利的内、外环境因素，尤其是在妊娠早期，既是孕妈妈内分泌变化产生免疫抑制反应的阶段，又是胚胎器官高度分化与形成的时期。加上胎盘功能尚不健全，故环境胎教显得格外重要。

怎样创造胎教最适合的室内环境

在家里做胎教，首先不能太吵，比如楼下的发廊大声放音乐、窗户外的车流声等，但是也没必要绝对安静；其次光线不要太强，太强的光线会影响

到孕妈妈的情绪,从而降低胎教的效果;空气不能太污浊,房间最好每2个小时做1次通风。

> 爱心贴士
>
> 在家里做胎教可以选择一个舒服的沙发或椅子专心和宝宝交流,也可以一边做事情一边胎教。

怎样选择胎教最适合的室外环境

在室外胎教,首先要选择一个阳光明媚的天气,在阴霾的天气孕妈妈和宝宝的情绪都会十分低落。

其次最好是选择在鸟语花香的大自然,至少也要在空气清新的小区或者公园。也没有必要为了亲近大自然非要经常跑很远到郊区去,长期奔波对孕妈妈反而不利。

> 爱心贴士
>
> 室外胎教可以轻松地把几种胎教方式结合起来,比如一边抚摸宝宝一边晒着太阳,一边跟宝宝形容周围鸟语花香的世界。

怎样给胎教创造一个安全的环境

营造一个舒适的居住环境。不要到剧院、舞厅、商店等人聚集多的地方,避免与患有流感、风疹、肝炎等疾病的患者接触。

尽量避免使用任何药物,因为怀孕后15~40天内药物最容易引起宝宝畸形,如果因病情需要使用药物,必须在医生的直接指导下谨慎使用。

远离电磁污染,尽量少用电脑、手机、微波炉;看电视时要保持一定的距离;避免重体力劳动和离地面2米以上的高空作业;不使用电热毯,电热毯同样会产生电磁辐射,影响宝宝发育。

日常饮水尽量选用白开水,少饮咖啡、浓茶及可乐型饮料;少直接接触凉水;避免与家庭宠物接触;避免穿高跟鞋;避免从事过于激烈的运动;身体不适要及早就医；最好不要进行性生活，即使进行性生活也要注意体位和持续时间，减少刺激强度；孕前最好接种风疹疫苗，若是已确定妊娠，则不可再接种该疫苗。

孕妈妈阅读对宝宝有什么好处

孕妈妈的思维和联想能够产生一种神经递质，这种神经递质经过血液循环进入胎盘而传递给宝宝，然后分布到宝宝的大脑及全身，并且给宝宝脑神经细胞的发育创造一个与母体相似的神经递质环境，使宝宝的神经向着优化方向发展。

因此，孕妈妈阅读有益的书刊，就犹如为子宫中的宝宝服用了超级营养素，使宝宝健康发育。

专家叮咛

阅读胎教不一定要看儿童书，孕早期看一些孕妈妈自己喜欢的文字、图文书籍或资料即可，没有种类上的强制要求。过于刺激的图书如悬疑、恐怖、热血小说，容易让人产生负面情绪的图书如悲剧类，尽量不要看。

孕早期的孕妈妈适合看什么书

孕早期除了一些孕育、胎教基础知识的书以外，完全可以看一些自己喜欢的轻松、幽默的书：

轻松、幽默的书，可以让你保持快乐的心情；

优美的散文、诗歌、小品，可以让你的心灵得以宁静；

时尚杂志，激发你的爱美之心；

八卦报纸和杂志，只要你喜欢，没什么特殊理由。

💗 爱心贴士

> 恐怖、悬疑、色情、暴力或充满负面情绪的书不要看。

如何选择怀孕知识的书籍

你会需要一本胎教的书,它可以教你怎样才能和宝宝更好地交流。

一本孕期营养的书加一本怀孕菜谱,可以让你保证营养的同时又能找到最爱吃的东西。

一本教授处理孕期各种不适的家庭护理书,你碰到一些状况时可以找到马上处理的方法,不致太惊慌。

一本分娩知识的书,可以让你及早作好准备,不必为将来的分娩担惊受怕。

一些宝宝胎教、早教的卡片和书,轻松的时候可以让你重拾童趣。

💗 爱心贴士

> 一本又厚又重的怀孕百科全书可能并不适合你,因为它太不方便阅读了。

孕中期和孕晚期孕妈妈适合看什么书

除了继续看一些孕期知识和轻松的女性读物以外,要多看一些少儿书了。

自己动手制作或者买一些色彩鲜艳的卡片,包括实物卡、字母卡、文字卡,晚期的胎教可以用上。

看一些童话故事书、儿歌,可以读给宝宝听,也可以为以后早教积累素材。

看一些简单的手工书,自己闲来无事也可以做做手工。

和宝宝对话有什么技巧

先让自己放松，选择一个让你舒服的坐姿；别把与宝宝对话当成一种功课，不要勉强，也不要有太多目标上的设定，最好在自然中进行。

先取好宝宝的乳名，以后便以此乳名唤他。

语调感性。速度放慢，宝宝较能理解。太高、太尖的声音宝宝不喜欢。

请用大人的口吻和宝宝说话，尽量避免儿语。

每次和宝宝对话以不超过 10 分钟为宜，然后至少休息 40 分钟以上。

从胎动观察宝宝的作息时间，选择在他清醒的时间进行对话。

和宝宝说的话、讲的故事、教的词汇尽量以"重复"为主，你不用担心他会厌倦，因为重复有利于宝宝及婴幼儿精确地学习。

为什么准爸爸最好每天都和宝宝打招呼

首先给宝宝起个好听又上口的名字，最好是两个字一样的。

很多准爸爸白天要工作，没有时间给宝宝做胎教，那么一早一晚都要和宝宝打个招呼，上班的时候对宝宝说："宝宝，爸爸要上班啦！"回家后对宝宝说："爸爸回来了！"别小看这一早一晚两次招呼，这是胎教最典型、最重要的内容。在反复的重复当中，宝宝会逐渐记住自己的名字，同时也对爸爸的声

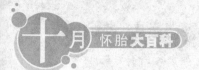

音有了深刻的印象,对增加宝宝和爸爸的感情很有帮助。

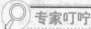 专家叮咛

　　与十月怀胎的孕妈妈相比,爸爸跟宝宝的关系就没那么密切了,甚至有的爸爸有点"怕"新生宝宝,所以在胎教的过程中就要和小家伙打好关系。

平时跟宝宝对话说点什么

　　语言胎教的内容不宜复杂,应简单明了。父母当然可以自由安排与胎儿的对话,只要是简单而充满爱的"孕妈妈语"即可。

　　问候:"宝宝早上好!""宝宝睡得好吗?""宝宝开心吗?"

　　赞美:"宝宝真乖!""宝宝是妈妈的好朋友!""宝宝真漂亮!""宝宝真懂事!"

　　期盼:"宝宝快快长大!""宝宝长得漂亮又聪明!""宝宝要像爸爸一样能干!"

　　还有一些是用于语言胎教的开始与结束的常用语言:"宝宝快醒醒!""妈妈和宝宝说话了!""宝宝累了,要休息一会儿!""宝宝再见!""宝宝,明天见!",等等。

对话的形式对宝宝智力发展有什么帮助

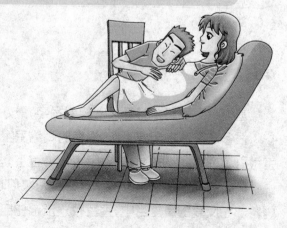

　　怀孕后期宝宝已具备了听力和感觉能力,虽然不能听懂父母的话,但是这些话语的声音会在其脑海里留下初浅的痕迹,出生后当宝宝重新听到爸爸或妈妈的声音时,会感觉很亲切、很熟悉,这是对胎儿期间记忆的重现

表现。这可以由妈妈的声音对新生儿的哭闹有安抚作用这一事实得到印证。

当新生儿躺在床上，妈妈和另一个女性的声音同时叫"宝宝"，但是新生儿每次都会将眼睛转向妈妈这一边。

怎样给宝宝讲故事

给宝宝讲故事是一项不可缺少的胎教内容，讲故事时孕妈妈应把腹内的宝宝当成一个大孩子，娓娓动听地边说亲切的语言，通过语言神经传递给宝宝，使宝宝不断接受客观环境的影响，在不断变化的文化氛围中发育成长。

> **爱心贴士**
>
> 讲故事的时候要充满感情，自己要融入到故事的情境中去，不要仅仅当成任务去念。

怎样给宝宝选儿歌

给宝宝念的儿歌不宜太长，以不超过 10 句为宜，内容要健康。

儿歌要押韵，要有一定量重复的字，给宝宝读的时候要有节奏感。

有些孕妈妈喜欢放着音乐读儿歌，这样做效果不是太明显。

每首儿歌坚持读 2 周到 1 个月，其间可以逐渐更换，天天换儿歌效果不好。

怎样向宝宝形容现实的物体

孕妈妈随时随地可以向宝宝形容现实的物体，比如吃苹果的时候可以说"这个红苹果好漂亮"，出去玩的时候一边抚摸肚子一边和宝宝形容花的

红、树的绿、天的蓝、云的白。

到了孕后期,可以用一些鲜艳的图画卡或者数字卡,一边拿起来看,一边说。

 爱心贴士

　　胎教中孕妈妈多为宝宝形容具体实物,宝宝出生后认识东西就会更快一些。

出生前就能教宝宝学外语吗

　　胎教,是为宝宝的出生所作的事前准备。孕妈妈可以和肚子里的胎宝宝一起"学"。建议平时可以看些原版带有中文字幕(方便孕妈妈理解)的卡通 DVD,学得既正宗又有趣,还可以买些儿童英文歌曲经常放给肚中的胎宝宝听。

　　孕妈妈可以讲一些很简单的英语,例如:"This is Mommy"、"It's a nice day"、"Let's go to the park"、"That is a cat",将自己看见、听见的事情,以简单的英语对胎宝宝说话。

给宝宝制作什么样的卡片

　　卡片的大小为 A4 打印纸的一半大左右,可以选择一些白色的硬纸板或者厚一点的打印纸作为材料。

　　先裁成大小一致的长方形,然后在上面用铅笔描出大概的轮廓,用水彩笔上色;然后再换一张纸,在上面大大写出物品的名字,比如苹果、香蕉等。

　　数字卡片 0～9 就足够了,一般胎教期间还用不到这么多,只用 1、2、3 三张卡。

爱心贴士

　　一些孕妈妈做的剪纸、布艺、粘贴画等都可以做成小卡片。

什么是抚摩胎教

妊娠 5 个月孕妈妈会感觉胎动，准父母可以通过抚摩和拍打帮助宝宝做体操运动，促进宝宝动作能力的发展。

孕妈妈仰卧在床上，全身放松。用手捧着宝宝，从上而下，从左到右，反复轻轻抚摩。然后再用一个手指反复轻压宝宝，在抚摩时注意宝宝的反应，如果宝宝对抚摩刺激不高兴，就会出现躁动或用力蹬踢，则应停止抚摩。

如果受到抚摩后，出现平和的蠕动，则表示宝宝感到很舒服，很满意。抚摩胎教每次 5～10 分钟。抚摩胎教后可改为对话胎教或音乐胎教刺激，每日 1～2 次，每次 5～10 分钟。

专家叮咛

需要注意的是，有流产、早产迹象者，不宜进行抚摩、拍打胎教；训练的手法宜轻柔，循序渐进，不可急于求成，每次时间不能超过10 分钟。

用什么姿势抚摩宝宝他最舒服

孕妈妈的情绪要稳定，精神愉快，避免精神紧张等不良刺激。动作训练以刺激宝宝的运动积极性和动作灵敏性，可以轻轻拍打或抚摩宝宝，动作轻柔。

抚摩时，双手轻轻放在腹部，顺一个方向，用手指轻轻压抚以激发宝宝的运动积极性，同时宝宝也获得爱抚，一般每次 5 分钟，一天可进行数次。

爱心贴士

宝宝会踢人了以后可以做踢肚皮游戏，比如宝宝先踢了你一下，在踢的地方轻轻按一下，宝宝高兴的话就会再踢一下，长期下来，宝宝就会乐此不疲，你按另外的地方，他就会换地方踢了。

宝宝什么时候睡觉，什么时候醒

宝宝和孕妈妈的生理周期基本一致，孕妈妈什么时候睡宝宝就什么时候睡，孕妈妈什么时候醒宝宝就什么时候醒。

所以孕妈妈按时作息十分重要,不仅关系到自己的身体健康,对宝宝的习惯养成也有帮助。

专家叮咛

一般来说胎教很少出现宝宝正休息的时候孕妈妈打扰的情况,但是还是要注意。

宝宝在肚子里都做哪些动作

全身性运动:整个躯干的运动,例如翻身。这种运动力量比较强,而且每一下动作持续的时间比较长,一般为 3～30 秒。

肢体运动:伸伸胳膊、扭一下身子等,每一下动作持续时间一般为 1～15 秒。

下肢运动:也就是我们常常感觉到的宝宝的踢腿运动。这种动作很快,力量比较弱,每一下胎动持续时间一般在 1 秒以内。

胸壁运动:比较短而弱,一般孕妈妈不大容易感觉到。

专家叮咛

有时候宝宝的动作很大,没关系,如果他不像以前那样喜欢动了,则可能是出问题了。

宝宝什么时候最爱动

晚上睡觉前,一般宝宝在晚上是动得最多的,一方面比较有精神,另一方面,孕妈妈通常在这个时间能静下心来感受宝宝的胎动,所以会觉得动得特别多。

　　吃饭以后,孕妈妈体内血糖含量增加,宝宝也"吃饱喝足"有力气了,所以胎动会变得比饭前要较频繁一些。

　　孕妈妈洗澡的时候,可能是因为在洗澡时孕妈妈会觉得比较放松,这种情绪会传达给宝宝,他就比较有精神。

　　听音乐的时候,受到音乐的刺激,宝宝会变得喜欢动,这也是传达情绪的一种方法。

💙 爱心贴士

　　不同宝宝可能还有自己喜欢的活动高峰,抚摩胎教可以选择在宝宝最喜欢动的一段时间。

什么是音乐胎教

　　音乐胎教是指通过孕妈妈或宝宝听音乐,使他们精神放松、情绪愉快。平稳的旋律和节奏对宝宝大脑的发育是一个良好的刺激,能使宝宝情绪安宁,有利于宝宝的发育。

　　孕妈妈听的胎教音乐,可用耳机听,也可以从扬声器里放出来听,音量不宜太大。宝宝听的胎教音乐,在频响、节奏以及情感特征等方面都有特殊的要求,要购买经过相关质量鉴定的产品。

🔍 专家叮咛

　　给宝宝听音乐带,要在怀孕的第5个月开始,宝宝已具备了听力。每天给宝宝听1~2次,每次15分钟,最好选择旋律优美的钢琴、小提琴乐曲,不要选用刺激性较强的摇滚乐等,音量不要太大。为了便于宝宝记忆,每段乐曲重复放10天左右。

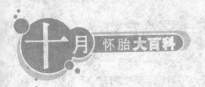

胎教音乐为什么节奏不能太强

胎教的一个重要任务是给宝宝听音乐。但是,音乐如果选择不当,可能会适得其反,给宝宝大脑带来不利的影响。

外界音乐的声波可以透入子宫内,被宝宝感觉到。有突发中、低频打击乐的强节奏的声音,会引起宝宝的惊吓反射,不利于宝宝大脑的发育,其有害性不亚于噪声,甚至强于噪声。

所以,每一个孕妈妈都应该特别注意,远离强节奏如迪斯科性质的音乐,更应克制自己对迪斯科的爱好,以保护宝宝大脑的发育生长。

专家叮咛

准爸爸一般喜欢听一些节奏强的音乐,可以选择使用耳机听,以免打扰到宝宝。

该选择哪些胎教音乐

不同的乐曲对于陶冶宝宝的情操起着不同的作用。如巴赫的复调音乐能促进宝宝恬静、稳定;圆舞曲能促进宝宝欢快、开朗;奏鸣曲能激发宝宝热情、奔放等。

孕妈妈也可以根据心情来挑选音乐,如轻灵活泼的乐曲《二泉映月》、柔和平缓的乐曲《春江花月夜》、舒筋活血的乐曲《江南好》、解除忧郁的乐曲如《喜洋洋》《春天来了》、消除疲劳的乐曲《友谊地久天长》等。

爱心贴士

最好的介质是 CD 或唱片,MP3 等压缩类型的音乐最好不要用。

每天听音乐多长时间，最好什么时候听

每天直接放在肚皮上给宝宝听的音乐有1～2首就可以了，时间控制在5分钟以内。

孕妈妈自己听音乐的时间也不宜过长，每次不宜超过40分钟，每天最多不要超过2小时。

爱心贴士

放给宝宝听的音乐可以一周一换或者两周一换。

直接放在肚子上给宝宝听音乐要注意什么

直接放给宝宝听的音乐声音不能太大，一般60～65分贝就可以了，最大不要超过70分贝，播放器也不要离肚皮太近。

还有一种做法，就是把耳机盖在肚皮上播放，孕妈妈可以先自己戴上耳机听，调到合适的音量后再给宝宝听。

爱心贴士

声音大小不好确定的话，孕妈妈可以哼唱一下儿歌，和自己的声音大小差不多就可以了。

什么是营养胎教

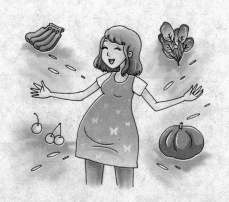

保证孕妈妈良好的营养状况，也是一种胎教。良好的营养对于保护宝宝的胎膜、脐带、胎盘等的发育也非常重要，对于母体抵抗各种疾病感染的能力起着很大的作

用,为宝宝提供优良的生长发育环境。

孕早期应多吃牡蛎、贝类、坚果、花生、芝麻等含锌食物,叶酸的补充对预防神经系统的畸形及促进脑的发育大有好处。

专家叮咛

宝宝在不同的阶段重点发育的器官不同,对营养的需求也就不同,所以怀孕期间根据时间不同进补对宝宝的发育很重要。

宝宝会吃东西吗

宝宝在两三个月大的时候就开始吃东西——喝羊水了。到了9个月的时候,已经可以排出胎粪了。

宝宝的主要营养还是通过脐带获得的,但是已经慢慢学会并适应用嘴吃东西了。

爱心贴士

宝宝生下来就会吮吸,其实他已经在孕妈妈的肚子里练习了好几个月了。

宝宝为什么对孕妈妈常吃的东西有记忆

宝宝味觉发育以后,孕妈妈一边吃东西,一边想象食物的味道,时间长了,宝宝就会对味道形成记忆,出生以后,就会对这几种食物十分熟悉。

爱心贴士

在宝宝出生之前,孕妈妈的影响力就存在了,所以孕妈妈一定要给宝宝做个好榜样。

光照胎教何时开始最好

光照胎教法是通过对宝宝进行刺激,训练宝宝视觉功能,帮助宝宝形成昼夜周期节律的胎教法。

光照胎教法最好从孕 24 周开始实施,用手电筒即可,因为此时宝宝对光开始有反应。宝宝的视觉较其他感觉功能发育缓慢。孕 27 周以后宝宝的大脑才能感知外界的视觉刺激;孕 30 周以前,宝宝还不能凝视光源,直到孕 36 周,宝宝对光照刺激才能产生反应。

孕期小知识:应每天定时在宝宝觉醒时用手电筒(弱光)作为光源,切忌强光照射,同时照射时间也不能过长。

可以每天用手电筒(4 节 1 号电池的手电筒)紧贴孕妈妈腹壁照射胎头部位,每次持续 5 分钟左右。结束时,可以反复关闭、开启手电筒数次。不要在宝宝睡眠时施行胎教,这样会影响宝宝正常的生理周期,必须在有胎动的时候进行胎教。

专家叮咛

光照胎教一定要持之以恒地坚持下去、有规律地去做,才能使宝宝领会其中的含义,并积极地作出回应。

宝宝能感觉到室外的阳光吗

孕妈妈出去散步的时候,宝宝也会感觉到室外光线和室内光线的不同,如果经过了一段时间的光照胎教,他会更兴奋。

在室外晒太阳的时候,孕妈妈要尽量避免被阳光直射,上午 9~10 点和下午 3~4 点是最适合的时间。

怎样用手电筒的光刺激宝宝

在相对比较暗的环境,打开手电筒照一个位置 3～5 秒,然后关掉 3～5 秒,再打开,连续 20 下左右。

每天 5 分钟,连续 1 个月照固定的位置,然后换另外一个位置,重复做。

爱心贴士

不要一直开着手电筒绕圈或者来回移动,光信号越简单效果越好。

宝宝看到的是一个什么世界

子宫并不是完全黑暗的,但是能见度也很低,所以宝宝视力发育以后,基本上还是可以说生活在黑暗中。

光照胎教的时候,光线刺激宝宝的视神经,这就是他生命中少有的光芒。所以这缕光芒一定要温柔。

爱心贴士

因为已经习惯了子宫里的方式,所以宝宝出生之后只关注眼前 20～40 厘米的距离,也就是,宝宝只看孕妈妈的脸。

孕妈妈的心情对胎教也会有影响吗

从确诊怀孕的第一天起,就应当树立"宁静养胎即教胎"的观点,在妊娠期间确保孕妈妈的情绪乐观稳定,切忌发生大悲大怒,甚至吵架斗殴等不良行为。因为孕妈妈的精神情绪,不仅可以影响本人的食欲、睡眠、精力、体力等几个方面的状况,而且可以通过神经—体液的变化,影响宝宝的血液供给、宝宝的心率、宝宝的呼吸和胎动等许多方面的变化。

孕期小知识:孕妈妈情绪虽然仅属于间接胎教范畴,但对宝宝大脑发育有着相当影响,务必要引起足够重视,切实加以做好。

个案跟踪:我刚刚怀孕,情绪一直很低落,丈夫说会对宝宝有影响,现在才怀孕1个月,真的会影响宝宝吗?

个案专家解析:不要以为这个时候宝宝还没有成形就放松警惕。如果孕妈妈情绪不佳便可能对宝宝产生不利影响。实验观察表明:妊娠1个多月,孕妈妈情绪过度紧张,可能导致发生兔唇;如受到惊吓、恐惧、忧伤、悲愤等严重刺激,或其他原因造成的精神过度紧张,使大脑皮层与内脏之间不平衡,关系失调,引起宝宝循环紊乱,严重者可直接导致宝宝死亡。

专家叮咛

如果一旦使用避孕药失败,造成意外怀孕,这样宝宝畸形的概率更大,这种情况建议采取人工流产。

怎样通过呼吸调节情绪

进行呼吸法的练习时,场地可以自由选择,可以坐在床上,也可以是在沙发上,甚至平静地站着。关键是腰背舒展,全身放松,微闭双眼,手可以放在身体两侧,也可以放在腹部,总之你觉得舒服就好,衣服尽可能穿得宽松。

准备好以后,用鼻子慢慢地吸气,在心里默默地慢数5下(大约5秒钟):"1、2、3、4、5。"自觉平时肺活量好的孕妈妈可以数6下。

吸气时,要让自己感到气体被储存在腹中,然后慢慢地将气呼出来,用嘴或鼻子都可以。总之,要缓慢地、平静地呼出来,呼气时间是吸气时间的2倍。

爱心贴士

实施呼吸法的时候,尽量不要去想其他事情,要把注意力集中在吸气和呼气上,一旦习惯了,注意力就会自然集中了。

想象胎教有根据吗

首先,孕妈妈要进行想象,想自己向往和喜欢的事,如想着自己抱着未来的宝宝,逗着宝宝玩的情景。

孕妈妈自己置身于一个舒适的环境中,或是坐着,或是躺着,使身体完全放松,从脚趾开始,一直到头顶,想着一步步地放松身体的每一块肌肉,让所有的紧张从身体中流出。用腹部又匀又长地呼吸,慢慢地从 10 倒数到 1,每数一下都觉得自己是更深地放松了。

当孕妈妈感到自己深深地放松了之后,开始想象自己逗玩宝宝的情景。想象宝宝是多么活泼可爱,自己的心情是多么愉快欢乐,胎教成功的喜悦充溢在自己心头。

在大脑里保留这些美好情景的同时,在内心对自己作一些十分积极的、肯定的陈述(出声或不出声都可以)。

孕妈妈要觉得这一过程是欢快有趣的,要坚持做下去,可以是 5 分钟,也可以是 30 分钟。每天都反复做,或尽你所能地经常去做。

爱心贴士

要想练习创造性审美想象,就一定要做到深深地放松。孕妈妈的身体和头脑都深深放松了,脑电波就会真正产生变化,变得慢下来。

怎样想象

孕妈妈要进行肯定的练习,用一些更积极的思想、概念来替代过去陈旧的、否定性的思维模式。这是一种强有力的技巧,它能在短时间内改变孕妈妈对生活的态度和期望。孕妈妈可以不出声地进行,可以大声说出来,也可以写在纸上,甚至可以歌唱或吟诵。一天只要有 10 分钟有效的练习,就能抵消孕妈妈许多年的思想习惯。孕妈妈在自己告诉自己一切时,要进行积极想象,选择积极的语言和概念,一个积极的现实就会被创造出来。

心情烦躁时怎样想象

心情烦躁时,可以用缩小放大想象法,先找一个参照物,一边寻找,一边想象事物的样子,比如一个苹果,里面是果核,然后是种子,比种子小的有种胚,整个苹果是一个细胞逐渐发育成的,比细胞小的有细胞核,细胞核由分子构成,分子由原子构成,原子周围还有更小的电子,中心还有更小的原子核……

苹果是从翠绿的果树上摘下来的,果树周围是一大片果园,果园周围是一条小河和一大片原野,上面是星空和月亮,从月亮上看地球也就是苹果那么大,太阳又比地球大几万倍,而太阳在银河系当中只是一粒小灰尘,宇宙中又有无数个银河系……

这样把想象的思维压到极小,又放到极大,无形当中,烦躁的情绪全都消失了。

孕妈妈想象宝宝的样子准吗

经常想象宝宝的样子,他的眼睛、鼻子、嘴唇、笑的样子、走路的样子,人不知不觉地就会沉浸在一种幸福中,肚子里的宝宝也能感受到这种幸福。

大多数孕妈妈都有这样的经验,等到宝宝出生,发现宝宝和自己想象的样子真的好像。

爱心贴士

很多孕妈妈在家里贴满了各种各样漂亮宝宝的照片,希望自己的宝宝出生后更漂亮,这样虽然没有什么确切的科学根据,但是作为一种胎教手段,还是值得肯定的。

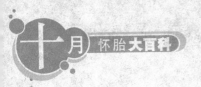

什么是美育胎教

美育胎教是指根据宝宝意识的存在,通过孕妈妈对美的感受而将美的信息传递给宝宝的方法,当然我们知道宝宝无法看到、听到和体会到世界上各种各样的美,那怎样进行美育胎教呢? 孕妈妈在其中就要发挥关键作用了。孕妈妈通过自己把体会到的关于自然、音乐、画等的美好感受传递给宝宝。

孕妈妈可以到大自然中去欣赏美景,以促进宝宝大脑细胞和神经的发育。孕妈妈将在大自然中感受到的美通过提炼后传递给宝宝,使宝宝也能领会到大自然的神秘、高大与神奇等。孕妈妈到大自然中去还可以多呼吸新鲜空气,以利于宝宝的大脑发育。

可以播放一些欢快、优美、动听的音乐或活泼有趣的儿歌、童谣,并跟着轻轻哼唱。孕妈妈还应多接触一些文学和艺术的美,欣赏一些人体摄影、人体绘画和人体塑像,以此陶冶自己的情操,使美妙的艺术融入宝宝的大脑意识。

> **爱心贴士**
>
> 美育胎教对宝宝形成良好的性格有帮助。

怎样带宝宝去体验自然之美

大自然是无限美妙的,自然美包括日月星云、山水花鸟、草木鱼虫、园林田野等。孕妈妈力所能及地去接触和欣赏这些自然美景,可以大开眼界,增长知识,同时又是一种娱乐。

因为孕妈妈的身体条件限制,不可能经常外出,在小区的花园走走,或者在家里养上几株绿色植物,也可以感受到自然的气息。

爱心贴士

孕妈妈出门，不管天气怎样，随时随地都要带上一件外套。

胎教为什么要不断重复

你如果买了厚厚一本童话故事书，每晚上给宝宝念一个，胎教音乐每天都换，给宝宝起上一大堆的昵称……这样做，胎教的效果会大打折扣，甚至消失。

胎教的目的就是通过一系列的良性刺激让宝宝健康成长，而不断地重复可以固化这种刺激，所以重复是胎教过程中的重要原则。音乐、儿歌、小故事，最好都能重复 1 周到 1 个月。

宝宝出生后，胎教用到的东西要不要收起来

反复地、持续不断地胎教，在宝宝的脑海中早就建立了胎教物品的印象，在出生以后，继续使用这些物品，就可以起到事半功倍的效果。比如数字卡片，胎教可能使用了 1 和 2，现在除了巩固以外，1～9 都可以派上用场了。

胎教音乐，宝宝会清楚记得在孕妈妈肚子里听的是什么，可以继续放给宝宝听。

原来的一些儿歌和小故事也可以继续讲给宝宝听。

爱心贴士

胎教日记和怀孕日记也可以继续变为育儿日记了，记录下宝宝成长的点点滴滴。

宝宝快出生了，还要继续胎教吗

宝宝的胎教和早教应该是一个连续的过程，不要因为分娩就中断了胎教，这会使之前大部分的胎教效果付诸东流。

在分娩前坚持做胎教，还可以稳定孕妈妈和宝宝的情绪，对顺利生产有帮助。

爱心贴士

胎教和早教，就好像是宝宝从小学到中学一样，是一个连续的过程，胎教是早教的基础，早教是胎教的延续。

孕妈妈的身体信息怎样影响宝宝

母胎本为一体，宝宝在孕妈妈的子宫中孕育长大，并经常发送信息给孕妈妈，使孕妈妈的生理、心理产生相应的变化；孕妈妈则把宝宝所需养料、氧气通过血液循环及时供给他，并把胎教信息传送给他。

宝宝的存在和发育促进孕妈妈分泌维持妊娠所需要的各种激素，并使母体发生孕育宝宝所必需的生理上的变化，如子宫增大、变软，乳腺增殖、乳房增大、基础代谢加快、激素活动增加，以及全身各器官的生理功能增强，等等。胎盘分泌的一系列激素可以维护妊娠的正常进行。总而言之，宝宝在积极地促使身体分泌一些物质，协助孕妈妈维持自己的生命，就是说，宝宝已经能够对自己的生命产生一定的影响。

爱心贴士

当孕妈妈有嗜烟、酗酒、滥用药物、暴饮暴食以及遭受外伤等情况时，可使宝宝的生长环境发生有害的变化，进而使宝宝产生恐惧心理，表现为胎动异常、心动过速等。

孕妈妈的动作和生活方式怎样影响宝宝

每当宝宝感到不适、不安或意识到危险临近时，就会拳打脚踢，向孕妈妈报警。一位妊娠7个月的孕妈妈突然感到腹中的宝宝猛烈地冲撞自己，并且持续时间较长，经医生仔细检查诊断，结果是属于前置胎盘。这是一种很可能导致胎盘与子宫分离，引起大出血的妊娠。可见，宝宝已感到即将降临的危险，于是不得不竭尽全力通知妈妈。

当孕妈妈因重体力劳动，跌打损伤，或者因种种原因造成巨大的烦恼、气愤和不安时，也会自然而然地传递给宝宝，使宝宝得到孕妈妈行为的暗示，从而波及宝宝的健康和发育。

爱心贴士

孕妈妈应重视孕期保健，注意分析来自宝宝的行为信息，以保证宝宝健康成长。同时也要注意自己的行为应端庄温和，以良好的行为方式影响宝宝。

孕妈妈的情感信息怎样影响宝宝

母子之间不但有血脉相连的关系，而且还具有心灵情感相通的关系，孕妈妈与宝宝分别通过不同的途径彼此传递情感信息。

孕妈妈的情感诸如怜爱宝宝、欢迎宝宝、拒绝宝宝，以及恐惧、不安等信息也将通过有关途径传递给宝宝，进而发生潜移默化的影响。比如说，当孕妈妈在绿树成荫的小路上散步，心情愉快舒畅时，这种信息便很快地传递给宝宝，使他体察孕妈妈恬静的心情，随之安静下来；而当孕妈妈盛怒之时，宝宝则迅速捕捉来自孕妈妈的情感信息，变得躁动不安。据报道，一些毫无医学原因的自然流产正是由于孕妈妈极度恐惧和不安造成的。

❤ 爱心贴士

凡是生活幸福美满、心情愉快的孕妈妈所生的宝宝大都聪明伶俐,性格外向;而生活不幸福、心情躁郁的孕妈妈,生的宝宝却往往反应迟钝,存在自卑、怯弱等心理缺陷。

准爸爸如何参与胎教

首先要戒烟、戒酒,如果吸烟尽可能到窗外,因为间接吸烟对宝宝和孕妈妈都有害。

学会有关胎教的知识,胎教不是自然而然能做到的。准爸爸也要参与胎教,另外学好有关怀孕和生产的知识,能在决定性的瞬间妥善处理问题。

与妻子一起制订胎教的计划。

经常与家里联系,早回家。让妻子得到心理上的安全感是做丈夫最佳的胎教。

妻子妊娠呕吐的时候,要尽力让妻子摄取各种营养,妻子想吃的东西要尽量地满足。

从妻子怀孕那刻起,就应该承担起家务活,帮助妻子做一些家务。

因为有流产的危险,所以要时刻关注妻子的健康状况,对怀孕的妻子进行无微不至的关怀是丈夫应做的胎教。

给宝宝取一个充满爱意的名字,以表达对宝宝的爱意。

在孕期,丈夫应提醒妻子注意劳逸结合,适当做些家务和必要活动,但切不可偏激而过度保护,这样弊多于利。

在某种意义上说,聪明健康的小宝宝诞生,在很大程度上取决于准爸爸。丈夫应积极支持妻子为胎教而做的种种努力,并主动参与进来。

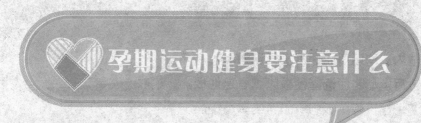

坚持运动对孕妈妈有什么好处

怀孕期间，孕妈妈的身体会发生很多的变化，有规律的运动，不仅能使孕妈妈很快适应这些变化，而且可以帮助身体为艰难的分娩过程做好准备。

运动强健肌肉、增强耐力、增强血液循环，帮助孕妈妈应付身体承受的额外负担，使身体逐渐适应妊娠和分娩的需要。

运动不仅锻炼了肌肉、关节和韧带，可以缓解身体的疲劳和不适，由于孕妈妈肌肉和骨盆关节等得到了锻炼，又为日后的自然分娩做好了准备。

适当且合理的运动能促进孕妈妈消化、吸收功能，不仅可以给腹中的宝宝提供充足的营养，而且也为孕妈妈补充了体力，以利于分娩。

运动可以控制孕期体重，不至于使体重增加过多。孕期保持合适的体重，会使分娩更容易、更轻松，产后也可在短期内恢复正常体型。

孕期的适度运动会消耗母体多余的血糖，降低患糖尿病的危险，而且对宝宝的生长发育有良好的促进作用。

适当运动能减少妊娠水肿和高血压的发生。

> **爱心贴士**
>
> 孕妈妈适合的运动：走路散步、简单的伸展操、骑脚踏车（这里指的是固定式健身器材）、简单的慢舞、游泳（最好选择温水游泳池，以免着凉）。

孕期运动时要注意什么

室内运动场所应保持空气流通。

进行运动时应选择硬板床或者是地板。

避免在饭前或饭后 1 小时内做运动。

运动次数应由少渐多,动作则是由简而繁。

运动方法及步骤应正确,同时注意运动时的安全。

爱心贴士

孕妈妈排尿系统受子宫挤压压力很大,所以运动前要先上个厕所,先排空膀胱。

孕妈妈为何不宜久卧

常卧床使机体的肌肉,尤其那些与分娩有关的腰、腹及盆腔肌肉变得松弛无力。如果再加上妊娠期营养充足或过剩,使宝宝在腹内生长过大,分娩困难也就难免了。孕妈妈在孕期尤其是中后期必须注意适当活动,以求分娩顺利,宝宝平安。

舒适第一:穿让你觉得舒服的宽松衣物。保证房间内温度适宜。

康复治疗:总是躺在床上会使你的四肢和背部感觉酸痛麻木,物理治疗可以减轻卧床休养带来的种种不适。

按摩治疗:可以定期做做按摩来放松身体和肌肉,减轻肌肉疼痛。

专家叮咛

经医生允许后在床上做一些强度不大又比较安全的运动,运动可以加速血液循环,也能锻炼四肢的肌肉和骨骼。

哪些孕妈妈不宜运动

如果有流产史，心脏、肾脏有疾病，多胞胎，前置胎盘或出现不规则出血、宫缩等现象的孕妈妈都不适合做孕期运动。如果第一次运动后，有轻微腹痛或者阴道出血的话，你就不要再做运动并马上到医院诊查。

专家叮咛

运动过程中出现任何不适，都应该马上停止。

孕妈妈应做哪类运动

对孕妈妈来说，分娩时需要体力，所以妊娠时要积存体力，积存体力就要适当参加运动，以防身体虚弱。这里所说的运动当然不是剧烈的体育运动。如果妊娠前就有参加体育运动的习惯，孕后适当控制点运动量。这里说的孕妈妈的一般运动是指以下两个方面。

坚持日常家务：日常家务从某种意义上讲也是运动，选力所能及的家务活做，有利于身体和精神健康。当然要根据妊娠期的不同，适当控制某些不适合的家务活。

散步：散步是很适合孕妈妈参加的运动。每天早、晚1～2次室外散步，一方面锻炼身体，一方面还可呼吸室外的新鲜空气。通过散步，产生适度的疲劳，能帮助睡眠，还可以变换心情，消除烦躁和郁闷。

专家叮咛

散步时不要走得太急，慢慢走，不要使身体受到振动。衣服和鞋要穿适当，以不受冷、不摔跤为前提，保证运动的安全。

孕妈妈参加体育运动有哪些要求

对孕妈妈来说,合适的运动有助于增强心肺和肌肉功能。孕妈妈可以先从散步、做操开始,然后过渡到慢跑或骑车,随着体重的增加,活动可以变得轻微柔和些。但无论做哪种运动,都要注意以下几点:

孕妈妈每周至少运动 3 次。运动量的大小以心率在每分钟 140 次以下为宜。需氧运动每次不超过 20 分钟。

孕妈妈应在运动前多喝水。喝水多,运动时出汗多,体温散得快,体温不会升高。

运动前要做好准备活动,使全身关节和肌肉活动开。

孕妈妈运动时衣着要宽松舒适,要穿运动鞋、戴乳罩。

孕妈妈要加强腿部力量和腹部力量的锻炼,以使双腿适应体重的快速增长和减轻宝宝对后背下部的压力。怀孕后期要加强阴道肌肉力量的锻炼,有助于分娩。

孕妈妈妊娠前期不应骑自行车运动,孕中期骑自行车运动时,也要做到不急不赶,不急启动,不急刹车。

孕妈妈在闷热天、酷暑天要严格控制运动量。

专家叮咛

孕妈妈在运动中,若感觉有头晕、恶心、局部疼痛、极度疲劳时,应立即停止运动,就地休息。如出现阴道分泌物多或出血时,应马上去医院检查,并在以后停止运动或减轻运动。

孕妈妈什么情况下要停止运动

出现疲惫感就应该休息。

在运动的过程当中出现身体不适,比如有腹痛、腰酸或者腿抽筋这种不舒服的感觉也应该停下来,应该到医院看一下会不会有其他的异常情况出现。

如果运动过程中出现下腹部不适或疼痛就应该赶紧停下来甚至到医院看一下是不是有宫缩过强的情况出现。

出现阴道出血甚至是血性分泌物应该尽量把运动停下来，因为每个孕妈妈的情况不一样。

🔍 **专家叮咛**

孕妈妈在运动的过程当中如果觉得很累就应该把运动量降低，不要因为运动而导致脱水、力尽气竭，也不要去尝试你在怀孕前没有接触过的运动。

做孕妈妈体操有何作用

孕妈妈做孕妈妈体操的目的大体上可分为两个方面：

其一是防止妊娠中增加体重和重心变化等因素而引起肌肉疲劳及功能低下。具体地说，可通过体操消除下肢的疲劳，减轻腰部的困重感，对孕妈妈保持体质健康甚为有益。

其二是放松腰部和骨盆等部分的肌肉，在未来分娩时，使宝宝容易通过产道，为顺利分娩作好准备。

🔍 **专家叮咛**

孕妈妈做体操要注意以下几点：应从妊娠8周开始练习做操，但有流产征兆时，不可盲目去做，要听医生指导；绝对不要勉强去做，更不可过度练习，每日应在不累的情况下适当练习；在练习前先要排尿、排便，不可憋尿、憋便练体操。

孕妈妈运动穿什么样的鞋

鞋底要防滑及用吸震卸力型的材料；

购买专业的、具备充分接触型的鞋垫，有助减少足部的压力；

选择圆头且肥大较宽、鞋身用弹性质料、鞋面材质较软的鞋子；
鞋后跟的宽度要比后跟帮宽些，以减少扭伤的风险。

为何运动时要检测体温

怀孕期间孕妈妈体温过高对宝宝是有害的。运动之后体温会上升更多，虽然你感到体温不算太高，但是要记住宝宝没有体温调节机制，因而如果你的身体不降温就可能伤及宝宝。所以，孕妈妈在锻炼时不妨带个温度计，以便随时监测自己体温的变化。

孕妈妈运动应当以有氧运动为主，适度的锻炼能使孕妈妈精力充沛，还能帮助顺利分娩和产后快速恢复体力，而且还可以帮助孕妈妈改善睡眠，减少情绪波动和精神压力。孕妈妈在运动时或运动后，只要体温保持在 38℃以下，就证明运动量没有超标。

☕ 爱心贴士

因为宝宝产生的热量是通过孕妈妈的皮肤散发，因此孕妈妈的体温比一般人高 0.3℃～0.5℃，被称为是"妊娠玫瑰热"。

怀孕以后还能游泳吗

游泳对于怀孕 4 个月以上的健康孕妈妈来说，就像散步、做操一样，都是比较好的锻炼方式；孕妈妈在水中运动的好处是身体负担非常小，这样就能轻松锻炼腰腿部肌肉；另外游泳耗能较多，可以去掉孕妈妈过多的脂肪，同时增加肺活量；此外，还能明显减轻妊娠期间的腰痛、痔疮、静脉曲张及有效纠正胎位异常。

孕妈妈游泳对水质要求较高，游泳池的水必须经过严格消毒，如果某些细菌含量超标，就有可能引发妇科炎症，一旦用药治疗还有可能对宝宝发育造成影响。

身孕未满 4 个月或有流产、早产、死胎病史及阴道出血、腹部疼痛者，或患有妊娠高血压综合征、心脏病的孕妈妈，都是不适合游泳的。另外，怀孕 8 个月以上的孕妈妈也不再适合游泳。

孕妈妈游泳应注意哪些问题

游泳是孕妈妈夏季最佳的解暑运动，不仅使孕妈妈身体得到清凉，而且还可通过游泳锻炼而使得孕妈妈腹部肌肉得到加强，对未来分娩有利。孕妈妈游泳应注意以下几点：

游泳前要做体检，听取医生意见是否可以游泳及游泳中注意什么。

孕妈妈游泳必须选择正规游泳池，水温在 30℃ 左右，清洁卫生。

孕妈妈游泳要有亲人、朋友一同前往，以便随时照应，保证安全。

孕妈妈游泳动作不宜剧烈，可在水中漂浮，轻轻打水，如做仰泳更适合孕妈妈。

孕妈妈游泳要避开游泳池人多的时间。如在室外游泳池游泳，还要避开阳光强烈的时间段，上午 10 时至下午 4 时不宜去游泳。

孕妈妈若身孕未满 4 个月，或有流产、早产、死胎病史，或阴道出血、腰部疼痛、妊高征、心脑病者不宜游泳，妊娠晚期也不要去游泳。

孕妈妈到底适不适合练瑜伽

瑜伽是一种伸展性很强的运动，一般来说怀孕以后一些比较大的瑜伽动作就不适合孕妈妈了。

但是有专门针对孕妈妈的孕产瑜伽，已经把其中的一些危险动作去掉了。

孕妈妈练习瑜伽主要在练其神,不必太强求动作到位。

 专家叮咛

　　瑜伽的腹式呼吸法即使你不运动的时候经常做一做对身体也是有好处的。

孕期怎样活动腿

　　平坐床上,两膝分开,两小腿一前一后平行交接。这样可以锻炼腹股沟的肌肉和关节韧带的张力,以防怀孕末期由于子宫的压力而产生痉挛。于怀孕 3 个月后开始做,每天试做 1 次,时间由 5 分钟逐渐增加到半小时。

　　盘坐时双手平放在膝盖骨上,利用双臂力量帮助双腿上下运动。这种运动可以增加小腿肌肉的张力,避免腹股沟扭动与小腿抽搐。怀孕 3 个月后开始做,每天至少 1 次,每次做 5 遍。

　　站在地上,以手轻扶椅背,双腿交替作 360°旋转。这种运动可以增强骨盆肌肉的力量和会阴部肌肉的弹性,以利于分娩。每日早、晚各做 5～6 次,可从怀孕开始坚持到末期。

专家叮咛

　　孕期健身操不能用散步代替,因为它更能针对性地做一些锻炼。

孕期怎样活动脚

　　足部肌肉运动可以借脚趾的弯曲进行,如用脚趾夹小石头、小玩具或左右摆动双脚,都可以达到运动足部肌肉的目的。怀孕时因体重增加,往往使腿部和足弓处受到很大的压力,因此,应该随时注意足部的运动,以增强肌肉力量,维持身体平衡。

爱心贴士

　　随时随地都可以动动脚趾头,对活动气血、预防手脚发凉都有作用。

孕期怎样活动腰

双手扶椅背，在慢慢吸气的同时使身体的重心集中在双手上，脚尖立起，抬高身体，腰部挺直，使下腹部靠住椅背，然后慢慢呼气，手臂放松，脚还原。每日早、晚各做 5～6 次，可减少腰部的酸痛，还可以增强腹肌力量和会阴部肌肉弹力，使分娩顺利。

骨盆与背部摇摆运动：仰卧，双腿弯曲，腿平放床上，利用脚和臂的力量轻轻抬高背部。可以减轻怀孕时腰酸背痛。怀孕 6 个月后开始做，每日5～6 次。

脊椎伸展运动：仰卧，双膝弯曲，双手抱住膝关节下缘，头向前伸贴近胸口，使脊柱、背部及臂部肌肉成弓形，然后再放松，每天练数次。这是减轻腰酸背痛的最好方法，怀孕 4 个月后开始做。

腰背肌肉运动：双膝平跪床上，双臂沿肩部垂直支撑上身，利用背部与腹部的摆动活动腰背部肌肉，在怀孕 6 个月后开始做。

专家叮咛

怀孕对脊柱是一个考验，重量增加和重心改变，脊柱都要承受更大的压力，如果缺乏活动，很可能在产后落下腰酸背痛的毛病。

夏天运动怎样少出汗

孕妈妈的基础体温本来就高，再加上夏天天气热，稍一运动就会燥热难忍，大汗淋漓，这也是很多孕妈妈夏天不爱运动的原因。

其实，孕妈妈可以选择在每天早、晚散步，每周游一两次泳，再加上保健按摩的方式，效果更好。

专家叮咛

夏天运动后，最好的饮料是白开水，游泳后可以喝一点淡盐水。

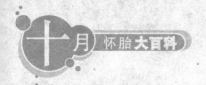

哪些家务可以做，哪些家务不能做

对于孕妈妈，尤其是在家休养的孕妈妈而言，适当干些家务不仅可以消遣时间，还能起到锻炼身体的作用。

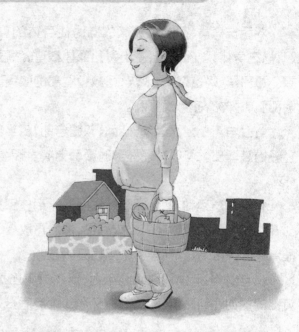

孕妈妈可以做的家务：买菜、洗菜、择菜、整理书架、擦桌子、用洗衣机洗衣服、晾衣服、整理衣柜、扫地、手工等。

孕妈妈不能做的家务：负重，如搬运 10 千克以上的物品等；反复弯腰，如擦地等；油烟接触类，如炒菜等；反复上下楼梯；冷水洗衣服或洗碗等。

爱心贴士

怀孕以后，一些不能做的家务就统统放手交给家人或钟点工吧，力所能及的还是要做一点，对身体有好处。

上班孕妈妈怎样随时随地运动

对于孕妈妈及宝宝而言，不必等到下班或是周休二日才专程去运动，不论是在计算机桌前、送公文时、洗碗、扫地等各种状态下，孕妈妈其实都能做些小运动，让自己更健康。

专家叮咛

在怀孕后期因为宝宝变得越来越大，应谨防重心不稳而摔跤。在运动时，建议孕妈妈选择平常熟悉的运动且循序渐进地进行，并且注意姿势要缓慢进行。

为什么怀孕早期的孕妈妈要多做有氧运动

孕妈妈最好每天都能保持一定的运动量，以增加血液循环，加强心肺功能。

做运动会消耗母体多余的血糖，降低得糖尿病、生巨大儿的危险。

适当的锻炼可以帮助减轻背疼。

锻炼还可以加强肠蠕动，从而减少便秘的发生。

锻炼可以促进滑膜液进入关节，在妊娠期间，孕妈妈的关节通常容易感到疲劳和发紧。

锻炼还可以促使大脑分泌更多的内啡肽，从而使孕妈妈拥有良好的感觉。

如果出现流产先兆时，应询问医生后再决定是否坚持。做操之前应排空大小便。

专家叮咛

孕妈妈不适合的运动：快速跑步、需大力跳跃等震动力很大的运动，如网球、羽毛球、桌球等需要快速移动的运动，所有的竞技运动，包括骑马、跆拳道等。

孕中期孕妈妈运动有何特点

妊娠中期，胎盘已经形成，宝宝着床已稳定，所以不太容易造成流产。孕妈妈可根据个人体质及过去的锻炼情况，适当加大运动量，进行力所能及的锻炼，如游泳、孕妈妈体操、瑜伽等。这时候所说的加大运动量，并不是增

加运动强度,而是提高运动频率,延长运动时间。虽然此时运动量可以适量增加,但仍应切记不可进行跑、跳等容易失去平衡的剧烈运动。

锻炼时需要注意:着装宜宽松舒适,鞋要合脚轻便;运动中及时补充水分,防止虚脱;注意保暖,以免着凉;最好在空气清新、绿树成荫的场所锻炼,这对母体和宝宝的身心健康均有裨益。

> **专家叮咛**
>
> 运动时心率不能过快,尽量不超过最大心率[最大心率=(220一年龄)×60%]。运动中如出现晕眩、恶心或疲劳等情况,应立即停止运动;如发生腹痛或阴道出血等情况,要及时上医院检查。

为什么孕中期是最好的运动时机

孕中期流产最危险的时间已过,运动的危险性大大降低。

孕中期妊娠反应减弱或消失,孕妈妈心情较好,也愿意多运动。

孕中期孕妈妈胃口很好,为运动提供了营养上的保证。

孕中期身体还没有太变形,为运动创造了可观条件。

> **专家叮咛**
>
> 运动以后胃口就更好了,再加上这段时间胃口不错,注意体重不要增长太快。

孕晚期最适合的运动是什么

孕晚期不适合运动的情况:

有妊娠合并症或并发症的孕妈妈运动,会受到一些限制,像高血压、多胞胎怀孕、心脏疾病的孕妈妈,均不适合运动。

如果孕妈妈既往发生过流产征兆,如先兆流产、早产、羊水过多、前置胎盘、阴道流血、子宫颈提前开口等,不宜进行运动,以防引发意外。

专家叮咛

运动中出现任何疼痛、气短、出血、破水、疲劳、眩晕、心悸、呼吸急促、后背骨盆痛等现象，或在胎动后数小时没有胎动，马上停止运动，立即去看医生。

孕晚期孕妈妈运动要注意什么

自孕7个月起，子宫已过度膨胀，宫腔内压力已较高，子宫口开始渐渐地变短，孕妈妈身体负担逐渐加重，甚至可能出现如水肿、静脉曲张、心慌、胸闷等情况。孕晚期开始，应适当减少运动量，以休息和散步为主。过于频繁的活动会诱发宫缩，导致早产。

在运动过程中一旦出现头晕、气短，宫缩频率增加，某个部位疼痛，阴道突然有血丝或大量流血等情况，要立即停止运动，向专家咨询情况是否正常，是否适合再继续做运动。

专家叮咛

如果是平时不经常运动的孕妈妈，散步这种运动方式比较适合。散步可以促进小腿及脚的肌肉收缩，促进血液循环，减轻下肢水肿，减轻便秘，增进食欲，锻炼体力，活动关节和肌肉，有利于分娩。但孕妈妈散步的时间不能太长，以不感到疲劳为宜。

如何降低孕晚期弯腰的危险

如果孕妈妈需要从地面拾起什么东西，腹部会妨碍背部做弯曲动作，不要直接弯腰，那样会压迫腹部，对宝宝不好。

正确姿势的俯身动作不仅要慢慢轻轻向前，还要首先屈膝并把全身的重量分配到膝盖上，然后落腰下蹲，将东西捡起放在膝上，再起立将东西拾起。放东西也是一样，先屈膝，然后落腰下蹲，放下东西后，双手扶腿慢慢起立。

孕晚期,孕妈妈不要弯腰穿裤子。正确的方法是:先把一只脚放在椅子上,同侧的腿弯曲,对侧的腿伸直。

🔍 专家叮咛

怀孕5个月后宝宝的体重对孕妈妈的脊椎压力很大,并引起孕妈妈背部疼痛。因此,要尽可能地避免须俯身弯腰的动作,以免给脊椎造成过大的负担。

怎样做助产操

腰部运动:以双手扶椅背慢慢吸气,同时手臂用力,脚尖立起,使身体向上,腰部挺直,使下腹部紧靠椅背,然后慢慢呼气,手臂放松,脚还原,早、晚各做5~6次。这样做可以在生产时加强腹压及会阴部弹性,使宝宝顺利产出。

腿部运动:以双手扶椅背,右腿固定,左腿做360°转动,做完还原,换腿继续做,早晚各做5~6次。这样做可加强骨盆附近肌肉及会阴部弹性。

腹式呼吸运动:平卧在柔软的地垫或床上,腿稍屈,闭口,用鼻吸长气,使腹部凸起,肺部不动,吸气越慢越好,然后慢慢吐出,使腹部渐平。每天早、晚各做10~15次即可。如此做在生产前阵痛时可以松弛腹部肌肉,减轻痛苦。

闭气运动:平躺深吸两口大气,立即闭口,努力把横膈膜向下压如解大便状(平时在家练习时勿真的用力),每天早晚各做5~6次。这个动作平时可练习,实际上是在生产时子宫口全开之后做,可加强腹压,帮助宝宝较快产出。

🔍 专家叮咛

辅助练习在妊娠32周时开始,过早做有早产危险。练习要有毅力,每天坚持练习。担心早产的孕妈妈可请教医生,有早产可能的,不得练习。

高血压孕妈妈运动时要注意什么

作为防治高血压病的治疗方法之一,选择什么样的运动方式好,必须根据自身条件选定项目及运动量。通常在散步、慢跑、游泳、骑自行车、打太极拳等运动中,最简单易行的是散步,要求环境幽静的林园,空气新鲜是必要条件。

专家叮咛

血压超过 26.7/14.7 千帕(220/100 毫米汞柱)的孕妈妈或血压波动很大的孕妈妈暂时不宜运动。

贫血孕妈妈运动时要注意什么

适当的运动可以加快血液的流动速度,增强血液的氧气携带能力,对治疗贫血有帮助,但是贫血本身就容易头晕。所以运动的时候注意不要太剧烈,选择一些像散步这样的运动。

运动过程中发觉不适要马上停下来休息。

专家叮咛

合理运动对于预防孕期贫血也有积极作用。

糖尿病孕妈妈怎样运动

糖尿病孕妈妈适度运动不但利于血糖控制,还可防止妊娠期体重过度增加,有益母子的健康。在运动前应选择合适的鞋袜,确定运动场地,自备适量的糖果。

糖尿病孕妈妈宜选择比较舒缓、有节奏的运动项目,如散步、缓慢的游泳和太极拳等。运动前要有热身运动,结束时也应再做一些更轻微的运动,逐渐结束运动。千万不要进行剧烈的运动,如跑步、打球、俯卧撑、滑雪等。

糖尿病孕妈妈运动量不能太大,一般使心率保持在每分钟 130 次以内。运动持续时间也不宜过长,但也不宜太短,一般维持在 20~30 分钟内较为合适。

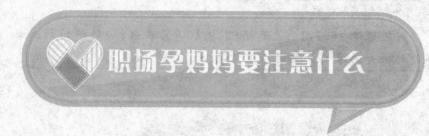

职场孕妈妈要注意什么

上班孕妈妈在日常生活中应注意什么

少做家务活:孕妈妈不要想把上班的工作和下班后的家务事都干得很好。上班有些累,家务事尽可能让丈夫担负一些,摆脱一些家务劳动,如可让丈夫做些饭菜,这样孕妈妈回来可稍加休息,吃个现成饭。

保证睡眠:有的孕妈妈上班没有午休时间,晚上更要早点睡,保证 8 小时睡眠时间,双休日要好好睡两个中午觉。千万不要把上班末做完的事又带到家里来做,那样太劳累了。回家后要放松休息。

重视饮食营养:有工作的孕妈妈比家庭孕妈妈更要注意营养,不要因工作劳累或时间紧而不注意饮食营养。晚餐一般吃好没问题,可是早餐不能对付,午餐不可太简单。

加强定期保健:有的上班孕妈妈只顾工作,不能按时到医院进行产前检查,这对保健不利。每次检查去医院半天时间,单位是会理解和照顾的。

爱心贴士

孕妈妈工作期间，准爸爸要多分担一些家务，尤其是一些比较重的体力活和油烟大的活，一定不要让孕妈妈亲自做。

孕妈妈为什么不要久坐久站

孕妈妈易发生下肢静脉曲张，主要是下肢皮下浅在的大静脉，其次是小静脉。孕妈妈妊娠时，下肢和外阴部静脉曲张是常见的现象，并随着妊娠月份的增加而逐渐加重。造成孕妈妈静脉曲张的原因大致有如下 3 个方面：

妊娠时子宫和卵巢的血容量增加，引起下肢静脉回流受到影响。

增大的子宫压迫盆腔内静脉，阻碍下肢静脉血液回流。

受激素影响血管扩张，在妊娠初期就会常常见到下肢静脉曲张。

静脉曲张是可以减轻和预防的。除妊娠造成的原因外，主要是孕妈妈在妊娠期休息不好，特别是那些久坐、久站和负重的孕妈妈，出现下肢静脉曲张者较多。因此，只要孕妈妈注意平时休息，尤其不要久坐、久站或负重，是可以避免下肢静脉曲张的。

爱心贴士

如果工作本身就是久坐或久站，那么每过 30 分钟左右就走动一下，疏通血脉。

什么时机把怀孕的事告诉同事比较合适

很多孕妈妈怕影响工作，一开始不喜欢把怀孕的事情告诉同事，等到瞒不住了以后再告诉大家。

虽然前 3 个月是怀孕的关键时期，但是对于工作女性而言，身体还没有大的变化，如果是比较轻松的工作，而且单位对于这类事情比较敏感的话，可以稍后再说。

当然,越早让同事知道越好,这样大家在工作上就会对你有所照顾,对安胎有好处。

孕妈妈怎样预防办公设备污染

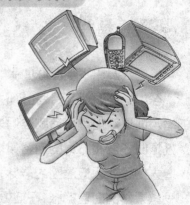

白领女性多在写字楼中工作,环境优雅、舒适,远离风吹日晒,但设备先进的现代化写字楼往往存在各种污染源。以下是计划怀孕的女性和孕妈妈们必须知道的办公室杀手。

电脑:电脑所产生的辐射,有可能对胚胎造成损害。怀孕早期的女性,每周上机20小时以上,流产率和宝宝致畸率的可能性增加。所以,在计划怀孕前3个月,应远离电脑,或采取防护措施。

电话:孕妈妈应该减少打电话的次数,经常用酒精擦拭听筒和键盘。

复印机:孕妈妈要减少与复印机打交道。

专家叮咛

长期在空调环境里工作的人50%以上有头痛和血液循环方面的问题,而且特别容易感冒。这是因为空调使得室内空气流通不畅,负氧离子减少的缘故。预防的办法很简单:定时开窗通风,排放毒气。

孕妈妈常操作电脑有何不利

电脑和电视一样,会有少量放射线,同时电脑周围会产生低频电磁场。孕妈妈在孕早期长期使用电脑可以影响胚胎发育,增加流产的危险性。

另外,孕妈妈长时间坐在电脑前,将影响心血管、神经系统的功能,盆底肌和肛肌也会因劳损而影响正常分娩。

电脑室的负离子较少，妊娠头 3 个月，应尽量减少电脑操作。

因此，孕妈妈操作电脑不要一次时间过长，中间应该有离开电脑换换环境的机会，以减少电脑对孕妈妈的影响。

> **♥ 爱心贴士**
>
> 抗辐射服可以阻挡大多数的辐射，而且腹部受的辐射也较小，但是孕妈妈长期使用电脑的其他危害对宝宝同样也不利。

怎样安全使用电脑

液晶显示器的辐射远低于 CRT 显示器（普通显示器），所以最好换一个液晶显示器，并且加一个防辐射保护屏。

买一套孕妈妈专用的防辐射服。

电脑机箱不要放在桌面上。

如果发现噪声较大，应更换电脑风扇。

注意保持显示器、插座、机箱背面的洁净，不要累积大量灰尘。

> **♥ 爱心贴士**
>
> 擦拭机箱、显示器等可能需要弯腰，而且扬尘较大，可以请同事代劳。

要不要换个阳光充足的座位

补钙并不能解决孕妈妈缺钙的问题，还需要接受一定的日光照射。如果维生素 D 及维生素 E 不足，会造成钙质大量排出，通常会有 90％随尿排出。而保证充足的光照是孕妈妈自身产生维生素 D 的重要条件，因此孕妈妈座位应有充分的阳光。

有了宝宝后可以要求公司掉换座位，以保证每天都接受到阳光的照射。

肚子大了以后为什么要把脚垫高

到了孕中期的时候,为自己买个小凳子放在座位的下面,如果对于小凳子感觉不舒服,就可以找个矮些的小箱子放在那里。

每隔1小时左右,将自己的脚放在椅子上面一段时间,这样可以缓解脚部的疲劳,也可以降低水肿的发生率。

不能喝茶,喝点菊花茶总没关系吧

孕期要少喝茶和咖啡,于是很多孕妈妈就想,那我喝点菊花茶总可以吧? 清火明目,还是纯天然的。

尽管野菊花茶和中药决明子具有很好的药用价值,可以帮助办公室白领明目清肝,被视为"亮眼八宝茶"。但是作为孕妈妈,它"主渲泻"的副作用却不可以被你轻易地忽略过去。

将白开水作为自己的主要饮料,偶尔也可以为自己准备一些红枣、枸杞,它们都属于暖性质材,用来泡茶也很不错,没有任何危害。同时红枣还具有补血功能,多喝一点红枣茶让你的身体更健康。

怀孕可以穿高跟鞋吗

孕妈妈孕期体重与体形变化巨大,身体重心前移,站立、行走时腰背部肌肉和双脚的负担加重,如果孕妈妈穿高跟鞋,会使身体站立不稳,走路或站立时会使脚部吃力。另外,高跟鞋由于鞋底、鞋帮较硬也不利于孕妈妈下肢静脉血液回流,很容易造成腿部水肿或使水肿加重。

可以穿柔软的布鞋或旅游鞋,这些鞋有良好的柔韧性和易弯曲性,还具有很好的弹性,可随脚的形状进行变化,并且还可以防止摔倒等不安全的因素发生;在公司时,如果不活动,就换上一双棉拖鞋,让自己的脚完全放松下来,活动时再换回原来的鞋。

专家叮咛

尤其是孕妈妈在出现水肿症状后,禁止穿高跟鞋。

单位要求化妆怎么办

孕妈妈对化妆品使用要慎重,因为很多化妆品都含有高浓度的化学元素,会对宝宝产生严重的危害,尤其是美白、祛斑类化妆品。

在受孕前 3 个月内,最好开始停止使用增白油、增白剂及一些美白、祛斑的化妆品。

不可以涂唇彩,因为空气中的有害物质很容易被吸附到嘴唇上,并通过唾液、进食进入孕妈妈体内,危害宝宝健康。孕妈妈皮肤敏感度增加,所以在使用化妆品前需要作次过敏测试。

专家叮咛

染发剂对宝宝危害也很大,因此建议孕妈妈不要染发。

办公室是空调房怎么办

孕妈妈可以申请更换工作环境，到没有空调的房间工作，使用风扇降温、通风。

如果你只能待在空调房中，那需要与同事协商，每隔 2～3 小时就要通一次风，每次在 30 分钟左右。午餐时孕妈妈千万不可以坐在空调下，因为空调长时间直吹对孕妈妈与宝宝的伤害非常大。

规定空调开关时间对孕妈妈健康也有积极意义。孕妈妈可以根据空调开关时间，合理安排办公室内外工作，尽量减少在空调房的时间。

专家叮咛

孕妈妈即使是使用风扇降温，也要避免离电扇太近，也不能直吹。

怎样让自己的椅子更舒服一些

长时间保持着坐姿会使你的背部感到疼痛，而一把舒服的椅子则可以使你避免这个问题。如果可能的话，最好是一把可以调节高度的椅子。把它设定好，最好是可以使膝盖弯曲呈 90°。如果没办法调节椅子的角度，把你的脚放在踏板上，确保椅子的靠背与你的脊椎曲线贴合。

爱心贴士

肚子大了以后容易发生下肢水肿，用一个纸盒子或小板凳把脚垫高，可以防止水肿。

怎样让自己远离吸烟区

有些单位会有单独的吸烟室，或者员工自发在阳台、走廊角落、天台等地方形成吸烟区,孕妈妈平时一定要注意远离那些地方。

远离吸烟区,那里不只对宝宝有害,而且会增加你的疲乏感。远离有毒烟、化学用品和其他有毒的气味。

💙 爱心贴士

　　上班前、中午、下班前几分钟是吸烟高峰期,孕妈妈更要注意。

打印机对孕妈妈有什么危害

碳粉颗粒在人体中不能被溶化,排泄困难,长期吸入或者一次性吸入很多的话容易造成呼吸道病症,而且碳粉有轻微毒性。

打印机的工作方式是用高温熔化碳粉颗粒来实现的,打印的时候有一定的异味,这种气味对人体是有害的,所以打印的时候不可以站在打印机旁边等待,最好把打印机放置在离人体远点的地方。

一般的单位打印机都是单独放在一个房间,遇到打印、复印、收发传真等工作,最好请同事们代劳。

💙 爱心贴士

　　粉尘污染也是办公室的主要污染,除了离打印机远些以外,还要注意办公室的湿度和通风。

孕妈妈遭遇职场歧视怎么办

歧视一:遭遇职场上的禁孕条款。

虽然国家有明确的规定,但是在应聘的时候还是会被询问,有些单位确实存在禁孕条款,打算生孩子的女性在找工作的时候要衡量好两者的利害关系,再做决定。

歧视二:我怀孕后,被调离原来的工作岗位。

这是单位的一种"软刀子",你要做的就是把自己的工作做好,证明自己的地位无可取代。

歧视三：我怀孕，我失业。

遇到这种情况，坚决要用法律武器保护自己的权益。

专家叮咛

　　我国目前对孕妈妈保护的法律十分健全，不管碰到任何职场上的歧视，都要拿起法律武器，来保护好自己。

孕妈妈怎么吃工作餐

　　慎吃油炸食物。工作餐中的油炸类食物，在制作过程中使用的食用油难免不是已经用过若干次的回锅油。这种反复沸腾过的油中有很多有害物质，孕妈妈最好不要食用工作餐里的油炸食物。

　　拒绝味重食物。工作餐里的菜往往不是咸了就是油腻。孕妈妈应少吃太咸的食物，以防止体内水钠潴留，引起血压上升或双足水肿。其他辛辣、调味重的食物也应该明智地拒绝。

　　饭前吃个水果。为了弥补吃新鲜蔬菜不足，孕妈妈在午饭前半小时吃个水果，以补充缺乏的维生素。

爱心贴士

　　孕妈妈别忘了慎重选择饮料。健康饮料包括矿泉水和纯果汁，而含咖啡因或酒精的饮料则对孕期不利。

上班时带点什么零食

　　袋装牛奶。吃工作餐的职场孕妈妈需要额外补充一些含钙食物。把牛奶带到办公室饮用是个不错的选择。如果办公室没有微波炉加热，别忘了挑选的牛奶应该是经过巴氏杀菌消毒的。

　　水果。新鲜水果对孕妈妈好处多多。如果办公室清洗不方便，早上出门前清洗后，用保鲜膜包裹。

饱腹食物。可选择全麦面包、消化饼等粗纤维的面食。核桃仁、杏仁等坚果也不错，不仅体积小、好携带，而且含有孕妈妈需要的多种营养元素。

自制食品。自己动手，做出满足自我口味，并且携带、食用均方便的营养食品。

上班时早孕反应吃点什么

重质不重量。发生早孕反应的一段时期中，挑最有营养的食物吃，将营养缺乏的可能降到最低。

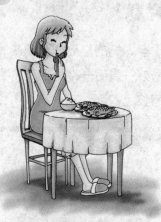

换个吃饭地点。公司的餐厅又吵又乱，影响了你的食欲，不妨将午餐带到办公室。吃的过程中放点轻松的音乐，尽可能创造一个舒适的进餐环境。

吃什么更有效。对不同的人来说，能够减轻妊娠反应的食物是不同的。各位孕妈妈要善于在工作餐中发现这样的食物。

爱心贴士

妊娠反应期间嘴确实会"刁"很多，可以不必强迫自己吃不喜欢的东西，但是也要注意不要只吃一两种东西，防止营养不良。

职场孕妈妈怎样着装好

在正常情况下，女性挑选一款合适的休闲职业装已经费尽心思。当她开始怀孕，随着宝宝逐渐成长挑选一款合适的服装将变成更艰巨的挑战。怀孕职业女性最重要的目标是想在办公室内维持其专业的形象。

然而，怀孕并不是放纵自己进入舒适的天堂而忽略形象。推荐怀孕职业女性选择剪裁精致、色彩职业化的服装——深中性色，如黑色、海军蓝，可

以将其与明亮或轻柔的色彩搭配。

> **☕ 爱心贴士**
>
> 即使是孕后期,还是可以通过一些小方法来让自己穿得更好看,自信的孕妈妈最美。

怀孕期间上班为什么要多拿一件外套

孕妈妈的基础体温偏高,上班的时候,特别容易出汗,为了防止感冒,身边最好一直带一件百搭的外套。遇到有风的环境,或者到外面透气,一定要注意披上衣服。

> **☕ 爱心贴士**
>
> 一件百搭的外套可以省掉需要应酬的孕妈妈不少麻烦,可以让你在怀孕期间也能得体应酬。

为什么办公室孕妈妈要准备一个小风扇

怀孕以后,基础体温会比一般人高,而且稍微一活动,就会出汗,不仅自己不方便,而且汗味还可能影响到周围的同事。

怀孕会使你的体温上升。如果你一直在出汗,你可以用湿毛巾擦拭身体或使用一些芳香剂,那会使你舒服一点。你还可以在桌子上装一个小小的电动风扇,凉风习习,可以让你的体温不会一个劲地往上升。

> **☕ 爱心贴士**
>
> 小风扇是指那种比手掌还小的袖珍风扇,这种风扇风小,不易伤害身体,也方便放置。

注意力无法集中怎么办

自从怀孕以来眼睛特别容易累，可是工作时经常要看电脑，眼睛很酸涩，注意力也没法集中，工作当中有时还会发生差错。

因为药用的眼药水对宝宝有影响，所以孕妈妈不能随便使用。工作一段时间，就应该休息一下，起来活动活动，不要等到累了再休息，在感到累之前预先休息是提高工作效率的好方法。

尽量让自己坐得舒适，也是要点之一。把办公室的椅子调到舒服的高度，在腰、背后放上舒服、颜色鲜艳的靠垫，不要弯腰驼背，头和身体要同电脑屏幕保持一定的距离，不要离太近了，保持正确的坐姿，那么眼睛也就不会容易觉得累了。

爱心贴士

孕妈妈可以使用一些不含药物、纯粹滋润性的眼药水。

老是想睡觉怎么办

特别在怀孕初期，容易疲倦，在某个时间特别想睡觉，这是很多孕妈妈常常会碰到的状况。没必要硬撑，想睡就睡吧，劳逸结合才能更好地工作，对肚子里的宝宝和自己的身体也是很有好处的，可谓一举三得。

孕妈妈可以选择在状态好的时段把一天中比较重要的工作完成掉，并把这个突然会觉得疲倦嗜睡的事情和上司及周边同事都讲一讲，尽量说得让他们感同身受，得到他们体谅之后就可以高枕无忧了。

爱心贴士

犯困的时候不要撑着，一方面对身体不好，另一方面对工作也没什么好处。

孕中期工作中应注意什么

妊娠中期对于孕妈妈来说是最好的时段,到了 13 周之后,胎盘形成了,宝宝正常生长发育,这时候子宫增大又不是特别大,所以孕妈妈正常的工作和生活受的影响不是很大。

孕 4 月:这一时期要注意增加营养,可以带些营养品在办公室里食用,也可以多备些水果。但要注意吃东西的时候,别影响工作。

孕 5 月:工作休息时可以做些轻微的运动,如活动脚踝、伸屈四肢等。如果你开始感到腰痛,就要注意不能一种姿势保持太久,或者采取不正确的姿势进行工作。

孕 6 月:注意工作间隙能适当休息一下,不要干长时间站立或一个姿势坐着的工作。如果感到疲劳,应该在工作间隙及时休息,哪怕几分钟也好,有条件最好躺下,尽量午睡就可以了。

专家叮咛

从怀孕 7 个月开始,孕妈妈就不应再值夜班。如果你所在的单位仍安排你值夜班,可以说明情况,征得理解,不要勉强从事。

孕妈妈不要参加哪些体力劳动

剧烈的全身振动和局部振动的作业,如用人力进行土石方作业和使用风动工具的作业,孕妈妈承受不了。

孕妈妈不要参加有跌落危险、距地面 2 米以上的高处作业,由于身体不便,一旦跌落孕妈妈和宝宝都会受到损害。

孕妈妈应禁止参加弯腰、攀高或下蹲的作业及电焊作业等,这些动作会损伤腹内的宝宝,引起流产。

孕妈妈劳动时不要摆动或推拉重的东西,以免引起流产或早产。

爱心贴士

如果从事上述工作,最好和单位协调进行掉换,如不能掉换,则应及早休假回家静养。

孕妈妈上班途中有什么要注意的

怀孕期间,许多孕妈妈还要到单位上班,在选择使用交通工具时需要学会保护自己和腹中的宝宝。

在怀孕初期和中期骑自行车,只要时间不太长,还是比较安全的。在妊娠后期,最好不要骑车,以防羊水早破。

乘坐公交车是最经济而且安全的选择,但乘车时间应该避开上下班乘车高峰,以免因为空气质量差而加重恶心的感觉。公交车后部比前部颠簸得厉害,所以应该选择前面的座位。

若是短距离驾驶孕妈妈可以自己开车,如果路况不好,放弃长距离的驾驶比较安全。

专家叮咛

孕早期和中期是可以骑单车的,但是要注意以下几点:

不要骑带横梁的男式自行车,以免上下车不方便。

车座上套个厚实柔软的棉布座套,调整车座的倾斜度,让后边稍高一些。

骑车时活动不要剧烈,否则容易形成下腹腔充血,容易导致早产、流产。

骑车时车筐和后车座携带的物品不要太沉。

不要上太陡的坡或是在颠簸不平的路上骑车,因为这样容易造成会阴部损伤。

在妊娠后期,最好不要骑车,以防羊水早破。

什么时候休产假

法律规定的正常生育产假的范围是产前 15 天到产后的 75 天,难产增加 15 天,多胞胎每多生育 1 个婴儿增加 15 天,晚育增加 30 天。

超过这个范围的,按病假计算,不过如果跟单位协调的话,也可以调整。

习惯性流产、体力劳动者或其他特殊情况的孕妈妈可以适当多休息一段时间。

> **爱心贴士**
>
> 身体没有问题的话,孕期适当工作是有好处的,既能缓解经济压力,对心情调节也大有好处,所以没必要早早就休假。

休产假前要做好哪些工作

即使单位已经知道你怀孕的事,但是休产假最好还是提前 1 个月左右通知相关人力部门,以方便单位对工作的交接进行妥善安排。休假前一定要把手头上能结束的工作早点结束,把交接的工作准备好。

另外,希望孕妈妈在休假之前,能够对病假期限、病假期间的工资和其他福利制度的规定作些了解,最好事先向人事部门咨询清楚。因为根据劳动部的相关规定,孕妈妈在病假期间的工资只能享受社会平均最低工资标准的 80%。孕妈妈应该事先心中有数,以免因为不了解情况与公司产生矛盾。

> **爱心贴士**
>
> 如果和单位因为休假的原因导致矛盾且不好解决,最好先以宝宝为重,平复心情,等休假结束再详细协商。

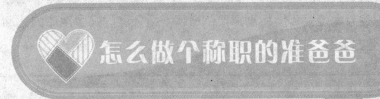

丈夫要怎样照顾关心怀孕的妻子

丈夫要做到在心理上关心怀孕的妻子。

丈夫要从生活上照顾怀孕的妻子。妻子怀孕，行动不便，加之为避免流产，有很多家务活不适合做，如买菜、洗衣服、晾晒衣服、高处存放东西，丈夫就要多分担一些家务。

丈夫要控制性生活，以便保胎。妊娠头3个月和后3个月，应禁止性生活，中间3个月可过性生活，但要注意温柔和节制。多做些爱抚性的夫妻生活。这不但可减轻妻子的负担，也有利于保胎。

> **爱心贴士**
>
> 妊娠不是妻子一个人的事，它需要一对夫妻互相关心、互相体贴；丈夫不要以为没有自己的事，而应该对怀孕的妻子精心照顾和诚挚关爱。

为什么什么都不让孕妈妈做也是错

生命在于运动！当孕妈妈运动的时候，宝宝同样也在运动！并且孩子今后的协调性、身体平衡的能力，甚至是体质的好坏，很大程度都取决于他在宝宝期孕妈妈的运动表现。

准爸爸极度关心孕妈妈的心情是可以理解的，可是一味地包活揽活，不

让孕妈妈做一丁点体力劳动的做法是不可取的。其实,孕妈妈活动过少,会导致体质变弱,不仅可增加难产的发生率,还不利于宝宝的生长发育。

而且过度饮食、少量运动还会促使宝宝体重增加过快,造成大体重儿,增加孕妈妈的分娩难度和施行剖宫产的概率。另外孕妈妈孕期体力活动过少,腹肌收缩力减弱,分娩时产力不足,这些都是过度保护的结果。

> ♨ **爱心贴士**
>
> 孕妈妈做运动、做家务的一个大前提,就是要做好保护,并且要不断根据孕期调整运动强度。怀孕前8周,要避免时间长、强度大的运动,户外散步、去不太拥挤的超市购物,都是缓解压力、锻炼身体的好方法。

在阳台或者屋子外面吸烟行不行

我知道吸烟对孕妈妈和宝宝都不好,所以我从来不在家中吸烟,实在忍不住的时候,我也只是躲到阳台上或楼下过过瘾,回到妻子身边的时候身上基本都没有烟味了。

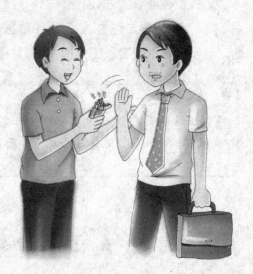

香烟发散,滞留在墙壁、家具、衣服甚至头发和皮肤上的有害微粒和气体,它们能被人体皮肤吸收。通风和污染程度的不同可能导致香烟的残留气味滞留数小时、数天甚至数月。即使你只是在室外吸烟,你们居室的空气和尘埃中还是能发现尼古丁。而且它们同样会通过孕妈妈的呼吸道进入血液,再经胎盘进入宝宝体内,影响宝宝的正常发育,容易发生流产、畸胎和低体重儿。

准爸爸为什么不要留胡子

特别是浓密的胡须，会吸附并收容许多病菌和空气中的污染物质，如苯、铅等。当准爸爸与妻子亲吻时，胡须中的污染物就会顺便进入妻子的呼吸道和消化道。这样，不仅会加大宝宝发育畸形的概率，还容易引起呼吸道或消化道的感染，从而不能保证宝宝能够正常地生长发育。

爱心贴士

准爸爸最好在妻子准备怀孕的前半年，就把胡须刮掉，妻子怀孕后，准爸爸更要注意经常刮胡须。

出行怎样保护孕妈妈的安全

出门时很多准爸爸会像往常一样，走在妻子的身后，很有"君子风度"。然而，大腹便便的妻子在人多的场合需要准爸爸的保护，走在来来往往的人群中时，准爸爸更多的时候应比妻子走得靠前一些，在前面侧身保护孕妈妈不被迎面走来的人群碰到。

如果大家都向同一个方向走，准爸爸还是应走得稍后些，保证后面的人不会挤到孕妈妈。

爱心贴士

出行的时候要避开高峰期，不要去一些拥挤的场所。

为什么要把电脑的音箱换成耳机

激烈、刺耳的音乐对孕妈妈和宝宝都会产生不好的影响。在这段时间里，准爸爸应该为妻子多选择一些轻快、柔和的音乐，也可以听一些经典优美的世界名曲，帮助孕妈妈放松精神，同时也是一种很好的胎

教。如果准爸爸实在放不下自己的这个爱好,即使有时听一听也应该尽量降低音量,或者干脆用耳机听吧!

 爱心贴士

> 除了自己的爱好以外,不妨和孕妈妈一起听听胎教音乐。

为什么不要轻易说宝宝是男是女的话

不管是真的特别在意宝宝的性别,还是出于好奇,准爸爸都不应该经常和妻子谈论这方面的话题。如果孕妈妈知道丈夫特别希望自己肚子里的宝贝是王子或者公主时,肯定是一个无形的压力。

有时,妻子主动试探丈夫:"你希望咱们的宝贝是男孩还是女孩呀?"模范准爸爸的回答应该是:只要是个健康的宝贝就好。

爱心贴士

> 一些年纪大的老人难免有重男轻女的思想,准爸爸在做好老人的思想工作的同时,最好也要劝说所有家人不要在孕妈妈面前提起这个问题。

准爸爸自己抑郁了怎么办

"孕期抑郁"已不再是孕妈妈的专利。有些准爸爸在这方面处理得很好,甚至不着痕迹;可是有些准爸爸,却会出现各种各样的心理障碍与抑郁情绪。

在对待妻子怀孕这件大事上,准爸爸如果能做个积极参与者,而非旁观者,那么,所谓心理或情绪上失调的状况,自然就不会发生或会减轻许多。

当然,孕妈妈扮演的角色也很重要,要记得与另一半坦诚沟通,让准爸爸清楚地知道在孕期这一特殊时间里,怎么做才会令自己感到开心舒服,而不是老要"猜猜看"。相信沟通能够改善彼此的心理状况。

怎样陪孕妈妈体检

尽量抽时间陪妻子去做每一次产检。每一次健康检查都会测量宝宝的发育程度，并且大夫会解答你们夫妻对宝宝的任何疑问。这种检查最激动人心的地方就是你可能有机会听到宝宝的心跳，还有超声波检测时，你可以从屏幕上看到还未出世的宝宝在活动翻身，这恐怕会成为你终生难忘的经历，一定不能错过。

目前很多医院的产前检查服务中都有这项内容——孕妈妈课堂，孕妈妈们在课堂里可以学到一些关于怀孕和分娩的必要知识，这种"课堂"也是欢迎准爸爸参加的，所以，你最好能于百忙之中抽点时间和爱妻一起去听课，一来学了知识，二来也是体现自己对爱妻心理支持的具体行动。

❤ 爱心贴士

要记住每次产检的时间，提前安排好，最好能亲自陪孕妈妈去医院。

怎样为孕妈妈准备良好的生活环境

要布置好温馨安全的居住环境。孕早期是胚胎神经系统发育的关键时期，容易受外界环境的影响。准爸爸可以把房间布置得温馨舒适一些，尽量避免环境中的各种有毒有害物质。

比如，孕前后尽量不要装修房子；家里带有辐射性的电器（电脑、微波炉、电冰箱等）尽量远离卧室；房间要多通风，保持空气新鲜；家电操作的工作丈夫要多承担一些，避免电磁辐射影响孕妈妈；尽量不要让妻子或在妻子旁边使用电磁辐射较强的手机打电话。

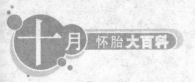

☕ **爱心贴士**

　　孕妈妈的卧室不要放太多绿色植物,晚上绿色植物会放出二氧化碳,对孕妈妈身体不利。

孕早期准爸爸可以陪孕妈妈做什么

　　调适好自己的情绪,让彼此都有愉快的心情。

　　带孕妈妈买一双舒适好穿且防滑的平底鞋。

　　孕妈妈怀孕到 3 个月时,陪她做产前检查,找好做产检及生产的医院。

☕ **爱心贴士**

　　孕早期孕妈妈的身体还看不出来什么变化,但是前 3 个月是十分重要的 3 个月,在安全上尤其要小心。

孕中期准爸爸可以陪孕妈妈做什么

　　带孕妈妈买孕妈妈装,若孕妈妈脚水肿、变大,要换一双合脚的鞋。

　　可以开始做胎教了,让宝宝听柔和的音乐,跟宝宝说话,提醒孕妈妈养成良好的生活习惯及饮食习惯。

　　可以规划一个轻松、安全的旅游。

　　陪孕妈妈参加产前孕妈妈教室,多了解孕期及生产知识。

　　给宝宝起名字。

　　孕妈妈可能出现乳房肿胀和妊娠纹,帮她按摩乳房,在她的肚子上擦乳液。

　　与其他父母交换育儿经验。

☕ **爱心贴士**

　　孕中期大多数准爸爸还在工作,但是千万注意多花点时间陪孕妈妈。

孕晚期准爸爸可以陪孕妈妈做什么

带孕妈妈买孕妈妈装，若孕妈妈脚水肿、变大，要换一双合脚的鞋。

继续做胎教，让宝宝听柔和的音乐，跟宝宝说话，提醒孕妈妈养成良好的生活习惯及饮食习惯。

参加产前孕妈妈教室，学习分娩呼吸法，认识生产预兆，了解生产过程。

不要外出旅行，因为此时行动不便，而且随时会生产。

若孕妈妈在上班，规划好请产假的时机。

若孕妈妈产后要上班，先找好保姆。

和医师、孕妈妈决定生产方式。

准备好待产用品、宝宝用品、宝宝房间。

让孕妈妈可以随时找得到，因为随时都可能会生产。

爱心贴士

孕晚期，孕妈妈的情绪会更容易变化，身边一直有个说话的人对平复心情十分重要。

准爸爸为什么也有妊娠反应

孕妈妈在怀孕头两三个月，多数都有些害喜，表现为恶心欲吐、头昏乏力、食欲不振等现象。这是怀孕后的正常生理反应。可有些丈夫在妻子怀孕出现妊娠反应时，也会发生类似的病，当妻子的妊娠反应过后，丈夫的病也随之好了。

这种现象经研究主要是心理因素造成的。医学家认为，妊娠伴随综合征是一种心理因素所致的神经症或身心疾患。其发病原因，主要是将为人父的喜悦、等待婴儿降生的焦虑、未来职责的惶惑、子女健康的忧虑等种种强烈的情感交织在一起，导致了丈夫的精神紊乱。

孕期性生活需要避孕吗

　　怀孕后有性生活不会再次怀孕。虽然不会再次怀孕,但需要注意的是,由于精液中含有大量的前列腺素,可使子宫发生痉挛,所以孕期性生活时最好采用避孕套。

🔍 专家叮咛

　　男性的精液中含有大量的前列腺素,性生活时可经女性阴道吸收,参与多种代谢活动,影响局部的循环,产生一系列反应。在女性受孕妊娠期,由于精液中的前列腺素可使孕妈妈子宫发生强烈收缩,故在性生活后不少孕妈妈可出现腹痛现象。如果性生活过于频繁,子宫经常处于收缩状态,就有导致发生流产的危险。

为什么怀孕后要减少对乳房的刺激

　　孕期过多地刺激孕妈妈的乳房、乳头,乳房、乳头会充血兴奋,容易引起子宫收缩,如果捏挤乳房及乳头,子宫收缩可能会更加明显。

　　当然短暂性的刺激引起子宫收缩从而造成早产的可能性很小,在正常的性爱中如果不是刻意而持续长时间地刺激乳头,不会有什么问题。但是如果长时间、反复多次、粗暴地刺激乳头,尤其是在怀孕早期或晚期,可能会引起子宫收缩,从而造成流产或早产。所以孕期不要过多地刺激乳房及乳头。

🔍 专家叮咛

　　女性在怀孕后,由于激素作用,致使乳房开始增大,充血明显。孕妈妈有乳房发胀甚至刺痛的感觉,乳头增大变黑,容易发生勃起。乳晕着色变黑,面积增大。此时,由于受到内分泌的影响,孕妈妈的乳房会很敏感,对爱抚的反应更加强烈。

准爸爸为什么要积极参与胎教

准爸爸在胎教中的作用也是不可忽视的。在某种意义上说，聪明健康的小宝宝诞生，在很大程度上取决于爸爸。

母爱是天生的，父爱则是需要培养的，孕妈妈和宝宝之间经历了十月怀胎，宝宝天生对孕妈妈就有亲近感，而准爸爸可以通过胎教，多和宝宝说说话，听听宝宝的心跳等。在宝宝出生前就和宝宝保持亲密无间的关系。

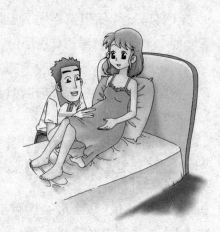

怎样帮孕妈妈做好胎教的准备工作

在妊娠期间，给予妻子合理的营养，如果在宝宝形成的关键时期（孕早期及中期）缺乏营养，会威胁宝宝的正常发育，尤其对脑的发育影响最大，还常常引起流产、早产、死胎、畸形。

孕妈妈所处的环境应力求安静舒适，不宜经常有强烈噪声刺激。光线要明亮柔和，搞好室内外卫生，防止感染疾病，防止烟雾污染，戒烟忌酒，节制房事，提醒妻子注意劳逸结合，适当做些家务和必要活动，忌偏激而过度保护。

此外，准爸爸应积极支持妻子为胎教而作的种种努力，并主动参与进来，如陪着妻子一同与宝宝"玩耍"，给宝宝讲故事，描述爸爸每天的工作及收获，让宝宝熟悉自己的爸爸低沉而有力的声音。

> **爱心贴士**
>
> 千万不要觉得自己笨手笨脚而把胎教的事情都交给妻子，只要你参与就是对她的鼓励。

给孕妈妈按摩要注意什么

孕妈妈多睡眠欠佳,若睡前按摩,有助松弛神经,酣睡入梦。

视个人需要,按摩身体各部位,15分钟便可。

宜在床上按摩,床褥软硬不拘,只要感觉舒服便可。

按摩时不一定使用润肤油,但若丈夫双手粗糙,宜涂些润肤油,避免按摩时弄痛太太的肌肤。

按摩时力度要稳定,不要时重时轻。

专家叮咛

切忌肚饿、肚饱或心情郁闷时按摩;怀孕头3个月及产前1个半月,按摩时力度不宜太强;身体某些部位,如乳房、腹部、背部、小腿肌肉及足踝等,都不要用力按摩;若孕妈妈有妊娠并发症或其他疾病,例如皮肤病、心脏病、哮喘及高血压等,都不宜按摩。

准爸爸要记住哪些关键的日子

较好受孕时间:11月～次年1月。即避开宝宝在寒冬或酷暑时节诞生。

容易受孕时间:下次月经前14天或两次月经中间的4～5天内,即排卵期及排卵前2～3天至排卵期后的1～2天。

早孕反应出现时间:一般受孕后40天左右开始。

首次检查时间:停经1个月内,或出现早孕反应时。

宝宝在母体内生长时间:40周,即280天。

预产期计算方法:末次月经的月份加9(或减3),日期加7。

产前检查时间:一般怀孕5～6个月,开始产前检查;6～7月每月1次;8个月后每半月1次;最后1个月每周1次;有特殊情况时更应检查,或听从医嘱。

自然流产发生时间：怀孕 5 个月以内，大多数发生在怀孕 3 个月内。

人工流产适宜时间：停经后 2 个半月内；7～9 周最适宜。

中期引产适宜时间：妊娠 16～24 周内。

自觉出现胎动时间：妊娠 16～20 周内。

胎动最频繁、最活跃时间：妊娠 28～34 周内。

过期妊娠超过预期天数：14 天。

产妇可以下床活动时间：顺产后 24 小时。

产妇可以轻微活动时间：产后 2 周。

产妇可以做一般家务时间：产后 5～6 周。

产妇身体完全恢复正常时间：产后 6～8 周。

产后可恢复性生活时间：6～8 周。

新生儿可以喂奶时间：出生后 30 分钟。

💕 爱心贴士

这些关键的日子最好做成一个表格贴起来或者在电脑上做个定时提示，以免错过了。

准爸爸要记住哪些关键的数字

孕妈妈洗澡适宜水温：42℃～43℃。

孕妈妈每周增加体重正常值：应少于 0.15 千克。

胎动正常次数：每 12 个小时 30～40 次，不应低于 15 次。

早产发生时间：妊娠 28～37 周内。

胎心音正常次数：每分钟 120～160 次。

新生儿出生后体重：正常 2500～3500 克。超过 4000 克为巨大儿，低于 2500 克为低体重儿。

婴儿头 3 个月体重增长值：平均每月 500～900 克。

儿童体重增长公式：

1～6 个月体重（千克）＝初生体重＋（月龄×0.6 千克）

7～12 个月体重（千克）＝初生体重＋（月龄×0.5 千克）

2～10岁平均体重(千克)＝年龄2＋7

凡体重超过25％,或低于25％的,都可认为不正常。

儿童生长增长标准:足月新生儿出生时,身长平均为47～58厘米,第一年增长约为25厘米,以后每年增加约5厘米。

身长计算公式:身长(厘米)＝(年龄×5)＋75

凡身长超过10％,或低于10％的,都可认为不正常。

> **爱心贴士**
>
> 孕妈妈往往把精力放在宝宝身上,就需要准爸爸对这些细节上的事情多关心了。

孕妈妈嫌自己变丑了怎么办

我的朋友是中学老师,她怀孕后期情绪沮丧,觉得自己像皮球一样站在讲台上十分丑陋。她丈夫对此觉得不可思议,因为他是那么为她自豪,常向同事炫耀太太的大肚子。

其实这是很正常的,面对肥胖、妊娠纹、举止笨重、气喘吁吁,当然会有人感到不快。你要告诉她,她非常漂亮。这些话也许像对牛弹琴一样不被她当真,但会使她心情舒畅。

> **爱心贴士**
>
> 很多孕妈妈使用乳液减轻妊娠纹,不要自作聪明地帮她抹,女性对于自己觉得不好看的部分十分敏感。

妻子分娩时准爸爸不知所措怎么办

在现实生活中,80％以上的准爸爸担心他们将不能履行自己的责任,尤其是当他们的妻子在生产时。他们担心妻子和孩子会出意外,看到妻子的痛苦却爱莫能助,有时走来走去却无所适从。这其实是件很正常的事情,几乎所有的准爸爸在"转正"之前都要自我折磨一番。在现实中,也确实有准爸爸在妻子生产期间昏倒！

　　如果你真的不忍看到妻子流血，可以暂时走出产房。这时不要理会你的恐惧心理，不妨多和其他准爸爸们交谈，谈谈工作，聊聊足球，放松一下。你会看到一个又一个准爸爸走出产房，笑着告诉亲人们："母子平安，她是个女孩。"接下来他还会告诉在一旁发抖的你："一切都好，没什么不适应的。"这些都会给你带来信心。

❤ 爱心贴士

　　医院走廊里浑浊的空气是焦虑的帮凶，你可以抽时间出去走走，或者到打开的窗户边上深呼吸几下。

⬤ 入院待产，准爸爸能做些什么

　　自己不要饿肚子，时刻保持充沛的精力。

　　陪她散步，或者让她靠着你，然后轻轻地摇晃身体。

　　如果可能，休息一下，伸展伸展肢体，做短时间的剧烈运动，或是冲个澡。

　　帮助妻子缓解紧张的情绪。

　　如果妻子不希望任何人碰她，或者只允许其中一个接生员碰她，就任她去，不要轻举妄动。

❤ 爱心贴士

　　如果你也感到筋疲力尽了，可以向接生员寻求帮助，他可能会建议你休息一下，喝点水，吃点东西，这样就可以恢复精力了。妻子看到后也会受到感染，感觉更有劲了。

⬤ 怎样拍摄宝宝出生的过程

　　拍摄整个迎接新生命的过程，包括剪断并结扎脐带、过磅、护士向产妇展示新生儿性别、护士填写出生卡片、给孩子脚上套辨别卡片、孕妈妈欣慰

的笑容等,作为日后珍藏的记忆。

准爸爸除非受到妻子鼓励,一般不要在娩出期录像,免得被责怪为"心猿意马"。产程进入"后产期"时,产妇心理已经放松,会对丈夫的"史料性拍摄"持配合态度。

在妻子开始分娩的那一刻,准爸爸不要打开摄像机。你可以将开始之后的这一过程拍下来,但宝宝出来以后,你也要压制住看回放录像的想法。

> **♥ 爱心贴士**
>
> 千万不要跟医生说等一等我要看看摄像是否成功等,妻子和医生都会觉得很难接受的。

准爸爸为什么不要指导孕妈妈呼吸或者用力

我们在电影里常常看到在产房的丈夫可以紧握妻子的手,在她耳边说一些鼓励性的话语。这样的场景发生在电视剧和电影里固然温馨,实际上,医生会禁止这种行为,因为这不宜于产妇生产,准爸爸记住了不要做。

由于孕妈妈在分娩时的听觉和嗅觉会比平时灵敏许多,所以无论是开门的声音还是你嘴里发出的声音都会影响到产妇的。由于这个原因当你坐下的话最好闭嘴,不要啰唆发出太多的噪声。

孕妈妈分娩的时候可以陪在旁边吗

各位从电视上一定常见到挂着"产房"牌子的房间前面,焦虑地走来走去,抽过的香烟乱七八糟地堆在烟灰缸内以等待宝宝诞生的准爸爸吧!此时准爸爸焦虑的心情真是不言而喻了。

其实现实并非如此,孕妈妈在生产的时候,准爸爸是可以随侍在旁,以帮助孕妈妈生产,并共同体会妊娠、分娩经验的。这种共同体验生命诞生之令人感动的瞬间,是人类生命中所体验到的最令人激动兴奋的时刻。

爱心贴士

准爸爸可以握住孕妈妈的手，这样可以缓和孕妈妈的紧张情绪。另外，在阵痛稍过后帮孕妈妈打气，让她发泄一下阵痛的痛苦，使孕妈妈感到宽心。

生产的时候为什么不要乱指挥和开玩笑

当看见医生在检查孕妈妈子宫口时，准爸爸最好不要自以为调节气氛，讲笑话，这会适得其反。特别是医生准备检查的时候，你不要叫孕妈妈做深呼吸。

准爸爸不要认为自己是世界上最有趣的人拼命地讲笑话，或者对孩子的生理开玩笑。例如，宝宝刚出生时皮肤比较黄，需要立刻送到护理室接受反黄灯光的照射，你还跟妻子开玩笑说"我们的孩子该叫小黄"等。

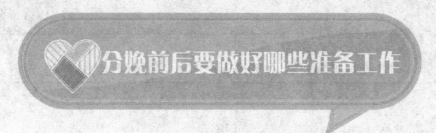

分娩前后要做好哪些准备工作

在预产期前最后几天都要做些什么

预产期前的准备工作宜早宜细，不应该抱着"车到山前必有路"的心理。

最好提前为入院生产作一些物质准备，如换洗的内衣、内裤，及加长加宽的卫生巾，或加药的卫生巾。还要准备一些鸡蛋、红糖、巧克力（生产时吃）、脸盆及洗漱用具。去医院时，还需带住院押金、孕期检查记录本、身份证。住院物品放在一起，随时都可以拿起去医院。

　　孕妈妈入院前的准备：确认住院必须的证件已放在包内；将入院必须带的物品放在包里；把放置包的位置告诉家人；安排好家里的事情；准备好出院时需要的大人和宝宝的用品；确认到医院的最佳路线；有人陪同的情况下行动，一有动静马上到医院报到。

临产在即，怎么吃才能吃得好

　　临产期间，因为宫缩的干扰及睡眠的不足，孕妈妈胃肠道分泌消化液的能力降低，蠕动功能也减弱，极易存食厌食。因此，孕妈妈最好不要吃不易消化的油炸或油腻食物。

　　可根据孕妈妈自己的爱好，选择蛋糕、面汤、稀饭、肉粥、藕粉、点心、牛奶、果汁、巧克力等多样饮食。机体需要的水分可由果汁、水果、糖水及白开水补充。孕妈妈既不可过于饥渴，也不能暴饮暴食，要少吃多餐。如果因频繁宫缩不舒服而不能进食时，孕妈妈也可通过静脉输入葡萄糖、维生素来补充能量。

🔍 专家叮咛

　　一旦进入正式分娩，孕妈妈切记不应再进食或饮水。

何时入院待产比较合适

　　如果是初孕妈妈，一般产程有 10 多小时，可以根据去医院的路途远近及交通条件，把握入院时机。

　　无并发症的孕妈妈，尚未临产不需提前入院待产。如有胎膜早破或阴道流血，不管是否临产应随时入院；如有宝宝生长迟缓、妊高征、胎位不正、妊娠合并肝炎、心脏病、肾炎、糖尿病等并发症或合并症的孕妈妈应根据医生意见决定入院时间；有剖宫产史的孕妈妈须于预产期前 2 周左右入院待产；如有胎动消失、胎心异常均应及时住院做进一步监护。

专家叮咛

如发现已经"破水"，都应立即到医院看急诊。去医院的途中，还要注意一定要保持头低脚高的平卧体位，以免羊水流出太多影响婴儿顺利产出。

孕妈妈入院要做哪些准备

在临近预产期2周时，孕妈妈随时要作好分娩的准备。具体要做的工作有如下几项：

注意休息。一般不能再从事体力劳动，包括繁重的家务劳动，最好预先开始产假。每天应有8小时的睡眠，并绝对禁止房事。要求能做到养精蓄锐，以保证分娩时有足够的体力。

保证足够营养。在这段日子里，必须多吃些营养价值高的食品，分娩时才能有足够的精力和体力。

每天用清水洗涤乳头，为哺乳作好准备。准备好孕妈妈及宝宝入院后的必须物品，以防届时手忙脚乱。

爱心贴士

给即将出世的宝宝准备好用品，如奶瓶、奶锅、包被、尿布、毯子、小褥子、小枕头、小摇床等，还要根据季节为宝宝准备好衣服。婴儿服要求用棉布料裁制，最好做成斜大襟式样，和尚领，不用纽扣，用带子，尿布最好用旧棉布裁制，要求柔软、吸水。

孕妈妈产前为什么会出现抑郁现象

据调查显示，有98％的孕妈妈在产前会出现抑郁现象，造成这种问题有多种原因。

城市女性大多是初孕妈妈，缺乏对生产的直接体验，心中不免焦虑。

怕宝宝畸形。虽然作过多次检查，但检查毕竟是通过机器和各种化验，

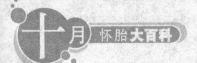

有些宝宝存在健康问题不能查出,孕妈妈对此焦虑,怕生个不健康的宝宝。

患有妊娠高血压综合征、妊娠合并心脏病等产前并发症的孕妈妈,由于自身健康存在问题,同时也怕殃及宝宝,因此也易焦虑。

由于到孕晚期各种不适症状加重,如出现皮肤瘙痒、水肿等不适,使心中烦躁,易焦虑,再加上行动不便,整日闭门在家,注意力集中到种种消极因素上,更加重焦虑。

担心宝宝出生后,自己的职业受到影响或家庭经济压力加大,而产生焦虑。

专家叮咛

由于怀孕中的不适会与日俱增,这时候可经由适度的运动来减轻压力,松弛肌肉,像散步、柔软体操,都是不错的选择。

如何战胜产前恐惧

作好分娩准备:对分娩隐约产生恐惧时,去学习一些分娩知识,并和家人一起为未出世的小宝贝准备一些必需品。这样,会使孕妈妈心情好转,对分娩从恐惧逐渐变为急切的盼望。

转移注意力:根据兴趣做一些转移注意力的事,如编织一件小毛衣、让丈夫帮助布置一个喜欢的居室、和丈夫一起去钓鱼、听优美的轻音乐。

经常去散步:这时,最适宜的运动莫过于散步。散步有利于血液循环和神经调节,可安定孕妈妈的神经系统,放松紧张与焦虑的心态,振奋精神。

增强做母亲的感觉:孕妈妈可常把丈夫的手放到自己的腹部,同他分享幸福;或与别的孕妈妈交谈;或翻阅书籍;或为胎宝宝出生做准备。

专家叮咛

这个时期的孕妈妈生怕宝宝畸形。因此,应避免让她们听到宝宝畸形、损伤及死亡的事情,避免对心理造成不良刺激。

临产前有什么征兆

子宫出现不规则收缩，孕妈妈会感到肚子隔一定时间就紧一次，越来越勤，这是开始临产的一个重要现象。

见红：子宫开始有规则收缩前后，阴道会流出一些混有血的黏液，这就是见红，医学上叫做产兆。

破水：绝大多数孕妈妈是在子宫口开全前后破水，少数孕妈妈可在开始临产前破水，所以，怀孕到月，阴道若是流出水样的东西（羊水）时，表示已经破膜，要开始临产了。

子宫底降低：在正式分娩前2周左右，孕妈妈会出现子宫底下降、腹部向前下部凸出现象，此时胎动较前减少，对初孕妈妈来讲，预示胎头已入盆固定，也预示经孕妈妈胎头入盆，或接近入盆。

若怀孕足月的孕妈妈，要随时注意临产的先兆，如出现其中之一，应及时到检查医院等待分娩，切勿等到大便胀感才到医院或找接生员。

专家叮咛

见红是由于子宫颈口逐渐扩张大，子宫颈里的黏液和子宫颈宫壁少量出血混合在一起形成的。血量不多，是开始临产的可靠现象，如果血量多，超过了月经量时，就要注意是否有产前出血（前置胎盘、胎盘早期剥离），要及时做进一步检查。

分娩方式通常有几种

分娩是一个很自然的生理过程，正常妊娠为280天左右（即40周），到了预产期前后就会"瓜熟蒂落"自然分娩，应该尽量减少择日分娩的发生，减少对孕妈妈的创伤。实际上，择日剖宫产于大人和宝宝都很不利，剖宫产中也可能遇到麻醉意外、脏器损伤、产后出血等，术后发生血栓、切口愈合不良等。

特别是对新生儿，提前剖宫产会使其发生硬肿症、呼吸窘迫综合征及缺

氧缺血性脑病等早产并发症。在宝宝今后的成长过程中,还会形成多动症和精神不集中等不良习惯。每一次剖宫产手术前,医生都会与孕妈妈及其家属谈话,详细告知手术的利与弊。单纯为了选择宝宝生日而做的剖宫产,弊大于利。

🔍 专家叮咛

　　如果一定要择日择时剖宫产,也要遵循一定自然规律,不是你想什么时候剖,就能什么时候剖。一般来说,总要在预产期前后几天。

孕妈妈应掌握哪些助产动作

　　首先要学习深呼吸。方法是在每次宫缩开始时进行一次腹部深吸气,直到一阵宫缩完毕后才将气呼出。孕妈妈在开始分娩后即可采用。

　　按摩法。用两手手指按摩下腹部皮肤,深吸气时,将两手移向中线,呼气时再将手向外侧按摩,按摩动作应与深呼吸动作相配合。

　　压迫法。阵缩时,用手或拳压迫自己觉得最不舒服的部位,如腹部、骶部或耻骨部等处,仰卧时可以自己用手压迫耻骨部或腰部。压迫骶部,则可侧卧。

　　进气法。宫口开全后,宫缩时使用腹压,深深吸一口气,然后下行而不吐出来,时间越长越好。憋气要在腹部,不要在喉头,类似排便时向下憋气的动作。憋气的作用是增加腹压。

　　随着宫缩的节律向下用力,帮助宝宝克服在产道中所遇到的阻力,顺利生产。

　　应注意的是,有早产迹象的孕妈妈不能练习。

自然生产究竟需要多长时间

　　自然分娩过程是从规律的子宫收缩开始,到宝宝、胎盘娩出为止,整个过程分为 3 个阶段,或称 3 个产程。

　　第一产程(宫颈开口期):从有规律的子宫收缩开始,到子宫颈口开全为主。初孕妈妈需要12~16小时,经孕妈妈需6~8小时。表现为子宫有规律地收缩(即阵发性腹痛),随着子宫收缩加强,子宫颈口逐渐开全。另外,还出现破水、阴道流血(俗称见红)等情况。

　　第二产程(宝宝娩出期):子宫颈口开全到宝宝娩出。初孕妈妈需1~2小时,经孕妈妈仅需半小时左右。子宫颈口开全以后,胎膜破裂,胎头下降到阴道口,随着孕妈妈用力向下屏气,腹部压力增高,胎头全部露出,接着胎体随之而下,婴儿出世,离开母体。

　　第三产程(胎盘娩出期):宝宝娩出后,一般在10~30分钟,胎盘也随之娩出,分娩到此结束。胎盘娩出后要检查是否完整,否则容易造成产后出血。

专家叮咛

　　初孕妈妈从宫口开放开始,需要14~18个小时,不会一直剧烈疼痛的。阵痛不剧烈时,可以和家人说说话,吃一些东西,睡得着的话就睡一觉,克服恐惧,转移注意力。

自然生产对孕妈妈和宝宝都有什么好处

　　相对于剖宫产,自然分娩的益处是显而易见的:

　　临产时有节律的子宫收缩、舒张,使宝宝的胸腔也发生有节律地舒张,从而使宝宝的肺得到锻炼,刺激宝宝的肺泡产生较多的磷脂物质,增加肺泡弹性,为婴儿出生以后的自动呼吸创造有利条件。

　　宝宝经妈妈产道,在挤压作用下可将在子宫内吸进的羊水及黏液挤压出来,因此能减少新生儿并发症。

　　经阴道分娩时,宝宝头部受盆底挤压易激起呼吸而高声啼哭。

　　阴道分娩可使产门扩张得很大,有利于孕妈妈产后恶露的排泄引流,产后子宫恢复得快。

分娩该如何用力

　　所谓的"用力",与单纯的"使劲"、"用劲"不同。用力形成的腹压若不能顺着产道的方向,就毫无意义。简单地说,就是必须和排便时的用力方法相同。

　　在分娩时将注意力集中在产道或阴道。收下颚,看着自己的肚脐。如果身体后仰,会使不上劲,收紧下颚,睁着眼睛冷静地看着自己肚脐的方向。

　　尽量分开双膝,如果腿往里收,宝宝就不容易娩出,所以要有意识地尽量分开双膝,脚掌稳稳地踏在脚踏板上,脚后跟用力。紧紧地抓住把手,像摇船桨一样朝自己这边提起。

　　背部紧紧地贴在床上,用力的感觉强烈时不能拧着身体,背部不要离开产床,只有紧紧地贴住才能使得上劲。不要因为有排便而感觉到不安,或者觉得用力时姿势不好看觉得不好意思,只要尽可能配合医生的要求做,大胆用力才能达到最佳效果。

什么是拉梅兹呼吸法

　　拉梅兹分娩呼吸法,通过对神经肌肉控制、产前体操及呼吸技巧训练的学习过程,有效地让孕妈妈在分娩时将注意力集中在对自己的呼吸控制上,从而转移疼痛,适度放松肌肉,能够充满信心地在分娩过程发生产痛时保持镇定,以达到加快产程并让婴儿顺利出生的目的。

■ 第一产程第一阶段

子宫收缩时,闭口吸气,用鼻以最大幅度深吸一口气,吸气的时候腹部鼓起,然后用嘴巴缓慢吐气,腹部渐渐自然收缩。该呼吸法每分钟做 6～9 次。该呼吸法需要每天练习。

■ 第一产程第二阶段

此时还是使用腹部深呼吸法,但是要随着宫缩的力度和节奏使用不同的呼吸频率,而且要注意每次吸入和呼出的量要一致,比如:吸气(1－2－3－4),呼气(1－2－3－4);吸气(1－2－3),呼气(1－2－3);吸气(1－2),呼气(1－2);吸气,呼气;吸气(1－2),呼气(1－2);吸气(1－2－3),呼气(1－2－3);吸气(1－2－3－4),呼气(1－2－3－4)。具体呼吸的节奏要根据宫缩的情况自行调节。宫缩的同时还可以用双手在腹部由内向外轻轻按摩,按摩的节奏也要与呼吸的节奏一致。该呼吸法需要每天练习。

■ 第一产程第三阶段

先用腹部深呼吸法吸气、呼气 3 次,第四次吸气时,屏住呼吸,用 4～5 分力气(不要用全力)像解大便一样往下用力,3～4 秒钟后吐气。2 次宫缩间仍要作进行式放松。该呼吸法到 37 周后再开始练习。

■ 第二产程第一阶段

宫口全开后,助产师会指导孕妈妈用力:两手抓紧产床旁边的扶手像举哑铃一样,两脚掌蹬在产床的脚蹬上使劲往下蹬,同时大口吸气,然后屏住呼吸用全力像解大便一样往下推,直到屏不住时才换气,换气时要快,以免肌肉完全放松,胎头回缩太多,然后再屏气,用力,换气……每次宫缩有 3 次用力的机会,如果用力得当,可以大大加速宝宝娩出的速度。该呼吸方法不必在产前练习。

■ 第二产程第二阶段

胎头出来后,为了防止宝宝身体娩出过快导致孕妈妈会阴的剧烈撕裂,助产师要求孕妈妈"不要用力"或"缓慢、减轻用力",此时孕妈妈就可根据指

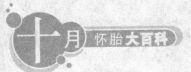

示做哈气运动(如同喘息方式的急速呼吸)或是用4～5分力轻轻往下推。该呼吸方法不必在产前练习。

> 🔍 **专家叮咛**
>
> 孕妈妈应该及早学习拉梅兹分娩呼吸法,并能够熟练掌握,以便在分娩中合理利用。

为什么自然生产的宝宝更聪明一些

很多人在争论是剖宫产生的宝宝聪明还是自然分娩的宝宝聪明。许多人认为,剖宫产的宝宝比阴道分娩所生的宝宝更聪明,理由是手术产的宝宝不受挤压,不会有脑部缺血、损伤等情况的发生。

其实,正常分娩时,虽然宝宝头部会受到挤压而变形,但一两天后即可恢复正常。宝宝受压的同时,也是对脑部血管循环加强刺激,为脑部的呼吸中枢提供更多的物质基础,出生后容易激发呼吸而呱呱啼哭。此外,胎头经过子宫收缩与骨盆底的阻力,可将积存的宝宝肺内以及鼻、口中的羊水和黏液挤出,有利于防止吸入性脑炎的发生。这些都是剖宫产所不及的。

> 🔍 **专家叮咛**
>
> 分娩的方式还是听从医生的意见为好,不要因为一些传闻,比如怎样宝宝更聪明等而固执己见。

无痛分娩真的可以做到无痛吗

我们通常所说的"无痛分娩",在医学上其实叫"分娩镇痛",是用各种方法使分娩时的疼痛减轻,甚至使之消失。

无痛分娩的无痛也只是相对的,因为分娩时用的麻醉剂用量很小,所以孕妈妈仍然能感觉到宫缩的存在。无痛分娩只是设法让疼痛变得可以忍受一些而已。其实,孕妈妈的精神状态若处于紧张、恐惧、焦虑、信心不足之中,也会增加对疼痛的敏感度,因此,孕妈妈做好精神上的准备,也是减轻疼痛感的一个好方法。

专家叮咛

现在很多广告宣传某些医院的无痛分娩,其实只是一种宣传手段,不要轻易相信,选择生育的医院还是选择那些有资质、条件好的大医院为宜。

无痛分娩有不良影响吗

目前的研究尚未发现无痛分娩对宝宝有不良影响。但无痛分娩是一种麻醉技术的应用,孕妈妈要承担一定的麻醉风险。硬膜外分娩镇痛的一般并发症如低血压、头痛比较轻微,严重威胁生命的并发症比较少见。而且整个分娩过程中都有妇产科医生与麻醉科医生共同监测孕妈妈的情况。总体来说,硬膜外镇痛对孕妈妈和宝宝的安全性还是值得肯定的。

如孕妈妈的血压特别高、宫腔内有感染或存在宝宝缺氧等情况则不适合进行无痛分娩。若孕妈妈患有心脏病、药物过敏史、腰部外伤史,应首先咨询医生。

专家叮咛

无痛分娩使用麻醉药的量连剖宫产的 1/10 都不到,所以无痛分娩比剖宫产要安全得多。

什么是剖宫产

剖宫产是在分娩过程中,由于孕妈妈及宝宝的原因,无法使宝宝自然娩出,而由医生采用的经腹开子宫取出宝宝及其附属物的过程。

剖宫产的优点是不必经历分娩阵痛,产道不会裂伤,没有难产的忧虑,手术指征明确,麻醉和手术一般都很顺利。如果施行选择性剖宫产,于宫缩尚未开始前就已施行手术,可以免去孕妈妈遭受阵痛之苦;腹腔内如有其他疾病时,也可一并处理,如合并卵巢肿瘤或浆膜下子宫肌瘤,均可同时切除;

对已有不宜保留子宫的情况,如严重感染、不全子宫破裂、多发性子宫肌瘤等,亦可同时切除子宫;由于近年剖宫产术安全性的提高,许多妊娠并发病和妊娠合并症的中止妊娠,临床医生选择了剖宫产术,减少了并发病和合并症对母子的影响。

缺点是可能会有大出血或麻醉的危险,比较容易产生血栓,造成生命危险或术后伤口感染、化脓等。

专家叮咛

剖宫产需要一定的手术指征才能在医生的指导和建议下进行手术,孕妈妈及家属不要擅自选择剖宫产。例如一些孕妈妈认为剖宫产快捷方便、利于身材的恢复、避免阴道松弛等而选择剖宫产,其实这些想法是不正确的,如果能够自然分娩,是最好的生产方式。

剖宫产有什么不利之处

剖宫产的缺点:

剖宫生产手术对母体的精神上和肉体上都是个创伤。

手术时麻醉意外虽然极少发生,但有可能发生。

手术时可能发生大出血及副损伤,损伤腹内其他器官,术后也可能发生泌尿、心血管、呼吸等系统的合并症。

手术中即或平安无事,但术后有可能发生子宫切口愈合不良、晚期产后流血、腹壁窦道形成、切口长期不愈合、肠粘连或子宫内膜异位症等。

术后子宫及全身的恢复都比自然分娩慢。

再次妊娠和分娩时,有可能从原子宫切口处裂开,而发生子宫破裂,如果原切口愈合不良,分娩时亦需再次剖宫,故造成远期不良影响。

剖宫产的新生儿,有可能发生呼吸窘迫综合征。

专家叮咛

剖宫生产在孕妈妈和宝宝的死亡率及罹病率,皆较阴道生产为高,所以一般能自然生产的,医生都会建议你自然生产。

哪些情况医生会建议剖宫产

出现以下情况的一种或几种，一般医生会建议使用剖宫产：

骨盆狭小或畸形。

软产道（子宫、宫颈、阴道）肿瘤或严重瘢痕阻碍胎头下降。

宫缩乏力，经过处理无效者。

胎位不正，如横位、臀位、面先露、高直位、胎头倾势不均等。

前置胎盘、胎盘早剥。

先兆子宫破裂。

瘢痕子宫，包括前次剖宫产史和做过子宫肌瘤剜除术者。

巨大宝宝。

高龄初孕妈妈，年龄在35岁以上者。

重度妊娠高血压综合征或有其他严重合并症，如心脏病等。

宝宝宫内缺氧，为了挽救宝宝生命者。

多年不孕或有不良产史者可适当放宽剖宫产指征。

专家叮咛

新生儿体重超过4000克称为巨大儿。通常估计宝宝体重在4000克以上的孕妈妈医生都会建议她们采用剖宫产。采取剖宫产较安全，如经阴道分娩常会发生难产、肩部难产和宝宝外伤。

剖宫产会有后遗症吗

相对于自然分娩，剖宫产属于手术的范畴，也有无法忽视的后遗症。最表象的就是腹壁明显的手术瘢痕。此外，剖宫产后大出血、切口和阴道感染、盆腔炎、肠粘连等都是不容忽视的后遗症状。

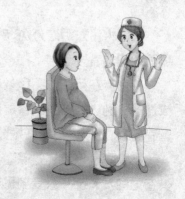

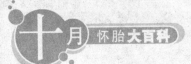

对于宝宝来说,由于分娩时剖宫产的新生儿没有经过产道的挤压,肺内大量的液体残留会导致湿肺,并易患肺部感染。现有大量的资料表明,剖宫产儿易出现统合失调及易患多动症。

剖宫产后羊水栓塞。羊水内容物进入母体血循环形成栓子,堵塞肺血管而引起的一系列病理变化,导致孕妈妈休克、出血、肾功能衰竭或骤然死亡,死亡率高达80%。

剖宫产时孕妈妈怎样配合

剖宫产是切开子宫娩出宝宝及其附属物的方法。为使手术顺利进行,母婴平安,在剖宫产时,孕妈妈的配合是非常重要的。

孕妈妈应放松紧张心情,随着麻醉方法的改进及手术前后护理的改善,剖宫产的危险性及并发症大大减少,可以说剖宫产是快速、安全、简单、无痛的分娩方式,但也不能滥用剖宫术。

手术前应排空大小便。

手术时要听从手术者的指挥。如局部麻醉后有什么不适感,要真实及时告诉医生,以便针对处理,手术中孕妈妈切忌大喊大叫。一般手术时间为30~60分钟。

剖宫产的孩子真聪明吗

通过大量对阴道分娩、剖宫产两类产儿的智力发育调查说明,两者并无显著的智力差异。

剖宫产在目前的医疗条件下虽然是安全的,但也给做妈妈的和孩子造成许多不利,如出血多、容易感染,还可能在日后发生肠粘连,而且在子宫上留有瘢痕,对以后再次妊娠分娩带来麻烦。

不管是剖宫产还是阴道分娩,只要宝宝不发生缺氧、窒息或颅脑损伤,其智力的发育都不会受到影响。

另外，据统计剖宫产婴儿发生呼吸窘迫综合征、吸入性肺炎的比率明显高于自然分娩的婴儿，同时还增加了婴儿感染的机会，使之患病率增加。

为什么做剖宫产的孕妈妈越来越多

随着剖宫产手术的安全性大大提高，加上剖宫产时间大大短于阴道分娩，术中采用硬膜外麻醉，孕妈妈很少感到疼痛，使孕妈妈和家属乐意接受这一手术。

现在社会对分娩的要求越来越高，孕妈妈及家属对分娩的要求是对孩子好，又要孕妈妈生得快，痛苦小，有利于体形的恢复。另外，剖宫产不太复杂，大多数医师都可以完成。

随着现代医学的发展，产前监护手段越来越多，原来无法发现的宝宝异常情况，得以发现，也成了剖宫产指征之一，如脐带绕颈。

剖宫产是为了尽可能减小分娩危险而采取的一种不得已的方法，如果可能的话，还是建议尽量采用顺产。

剖宫产后再孕是否可以自然分娩

对于剖宫产后再次妊娠的病例，如果已达足月妊娠，分娩方式的选择应该慎重，不要只看距离上次剖宫产的时间是否2年以上，只有符合以下条件的时候，才可以在严密监护产程的情况下给予试产：

距离上次手术时间大于2年才开始妊娠的。

上次剖宫产为子宫下段，超声波显示子宫下段前壁完好无损，无薄弱区。

无胎位不正。

前次剖宫产指征不复存在，也未出现新的指征，或者曾经有过足月阴道顺产史。

无其他产科合并症或并发症。

先露入盆情况良好,无头盆不称,骨盆及产道情况良好,估计短时间内可以结束分娩,试产过程中产程进展顺利。

专家叮咛

剖宫产后再生育,2年后最安全。因为剖宫产后子宫壁的刀口在短期愈合不佳。过早地怀孕,由于宝宝的发育使子宫不断增大,子宫壁变薄,尤其是手术刀口处是结缔组织,缺乏弹力。新鲜的瘢痕在妊娠末期或分娩过程中很容易胀破,而造成腹腔大出血甚至威胁生命。

剖宫产更容易保持身材吗

很多人认为剖宫产可以保持体形,其实不是。妊娠分娩过程不会改变女性的骨骼形态和结构,人体的骨性框架不会因为妊娠而变化。

由于顺产后可以很早进行活动和相应的恢复性锻炼,而剖宫产后由于腹部切口存在,孕妈妈活动较晚,一些相应的恢复性锻炼也要滞后,所以更不易及早减重。

由于妊娠造成的体内水分增加而导致的体重增加,无论顺产还是剖宫产都会一样随着褥汗和尿液的排出而自动减少,与分娩方式并不相干。

专家叮咛

一些孕妈妈担心自然分娩后会造成阴道松弛,影响将来的性生活。其实,在孕期由于孕激素的作用,阴道黏膜、肌纤维的弹性明显增大,为宝宝娩出和产道扩张作好准备。分娩后激素水平逐渐恢复正常,阴道黏膜和肌层也逐渐恢复正常的紧张度,产后通过提肛运动,也会促进阴道紧张度的恢复,不会影响性生活。

高龄孕妈妈分娩比一般孕妈妈多出哪些风险

高龄孕妈妈,是指年龄在35岁以上第一次妊娠的孕妈妈。

一般来讲,高龄孕妈妈的宝宝宫内发育迟缓和早产的可能性较大。

高龄孕妈妈最容易发生产程延长或难产。

孕妈妈本人发生各类并发症的危险性大为增加。

极容易致宝宝滞留宫内引起宝宝窘迫症。

专家叮咛

> 高龄初孕妈妈及其家人,切不可麻痹大意,应具有务实的态度,根据自身情况,采取特定的对策,做到防患于未然。

高龄孕妈妈产前应特别注意些什么

高龄孕妈妈自妊娠 32 周以后就不宜再工作。这个时候,孕妈妈的心脏、肺脏及其他重要器官必须更辛苦地工作,且对脊柱、关节和肌肉形成沉重的负担。此时,应尽可能让身体休息。

高龄孕妈妈更应注意孕期心理卫生。有些高龄初孕妈妈自确诊怀孕后,就忧心忡忡,担心分娩时会出现问题,这种不良心理对孕妈妈和宝宝都很不利。在现代医疗条件下,只要孕妈妈积极与医生配合,听从医生指导,完全可以平安分娩。

专家叮咛

> 如果是头胎的话,在临产将近时,应提前住入医院妇产科,具体提前 1 周或两三周,应视个人情况而定,切实做好产前监护,必要时及早行剖宫产较为安全。

为什么高龄孕妈妈多采用剖宫产

从客观来说高龄初孕妈妈的身体机能明显不如二十几岁的孕妈妈,自然生产困难大、产程长,而且不排除婴儿窒息的可能。同时,由于高龄孕妈妈怀孕比较困难,多数又只生 1 个,所以真正能够坚持自然分娩的就只能占到 10％了。

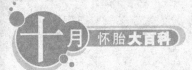

女性年龄增长子宫肌层退化,肌层中的裂隙接连减少,这种生理改变使得分娩过程中神经冲动传递减少,肌肉收缩减弱,可能难以产生有效宫缩而造成宫缩无力。

高龄初孕妈妈并发症如妊高征发病率增高,在医疗条件差的地区,由于孕期医疗保险防护差,使得阴道分娩安全系数下降。

对于临床产科医师来说,高龄初孕妈妈经阴道助产分娩的技术水平要求极高,因而大多选择对孕妈妈实施剖宫产分娩。

专家叮咛

不少高龄初孕妈妈对阴道分娩缺乏信心,害怕经阴道分娩失败后再行剖宫产,所以在产前调节好心理很重要。

高龄孕妈妈一定要剖宫产吗

判断孕妈妈是采取顺产还是需要剖宫产的三大标准为:产道是否正常,宫缩力量是否足够,宝宝大小是否正常。如果以上3点都没有问题,即使是高龄孕妈妈,也完全可以自然分娩。

高龄孕妈妈选择何种分娩方式,应根据孕妈妈自身情况来定,如果孕妈妈处于无妊高征等并发症、分娩发生后宫缩良好、宝宝位置正常情况时,最好是以阴道助产分娩为主。如果孕妈妈状况差,就应该选择好时机采用剖宫产术终止妊娠,以提高母体的生命安全性。

专家叮咛

高龄孕妈妈如果想顺产的话,可以针对产道、宫缩力量、宝宝大小三方面在饮食、运动上及早进行调理。

什么是会阴侧切

出现以下情况时,医生会建议采取会阴侧切。

会阴弹性差、阴道口狭小或会阴部有炎症、水肿等情况，估计宝宝娩出时难免会发生会阴部严重的撕裂。

宝宝较大，胎头位置不正，再加上产力不强，胎头被阻于会阴。

35岁以上的高龄孕妈妈，或者合并有心脏病、妊娠高血压综合征等高危妊娠时，为了减少孕妈妈的体力消耗，缩短产程，减少分娩对母婴的威胁，当胎头下降到会阴部时，就要做侧切了。

子宫口已开全，胎头较低，但是宝宝有明显的缺氧现象，宝宝的心率发生异常变化，或心跳节律不匀，并且羊水混浊或混有胎便。

如果出现以上这种情况，千万不要迟疑，应该尽量配合医生，尽早实行侧切。

专家叮咛

怀孕期间应稍加控制饮食，避免宝宝过大，并养成运动的好习惯，不但可以使产程较为顺利，也可以减少会阴被切的概率。

健康孕妈妈能用催产针吗

催产针如应用恰当，确有催生作用；但使用不恰当时，对孕妈妈和宝宝都不利，严重时可威胁生命。因为：

催产素可使子宫收缩过强或不协调，使宝宝在子宫内缺氧窒息。由于宫缩不协调，不但不能使分娩加快，反而使分娩停顿。

催产素可引起子宫破裂，当胎位不正或骨盆狭窄时，用了催产素后，即使子宫收缩很强，但由于骨盆小，胎位不正，宝宝还是无法通过产道，而最后导致子宫破裂，严重者甚至可能母子双亡。所以催产针一定要在医生指导下使用。

哪些孕妈妈可能会发生难产

产力：正常的宫缩有一定的节律性，并且临近分娩时逐渐增强，宫缩不

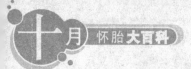

论是过弱还是过强,都有可能造成难产。

产道:如果在产前检查中发现产道(骨盆大小、形状及软产道)有问题,一定要提前入院,择期进行剖宫术。

宝宝情况:如果宝宝在孕妈妈子宫中的位置不正常,如臀位、横位等,或是宝宝在宫内生长发育得过大,以及有联体宝宝和畸形儿等,都会造成难产的发生。

孕妈妈的心理:如果孕妈妈对分娩中所要面临的挑战没有心理准备,或是对分娩过程过度恐惧,不能很好地配合医生,也会造成难产。

专家叮咛

难产的发生先天因素占一小部分,主要还是靠孕妈妈定时检查、调整好心态来避免。

难产和情绪有关吗

恐惧情绪可以通过中枢神经系统抑制子宫收缩造成宫缩无力,导致产程延长。

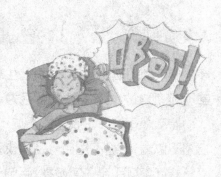

紧张情绪引起交感神经－肾上腺素系统兴奋,引起儿茶酚胺大量释放,使外周动脉阻力增加,血压增高,宝宝缺血缺氧,造成宝宝宫内窘迫。

孕妈妈的情绪稳定程度是影响难产的一个重要因素。据研究,情绪不稳定的孕妈妈的难产率高于情绪稳定的孕妈妈,往往产程较长或伴有不规则的宫缩。

爱心贴士

孕妈妈生宝宝有"三怕",怕疼、怕出血、怕难产。这"三怕"其实都是因为不了解分娩知识造成的,参加一些学习班,和有生育经验的孕妈妈们一起聊聊天,了解了分娩的过程,恐惧心理自然就消失了。

什么是早产，哪些情况会引起早产

在正常情况下，宝宝都在280天左右(即38～42周)降生,称为足月产。据世界卫生组织制定的定义,在怀孕29～37周发生的分娩为早产。约30％的早产无明显原因,大多数早产常见诱因有:

孕妈妈方面:合并子宫畸形(如双角子宫、纵隔子宫)、子宫颈松弛、子宫肌瘤。

合并急性或慢性疾病,如病毒性肝炎、高热、风疹等急性疾病;心脏病、糖尿病、严重贫血、甲亢、高血压等慢性疾病。

并发妊娠高血压综合征。

吸烟、吸毒、酒精中毒、重度营养不良。

其他,如长途旅行、气候变换、居住高原地带、家庭迁移、情绪剧烈波动等精神体力负担;腹部直接撞击、创伤、性生活或手术操作刺激等。

宝宝胎盘方面:前置胎盘和胎盘早期剥离;羊水过多或过少、多胎妊娠;宝宝畸形、胎死宫内、胎位异常;胎膜早破、绒毛膜羊膜炎。

爱心贴士

很多准爸爸孕妈妈出生的时候因为当时营养条件和医疗条件,可能是早产儿,就会担心自己的孩子会不会也成为早产儿。不用担心,早产和遗传因素无关。

如何预防早产

预防早产,孕妈妈自己注意是预防早产的关键,在妊娠28周后孕妈妈不应做不利于宝宝的事情,避免早产的发生。

孕期应加强营养,避免精神创伤,不吸烟,不饮酒,避免被动吸烟,绝对禁止性生活。一旦出现早产迹象应马上卧床休息,并且取左侧位以增加子宫胎盘供血量;有条件应住院保胎;积极治疗如糖尿病、贫血、高血压等急慢性疾病。定时孕检,一旦发现有早产的危险,前往有新生儿加护中心的医院

生产,以减少早产儿转送所造成的体温降低、呼吸窘迫等并发症。

预产期已过，还没有分娩怎么办

　　预产期过得越久越可能会增加诸多围产期并发症。所以一般过了预产期 1 周左右,医生都会建议孕妈妈住院定期密切监测宝宝健康状况。

　　过了预产期,宝宝面临的最常见的问题是胎盘老化。胎盘的物质交换和传输能力下降,会直接影响对宝宝的供氧和营养物质输送,致使宝宝处于慢性缺氧和营养不良状态。此外,宝宝对临产时子宫收缩产生的压力不易耐受,易发生窒息而死亡。

　　过期生产对孕妈妈也有害。此时宝宝颅骨变硬,顶骨隆突凸起,囟门变小,在临产期胎头适应产道的变形能力减弱,致使孕妈妈并发症显著增多,最常见的就是难产率增加。

孕妈妈分娩痛苦的因素有哪些

　　孕妈妈生产过程中的阵痛是一种完全正常的自然现象,但每个孕妈妈情形不同,在生产过程中痛苦的感觉也各不相同。分娩阵痛与孕妈妈的心理准备、年龄、身体条件、社会地位、经济状况、分娩时间和分娩姿势具有密切的关系。

对分娩阵痛有思想准备的孕妈妈，疼痛感要弱于对分娩阵痛无思想准备的孕妈妈。后者由于无心理准备，阵痛会引起其心情紧张不安、焦虑抑制。

年轻的初孕妈妈的疼痛感比年龄较大的孕妈妈弱。

超体重的肥胖孕妈妈，通常不堪忍受分娩阵痛。有痛经史的孕妈妈在分娩时更易感到痛苦疲劳。

平时娇生惯养的孕妈妈在分娩时的疼痛感要强得多。社会地位低下、从事体力劳动、经济条件较差的孕妈妈分娩时的痛苦要少得多。

晚上生产的孕妈妈疼痛感、紧张感小于日间分娩者。

分娩初期保持坐姿或立姿的孕妈妈所感受到的痛苦往往轻于完全卧姿分娩孕妈妈的感觉。

胎膜早破的孕妈妈的痛苦要大于产前胎膜完好无损者。

多胞胎如何分娩

多胞胎的分娩方式主要取决于宝宝在子宫内的姿势，但是由于多胞胎的特殊性，为了降低危险，多胞胎分娩多会实施剖宫产。

多胞胎除了早产外容易出现胎位不正、脐带脱垂、胎盘剥离、脐带结等原因引发的宝宝窒息、产后大出血等。而且多胞胎在即将分娩时，宝宝处于活跃状态，相互拥挤容易造成宝宝脐带缠绕或胎盘紧缩，严重时会威胁到宝宝的生命。

爱心贴士

怀多胞胎的孕妈妈，产前应摄取足够的养分，有适当的饮食，能节制运动，注意预防贫血，特别是在妊娠第 30～36 周时要多加注意，才可避免引发早产或增加其他的危险发生。

有子宫肌瘤还能自然分娩吗

要看子宫肌瘤在前壁的什么位置,若是靠近宫底,大多数妊娠合并子宫肌瘤多能自然分娩,不要急于干预。

但由于肌瘤的存在,影响子宫收缩,可引起子宫收缩乏力,致产程延长、产后流血等。患者及接产者要做到心中有数,提前作好准备,仔细观察产程,在产程中如出现孕妈妈及宝宝的异常情况,应适当放宽剖宫产指征。产前备血,以预防产后流血。

若是靠近子宫下端,那要看肌瘤有多大。如果一切正常,最好选择自然分娩,如较大的肌瘤使胎位异常,出现臀位、横位等,阻碍宝宝下降,应剖宫产结束分娩。

专家叮咛

剖宫产时是否同时切除肌瘤或切除子宫,需根据肌瘤的大小、部位和患者具体情况而定。

宫颈糜烂会影响分娩方式吗

如果在怀孕前就有宫颈糜烂,怀孕后,由于激素的变化,糜烂常常加重。偶尔出现的黄色黏稠白带都是免疫低下的表现。

宫颈糜烂一般不会影响到肚子里的宝宝,对分娩方式也没什么影响。没必要一定要破坏生理解剖结构,使人体组织受到永久伤害。

如果出现这种情况,建议不要急于用药,多观察一段时间,如果没有缓解再咨询一下医生。

专家叮咛

宫颈糜烂不是导致宫颈裂伤的主要原因,宫颈裂伤主要是由生产过程当中子宫的收缩快慢导致的,还有宝宝出头的时候造成,重度宫颈糜烂不是剖宫产的手术指征。

发生早破水是什么原因

骨盆狭窄、骨盆畸形及胎位不正等,先露部不入盆时不能占据整个骨盆腔,前羊水囊所受的压力不均匀,容易发生胎膜早破。

羊水过多、双胎或多胎妊娠时宫腔内压力增高,过度疲劳或突然性的强烈子宫收缩,使宫腔内压力猛然升高,挤向宫颈方向,致使胎膜早破。

外伤。如勉强进行外转术或腹部受外伤以及性交等,也可引起胎膜早破。

孕妈妈营养不良或有阴道炎症,可引起羊膜囊炎,脆性增加,容易发生胎膜早破。

专家叮咛

胎膜早破可以并发脐带脱垂、宫内感染、早产及难产,所以,发生破水后应立即平卧,以防脐带脱垂。破水后12~24小时尚未临产,可用抗生素预防感染。破水超过24小时,已达孕38周者,可考虑引产。破水后要严密观察宫缩、胎心、产程以及体温等,以保母子健康。

什么是胎位，什么是正常胎位、异常胎位

胎位即胎方位,是指宝宝先露部指示点与骨盆的关系。也就是说,如果宝宝先进入盆腔的是胎头,那就是头位。如果是胎臀,就是臀位。如果是宝宝肩胛部,就是横位。在临床前,头位被视为正常胎位,妊娠32周以后,宝宝在宫腔内的位置和姿势比较固定。臀位和横位都为异常胎位。

爱心贴士

宝宝在宫腔内的姿势是决定分娩能否顺利的因素之一,医生产前检查时都要常规查胎位。

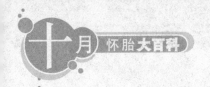

臀位分娩和头位分娩有什么不同

虽然多数臀位胎位能顺利分娩,但因其臀部比头小,胎头最后娩出时,因无明显变形,产道未能充分扩张,因此,仍会出现娩出困难,故宝宝死亡率仍比正常分娩高3~8倍。

臀位分娩一般对母体影响虽不大,但易发生早破水、脐带脱垂,增加手术产的机会。发生脐带脱垂对宝宝很不利,脐带受压宝宝会因宫内缺氧而死亡。

因此,在分娩前发现宝宝臀位时,应及时纠正,纠正不利时,要请接生人员注意,尽可能减少分娩时的困难和进行臀牵引术,要注意防止损伤宝宝并注意及时发现和纠正脐带脱垂和受压。

什么是急产,怎么预防

孕妈妈通常会有数小时、数天甚或有数周的无痛性子宫收缩,使子宫颈慢慢变短和扩张开来。一般的孕妈妈(特别是初孕妈妈)常常需要好几个甚至十几个小时才能完成宫口开张,因此一般不需要担心会突然生产。

有极少数孕妈妈,子宫颈扩张极为快速,子宫颈扩张在几分钟内即完成,这种从临产到分娩结束在3小时内完成的情况称为急产。

为预防急产,凡有急产史孕妈妈、经孕妈妈,尤其是胎先露过低者,在离预产期1~2周时不要外出远走,有条件者提前住院。临产后发现子宫收缩过强者尽早就诊。

> **专家叮咛**
>
> 在短时间内分娩本身很少对宝宝产生影响。在少数情况下,由于子宫收缩过强可造成宝宝子宫内缺氧,发生新生儿窒息甚至死亡;或因分娩过快,产道来不及充分扩张,来不及准备接生,可导致会阴、阴道及子宫颈裂伤或因新生儿坠地而造成新生儿颅内出血、骨折或外伤;或因缺乏有效消毒造成孕妈妈和新生儿感染。

在去医院的路上发生急产怎么办

在赶往医院途中，孕妈妈在车中开始分娩也经常出现。

首先应马上停车，打开车灯，将孕妈妈放在后座上，臀下垫上被子和毯子，新生儿出生后的处理方法同在家中急产一样。由于车内狭窄，必须注意不要让新生儿窒息。

首先擦拭婴儿身体，揩干鼻、口腔中的血及羊水。为避免新生儿窒息，让其朝向侧面，裹上毛巾或毯子后放在孕妈妈肚子上，保持不动地赶往医院。

在家中发生急产怎么办

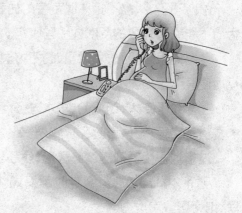

孕妈妈一旦在家中发生急产，孕妈妈及家人不要惊慌，要立即拨打急救电话，简要介绍自己的情况，请他们迅速赶来救助，尽量保持镇静，明确地告知自己的姓名、住址。

这时让孕妈妈不要用力，躺在床上，臀下垫上被子，上面铺一层干净塑胶布，用肥皂水清洗外阴及肛门区。当胎头露出阴道口时，鼓励孕妈妈大口喘气，轻轻按压胎头，帮助娩出，千万不要用力牵拉胎头。

当胎头娩出后，轻轻下压胎头，帮助前肩娩出，再轻轻上抬胎头，帮助后肩娩出，后肩娩出后，胎体随之娩出。宝宝娩出后，用干毛巾把新生儿擦拭干净，然后用浴巾或毯子包起来，并用干净柔软的布擦净新生儿口腔内的黏液。这时不要牵拉脐带，要等胎盘自然娩出，胎盘自然娩出后，用干净的布

或纸包起来,千万不要切断脐带,将胎盘放在高于新生儿的地方。用毯子或被子给孕妈妈保暖,静静等待急救人员的到来,不要随便乱动,以免导致出血。

专家叮咛

本应响亮哭出声的新生儿不哭时,要擦净身体、清理口腔后,用手掌试着轻轻摩擦他的背和胸。当孕妈妈出血过多时,要把脚抬高,躺在被子上。

什么原因可以引起宫缩乏力

子宫收缩虽仍有正常的极性和对称性,并保持一定的节律性,但收缩弱而无力,持续时间短,间歇时间长且不规律,当子宫收缩达高峰时,不见子宫体隆起和变硬,称为子宫收缩乏力。

子宫收缩乏力多由以下几个常见因素综合引起:

胎位不正、头盆不相称时宝宝的先露部不能恰好紧贴子宫下段及宫颈,因而不能引起有效的反射性子宫收缩。

孕妈妈思想紧张,顾虑重,吃不好,睡不好,使大脑皮质处于抑制状态,从而使宫缩乏力。

子宫过于膨大,如双胎、羊水过多、巨大儿等以及子宫发育畸形、子宫肌肉发育不良等,都能影响子宫收缩。

过多地应用镇静药或麻醉药,使子宫收缩无力。

另外,内分泌失调、临产时孕妈妈休息不好、进食差、第一产程用力过早,均可导致宫乏力。

专家叮咛

子宫收缩乏力可使产程延长,容易造成难产。如果胎膜早破或多次肛查,会增加感染机会,还可能引起产后出血。对宝宝来说,宫缩乏力容易造成胎头内旋转异常,增加手术产的机会,严重时可致宝宝窘迫。

如何避免宫缩乏力

孕妈妈做好以下几点，就可能避免宫缩乏力：

做好孕期保健。根据产前检查等资料，可以初步安排好分娩方式。如胎位不正应早做纠正。

正确认识分娩。要了解分娩过程，精神不要紧张、害怕，克服恐惧心理，要保持轻松愉快、良好的心态对待分娩，这样有利于子宫正常收缩。

临产后要安排好生活，要吃好、喝好、睡好，安排好大小便。如果宫缩时体力消耗大，应及时补充能量，顺利完成分娩。

专家叮咛

宫缩乏力产程中孕妈妈要与医护人员密切配合，按照医护人员的要求去做。医护人员要严密观察，认真负责。要从母婴的健康安全出发，正确处理产程，操作要谨慎、无误。

什么是正常的宫缩

正常的宫缩是临产的主要标志，它具有以下特点：

节律性。临产时每 2 次宫缩间隔 5～6 分钟，宫缩持续约 30 秒钟后逐渐减弱消失，间歇时子宫肌肉松弛。随产程的进展，宫缩持续时间渐长，但不超过 1 分钟，间歇时间可缩短至 1～2 分钟，这时宫缩强度逐渐增加。

对称性、极性。正常宫缩由两侧子宫角开始，先向子宫底中部集中，再向子宫下段扩散，收缩力以子宫底部为最强，是子宫下段的 2 倍。

子宫缩复作用。每当宫缩时子宫的肌纤维变短而宽，间歇期肌肉松弛、变长，但不能完全恢复至收缩前的长度而略短，即缩复作用。随着产程进展，子宫上段越发变短而下段拉长、变薄，子宫口开大，子宫容积逐渐缩小，使先露部不断下降，直到宝宝娩出。

专家叮咛

宫缩时一般心情会很紧张，可以尝试腹式呼吸来缓和心情。

身材娇小的女性就会难产吗

骨盆的大小与分娩关系很大,骨盆小容易使分娩出现困难,甚至难产。因此,有人认为孕妈妈个子矮骨盆就必然小,分娩就困难。这种认识不全面。

有些身材瘦小的孕妈妈,并不一定骨盆(产道)窄小,有很多看起来身材娇小的孕妈妈,其骨盆大小都很正常。况且,难产与顺产还应综合其他因素来看,比如顺产的主要因素应包括产力、产道(骨盆)和宝宝状况。有的孕妈妈虽然骨盆稍窄小,宝宝中等个,但子宫收缩力强(产力强),在医护人员的帮助和监护下,也能顺利分娩。

反之,有的孕妈妈虽然骨盆大小正常,宝宝中等个,但却因临产前休息不好,产力不足,产程时间长,孕妈妈无力而发生难产。

由此可见,孕妈妈个子小骨盆并不一定就小,也不一定就会发生难产。

专家叮咛

只要定期检查,妊娠晚期注意休息,分娩时有足够的产力,也会顺利分娩的,不会发生难产。

孕妈妈分娩后为什么还要在产房观察 2 小时

孕妈妈分娩后仍要留在产房观察 2 小时,因为这产后 2 小时对孕妈妈来说非常关键,很多产后出血就是发生在这段时间,所以,有专家把这段时间称为第四产程。在这段时间,医生要观察孕妈妈的子宫收缩情况、膀胱充盈情况、阴道流血量、会阴阴道有无血肿,并测量血压、脉搏等情况。如果阴道流血过多,应及时查找原因,进行处理。

若孕妈妈有肛门坠胀感,医生能就地及时进行肛诊,以确定有无阴道后壁血肿。如果孕妈妈一切正常,2 小时送回休养室。

◉ 孕妈妈临产"十忌"是什么

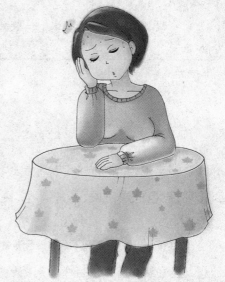

　　一忌怕。由于孕妈妈缺乏分娩的生理常识，对分娩有恐惧心理，这种心理状态，不仅会影响孕妈妈临产前的饮食和睡眠，而且还不能使身体很快进入待产的最佳状态，因而影响正常分娩。应认识到，在现代医疗条件下，如能进行认真检查，分娩的安全性几乎是100%。

　　二忌急。有的孕妈妈没到预产期就焦虑不安，提前20天或推后13天都属于正常，不必着急。

　　三忌粗。不少孕妈妈粗心大意，到了妊娠末期仍不以为然。由于准备不足，临产时往往手忙脚乱，很容易出错。

　　四忌累。孕妈妈到了妊娠后期，活动量应适当减少，工作强度也应减弱，特别要注意休息好，养精蓄锐，以便分娩时精力充沛。

　　五忌懒。临产前不要过度休息，有调查证明孕妈妈产前休息时间过长，活动量过少，容易出现分娩困难。

　　六忌忧。由于在生活或工作中遇到困难，或发生意外的不幸事情，使得一些孕妈妈在临产前精神不振，甚至忧愁苦闷。这种情绪也会影响顺利分娩。

　　七忌孤独。一般情况下，孕妈妈临产前都会出现一定的紧张心理，这时

最怕孤独、冷落。这就需要来自亲朋的鼓励和安慰。亲朋的关心和爱护,可帮助孕妈妈战胜孤独。

八忌饥饿。分娩时要消耗很大的体力,孕妈妈临床时要吃饱、吃好,切忌什么东西都不吃。

九忌远行。孕妈妈在预产期前半个月不能到外地旅行,以免在车船上发生意外。

十忌滥用药物。分娩时腹痛是正常现象,孕妈妈及其亲属不可自行其是滥用药,以免造成严重后果。

> **♨ 爱心贴士**
>
> 孕妈妈忙于照看宝宝,一般没有精力面面俱到,需要爸爸从旁协助。

孕妈妈分娩时为什么不要大喊大叫

一些孕妈妈在临产时,对子宫收缩引起的疼痛感到不能忍受,便大喊大叫起来,甚至拒绝饮食,不能入睡,使身心处于高度紧张状态,这是非常有害的。

首先这种状态丝毫不能减轻疼痛,精神过度紧张,反而会增加对疼痛的敏感,使其疼痛增加。另外孕妈妈的大喊大叫,是要消耗体力的,而且会破坏孕妈妈的正常用力,使产程延长。

因此,孕妈妈临产时做好自我调节,配合医生的指导,才能保证产程的顺利进展。

> **♨ 爱心贴士**
>
> 孕妈妈的大喊大叫往往吞入大量气体,引起肠胀气影响胃肠功能,以致不能正常进食,随时出现呕吐、流水、排尿困难等,这些会影响子宫收缩的协调。如果子宫收缩乏力或子宫口迟迟不能开大,或胎头不能按正常分娩顺序顺利下降或内旋转,结果本应顺利分娩,最终却变成难产。

第三章

产后新妈妈保健

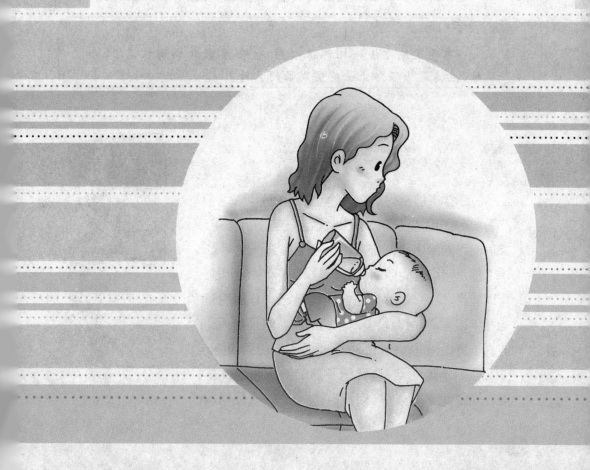

 新妈妈产后需要哪些护理

新妈妈产后多长时间能出院

新妈妈产后住院的时间长短要根据新妈妈的实际情况来定。如果是顺产,婴儿和新妈妈没有异常情况,一切均好,一般住院 24 小时就可以出院。如果新妈妈行会阴切开分娩,一般要等到 4～5 天会阴切口拆线,切口愈合良好后出院。做剖宫产的新妈妈住院的时间更长一些,约 8 天。

若新妈妈有妊娠或分娩并发症,需要看病情决定住院时间。

> **专家叮咛**
>
> 有些医院即使一切都很顺利,也会要求新妈妈住满 24 小时,主要是为了防止一些突发性的意外。

新妈妈能否下床活动

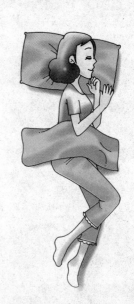

一个健康的新妈妈在消除产时的疲劳后,可于产后 6～8 小时坐起来,12 小时后自己到厕所排便,次日便可随意活动,在房间里走一走。

剖宫产或会阴侧切的新妈妈术后平卧 8 小时,可以翻身、侧卧,术后 24 小时可以坐起,4 小时后开始在床边活动,可以减少术后肠粘连。但开始活动时间不宜过长,以免过度疲劳,可逐步增加活动量。

早期下床活动,有利于子宫的复原和恶露排除,从而减少感染机会,促使身体早日复原,还可以减少产褥期各种疾病的发生。早期活动可以使膀胱和排尿功能迅速恢复，减少泌尿系统的感染；促进肠道蠕动，加强胃肠道的功能以增进食欲，减少便秘发生；早期活动更有利于盆底肌肉、筋膜紧张度的恢复。

专家叮咛

至于下床活动时间，要根据新妈妈身体情况，因人而异。对于那些体质较差，或难产手术后的新妈妈，不可勉强过早下床活动，希望她们量力而行，争取早下床活动。

新妈妈产褥期要注意什么

在这段时间里，新妈妈的乳房要泌乳，子宫要复原，身体各个系统要逐渐恢复正常，如循环系统血容量减少，血液浓缩，通过排汗、排尿，组织内的水分也逐渐排除。消化系统中胃酸开始增加，肠道张力及蠕动恢复，食欲消化力恢复正常。泌尿系统受压状况产后得以改善，尿液增加。不哺乳的新妈妈或体质健壮的新妈妈在产褥期内月经回潮。

总之，产褥期是新妈妈身体各系统、体形、腹壁等逐渐复原的时期，所以新妈妈要特别注意保健，以利于身体健康的恢复。

爱心贴士

妊娠期间，新妈妈的生殖器官和全身发生了一系列的变化，待宝宝出生、胎盘娩出后，这一系列变化要逐步进行调整以至完全恢复，医学上就把产后生殖器官完全恢复的这段时间称为产褥期。一般需要6～8周才能逐步调整。

怎样注意产褥卫生

居室要安静、整洁、空气新鲜、阳光充足，室温20℃～25℃，湿度60％～65％为宜。

衣着要柔软宽松，勤洗换，夏天不要穿得过多，防止中暑，冬天不要

着凉。

保持外阴清洁。大小便后用温开水或用 1：5000 高锰酸钾冲洗外阴，会阴垫要消毒、勤换。

要经常擦澡和洗澡。洗澡时使用淋浴，不要盆浴，勤换内衣。

新妈妈要及早下床活动，多吃高蛋白、高热量、铁、钙、维生素丰富的食物，多喝些汤水。不要吃冷饭。

要正常梳头、洗头、刷牙。

产褥期不要过性生活。

爱心贴士

> 一般来说，新妈妈对身体卫生都能做得比较好，却往往因为忙碌忽略了家里的环境卫生，需要多注意。

产褥期容易出现哪些不适

产褥期正常现象主要有以下几点：

心情：新妈妈分娩后，十分疲劳却又轻松愉快，除觉得全身软弱无力外，一般没有什么不适。

体温：产后 24 小时内，由于能量消耗过多，机体产热超过散热，体温会升高一些，一般不会超过 38℃，属于分娩反应。

呼吸与脉搏：产后每分钟呼吸 14～16 次。脉搏比较慢，每分钟 60～70 次。

出汗：新妈妈汗多，因为新妈妈皮肤排泄功能旺盛的原因，妊娠后期内所潴留的水分必须在产后排出体外，出汗是排泄水分的途径之一。新妈妈出汗是正常现象，并不是身体虚弱的表现。

大小便：新妈妈 24 小时内，尿量可多达 2000～3000 毫升。需要通过肾脏排出体内潴留的水分，产后常有便秘现象，这与新妈妈尿多、汗多相关。

恶露：正常情况下，产后 3～4 天恶露量大，颜色鲜红。1 周后，恶露颜色慢慢变淡，2 周以后，恶露变成淡黄色或白色，产后 3 周左右恶露停止，没有臭味。

乳汁分泌：分娩头 1～2 天开始，乳房发胀变大变坚实，皮下静脉充盈，这时体温升高，但不超过 38℃，并且腋下出现肿胀的淋巴结，再过 1～2 天，乳房变软而有乳汁分泌。

> ♥ **爱心贴士**
>
> 　　对于产后的种种不适，一是要注意调理，二是要仔细观察，发现异常最好去医院做一下检查。

坐月子调养什么

产后恢复分 3 个阶段：

第一阶段为产后 28 天内，俗称"坐月子"。这段期间内生殖系统变化最大，恢复也最快。要注意保持全身清洁，特别是外阴的清洁卫生，防止产褥感染；注意室内温度要适宜及室内空气流通；冬天防感冒，夏天防中暑；保持好乳房，保证哺乳功能，预防乳腺炎；充分休息以恢复体力；饮食要注意高热量、高蛋白、营养丰富，易于消化，不宜食过油腻及辛辣等物；精神上要愉快，避免精神刺激。此阶段绝对禁止性生活。

第二阶段为产后 42 天内。新妈妈在妊娠期和分娩期发生的生理上、解剖上以及全身各系统的变化在此期间基本上恢复正常。为了解这些变化的恢复情况，在产后 42 天应到医院进行一次全面、系统的检查。

第三阶段为产后 1 年内。新妈妈在产后 8 周身体应该完全恢复正常，可参加正常工作、劳动，但要注意哺乳期保健。

> 🔍 **专家叮咛**
>
> 月子调养不好，可能会留下妇科病的病根，所以一定要特别注意。

怎样为新妈妈创造一个良好的休息条件

新妈妈的卧室要做到空气流通，要经常打开门窗通风换气保持空气新鲜，排除室内乳气、汗气、恶露血腥气，空气新鲜有益于新妈妈精神与

情绪愉快,有利于休息和身体的恢复。卧室通风,要根据四季气候和新妈妈的体质而定。卧室要保持清洁整齐,做到窗明几净,光线柔和,以促进睡眠。室内家具用具放置整齐,可摆放鲜花,芳香悦目,心情舒畅。室内温度 20℃～25℃,湿度50％～60％。

新妈妈室内应保持安静,避免过多亲朋好友进入探视。新妈妈身体虚弱,加之夜间哺乳,照顾婴儿,需要抓紧时间适当多休息;新生儿神经功能未发育完全,稍有响动会受到惊吓,所以月子谢客,减少打扰、噪声和传播疾病的机会。

新妈妈的丈夫、家属应体贴关心新妈妈,不可在新妈妈面前发泄怨言,使新妈妈心境坦然、心气调和,保持良好的精神状态,静心休息。

专家叮咛

产后休息是第一重要的调养。为了保障新妈妈休息,国家为新妈妈规定了产假。家属更应责无旁贷进行配合,保证新妈妈安心休息。

新妈妈居室为什么不要常关门闭窗

有的新妈妈受传统习俗的影响,不论冬夏春秋总是把门窗关得紧紧的,穿棉衣盖厚被。殊不知,这样一捂百病生,往往使母子健康备受损害。

紧闭门窗会使居室通风不良,空气污浊,细菌大量滋生,危及新生儿的健康。尤其是夏季,空气中因氧气不足会令人胸闷不舒,再者新生儿的体温调节中枢发育不完善,环境温度过高时容易出现发热、脱水、哭闹不停等。新妈妈再加上穿戴过多,容易发生中暑。

为了母婴健康、预防中暑,应使居室门窗大开,通风透光,保持室内空气新鲜、阳光充足、温度宜人,即使是冬天也应适时开窗,通通空气。

爱心贴士

空气清新,阳光充足,温度适宜,能使新妈妈心情舒畅,有利于身体的恢复。但应注意的是在开窗时不要直接吹着新妈妈,以免着凉感冒。

新妈妈为什么不要睡太软的床

卵巢于妊娠末期分泌第三种激素,称松弛素。此物质有松弛生殖器官各种韧带与关节的作用,有利于分娩。由于松弛素的作用,产后的骨盆失去完整性、稳固性,软软的骨盆,加上太软的弹簧床的松泡性、弹力性好,压力之下,重力移动又弹起,人体睡上俨如佛龛,左右活动都有一定阻力,很不利于病人翻起坐起。如欲急速起床或翻身,新妈妈很容易造成骨盆损伤。

新妈妈应睡一段时间板床,等身体复原后再睡弹簧床。

专家叮咛

睡硬床铺上一般的褥子即可,同样也不要铺得太厚。

月子里新妈妈怎样卧床休息好

新妈妈卧床休息要讲究卧床方法。卧床休息可分平卧、侧卧、仰卧、伏卧、半坐卧、随意卧。

正常新妈妈分娩完毕,不能立即上床睡觉,应先闭目养神,稍坐片刻,再上床背靠被褥,竖足屈膝,呈半坐卧态,不可骤然睡倒平卧。如此半坐卧3日(指白天)后,才能平卧或侧卧、仰卧皆可。

闭目养神,目的在于消除分娩时的紧张情绪,安心神志,解除疲劳。

爱心贴士

产后新妈妈身体虚弱、气血不足,产前子宫、脏器、膈肌发生位移。必须保证充分休息和正确的卧床、养息方法,才能利于气血恢复,有利于排除恶露,有利于膈肌、心脏、胃下降回位。

新妈妈坐月子能出屋吗

正常产的新妈妈为了促使身体早日复原,在产后 6～12 小时可以起床下床稍微活动。会阴侧切新妈妈可晚一些下床活动。剖宫产无合并症者第3～4 天可以下床活动。

1 周以后如果天气晴朗可到户外活动。在户外呼吸新鲜空气,晒晒太阳,会使精神愉快,心情舒畅。天气不好,就不要出去了。应该注意的是不要着凉或过度疲劳,要量力而行,开始每天出屋 1～2 次,每次不超过半小时,上午 10 点、下午 3～4 点出屋最好。

> ### 爱心贴士
> 养生上有"避风如避剑"的说法,所以尽量少直接吹风,尤其是不宜吹穿堂风、风扇风和空调风。

新妈妈在月子里穿什么衣服好

新妈妈新陈代谢旺盛,所以要勤换内衣,内衣宜选用透气性强、吸水性好的棉制品。

产褥期的衣着以纯棉制为好,新妈妈乳罩内衣、内裤等禁用化纤制品。用化纤乳罩及穿化纤内衣时,化纤的纤维堵塞乳腺管,会造成产后无奶或缺奶。外衣要柔软、散热性好。天热季节不必穿长衣长裤,以免生热痱和中暑。

另外不要穿太紧的衣服,否则会影响乳房血液循环的通畅,从而因压迫导致患乳痈。

> ### 专家叮咛
> 要穿舒适而吸汗性能好的平底布鞋,但鞋底不要硬,不要穿塑料拖鞋,更不能穿高跟鞋,会引起足底、足跟或下腹酸痛。袜子应选择纯棉线或毛线编织。夏天不要赤脚,以免引起脚痛。

新妈妈坐月子时为什么不能穿戴过多

有的新妈妈认为坐月子时衣服穿得越多越好,棉衣厚被,甚至捂头捆腿,这样做对新妈妈非常有害,这样一捂,就能捂出病来。

这是因为,新妈妈产后体内发生许多变化,皮肤排泄功能特别旺盛,以排出体内过多的水分,所以出汗特别多,如果汗不擦干直接吹风或在穿堂风下休息,就容易感冒。有的新妈妈,不分冷热,不分冬夏,老是多穿多捂,这样身体过多的热不能散发出去,结果出汗越多,变得全身虚弱无力,盛夏时还会发生中暑,出现高热不退、昏迷不醒等。

专家叮咛

为了防止中暑,有利于新妈妈的康复和健康,新妈妈应根据气温变化随时增减衣物,夏天穿着应单薄,不要捂头扎腿,身上盖毛巾被或床单。

新妈妈在月子里为什么要勤换衣服

新妈妈要勤换衣服,原因是:

新妈妈的皮肤排泄功能比较旺盛,出汗多,尤其在睡眠初醒时更多,汗液常会浸湿衣服、被褥,这种情况往往需要几天的时间才能好转。

在此同时,乳房开始泌乳,有的新妈妈听到孩子哭声或到了喂奶时间就反射性地流出,也有的新妈妈漏奶,乳汁不断外流,使乳罩、内衣湿透一大片。

产后阴道排出血性恶露,最初几天量比较多,常污染内裤、被褥。

所以产后第1周内,新妈妈的内衣、内裤要天天更换,被罩、床单要勤洗勤换,保持清洁、干燥,这样有利于新妈妈早日康复和减少疾病的发生。

❤ 爱心贴士

　　换下来的衣物要及时洗涤,洗净汗渍、血渍、奶渍。乳汁留在衣服上时间过久,会变成酸性物质,损蚀织物纤维。

新妈妈能不能刷牙

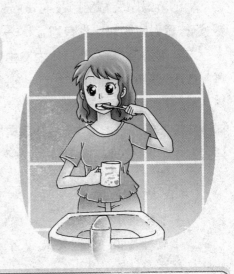

　　由于新妈妈进餐的次数多,食物残渣存留在牙齿表面和牙缝里的机会增多。另外,新妈妈在月子里进食大量的糖类、高蛋白等食物,最易坏齿,引起口臭、口腔溃疡。新妈妈比一般人更应注意口腔卫生。因此,新妈妈在月子里应该刷牙。

🔍 专家叮咛

　　漱口刷牙能清除陈腐、酸物,保护牙龈、口腔,新妈妈应该每日早、晚各刷1次牙,如能在每次进餐后刷牙、漱口,对健康更为有利。

新妈妈刷牙应注意什么

　　新妈妈刷牙时要注意以下几点:

　　牙刷应选用小头、软毛、刷柄长短适宜的保健牙刷。

　　刷牙前把牙刷用温水泡软。

　　刷牙的方法不能"横冲直撞",切忌横刷。正确的刷牙方法为"竖刷法",上牙从上往下刷,下牙从下往上刷,咬合面要来回刷,里里外外都刷到,每次刷3分钟。

　　每早起床后、晚上入睡前刷牙,平时吃完食物后用温水或漱口液漱漱口,可清除口腔内滞留的食物碎屑、牙垢,有利于牙的保健。

爱心贴士

中医主张产后3天内宜用指漱。方法是：将右手食指洗净，或用干净纱布裹缠食指，再将牙膏挤于指上，犹如使用牙刷样来回上下揩拭，然后用食指按摩牙龈数遍。指漱有活血通络、牢固牙齿的作用。新妈妈平时有牙疾者，应当多以指漱为佳。

月子中新妈妈梳头会患头风吗

有些新妈妈在月子中从不梳头，认为梳头会招风，老来患头风、头痛。这种做法毫无根据，既不符合卫生要求，又影响健康。

新妈妈分娩后汗腺分泌旺盛，如果不梳头，时间长了蓬头垢面，很不卫生。经常梳头，既能保持头皮清洁，又能加速血液循环和营养供应，达到防止脱发的目的，并祛除头风。

专家叮咛

晨起梳头十余遍，能益精神、颜面容、除头病、散郁热。新妈妈多气虚，血流不畅，晨起梳头使气血流通，颜面红润，故新妈妈应如平常一样梳头。若头发过长，黏结难理，宜缓慢梳理，不使扯痛头皮为宜。最好于产前将头发剪短，便于产后梳理。

新妈妈能不能洗澡

产后的新妈妈是很容易出汗的，特别是睡觉和醒来时，往往大汗淋漓，再加上小便较多，乳房胀还要淌奶水，身上黏湿难受。新妈妈若不洗澡更衣，很容易遭温邪侵袭，湿浸肌肤则全身酸痛，温遏肌肤化热、化毒则发全身皮肤疮疹等。

产后最初几天，应给新妈妈擦澡，勤换棉布衣衫。新妈妈出院后就可以洗澡，但新妈妈洗浴次数不可太多，比正常人要略少一些。

新妈妈可以用哪些药水洗澡

桃树白皮柳枝方:桃树白皮 150 克、柳枝 250 克,用水洗净,煎水去渣洗浴。先用清水洗净身上尘垢,再用药水遍体擦洗,若皮肤长疮疖者,宜先浸泡片刻再擦洗,洗毕,擦干即可,切忌用水清洗。功效:香身避秽,通利血脉,防风寒。

黄芪防风方:黄芪 100 克、防风 50 克,用水洗净,煎水去渣洗淋。功效:实毛窍,固腠理,防风寒,止汗。产后汗多最宜。

竹叶桃白皮方:竹叶 250 克、桃树白皮 150 克,用水洗净,煎水去渣洗浴。功效:香身除秽,通利血脉。治热疖疮毒,皮肤不健康者宜用。

月子里洗澡应注意什么

产后虽然应该常洗澡,但因为新妈妈气血虚弱,抵抗力差,所以产后洗澡应注意寒温得当,严防风、寒、暑、热乘虚侵入。

产后洗澡应做到"冬防寒,夏防暑,春秋防风"。冬天洗澡时,必须密室避风,浴室宜暖,浴水须热,但水温不宜过高,否则容易导致头昏、晕闷等。夏天浴室应空气流通,水温 37℃左右,不能贪凉洗冷水浴。

洗完澡以后如果头发没有干,不宜扎起来,不能倒头就睡,容易引起头痛。

空腹时不能洗澡,刚吃完饭不能立即洗澡,洗澡时只能淋浴,忌坐浴。

专家叮咛

　　剖宫产或分娩不顺利、出血过多、平时体质比较差的新妈妈,洗澡时间不宜太早,但每天应该用温开水擦洗全身,保持衣服清洁。

新妈妈为什么忌洗盆浴

　　新妈妈分娩后阴道、宫颈有不同程度的裂伤,黏膜充血、水肿,子宫蜕膜作为恶露成分排出后,要长出一层新的子宫内膜,胎盘剥离处有手掌大面积的伤面。这些都要在产褥期得以修复,况且会阴还有侧切伤口。而宫颈口闭紧、恶露完全干净所需时间每个人差异较大,有时在产后 2 个月胎盘剥离后才能完全愈合。

　　产褥期间洗盆浴(坐浴)时,寄生在皮肤或阴道的细菌和洗澡用具沾染的细菌,都能随洗澡水进入产道,增加感染机会,轻者会阴伤口发炎、子宫内膜发炎,重者向宫旁组织、盆腔、腹腔、静脉扩散,甚至细菌在血液内繁殖引起败血症,所以产后禁止盆浴,应选择淋浴。

专家叮咛

　　如果因身体原因或其他原因不能淋浴,可以用毛巾蘸温水擦洗。

新妈妈用热水泡脚有哪些好处

　　新妈妈产后用热水泡脚好处多。产后不仅要洗脚,而且要天天洗。

　　"睡前洗脚,胜过打针吃药"就有力说明了洗脚的好处,每天用热水泡脚10～20分钟能活跃神经末梢,调节自主神经和内分泌功能,能起到强身保健、延年益寿的作用。

　　对新妈妈同样如此,热水泡脚既可以保健又可解乏,新妈妈在经历分娩后已精疲力尽了,因此每天用热水泡泡脚,对恢复体力、促进血液循环、解除肌肉和神经疲劳大有好处。在洗脚的同时,按摩足趾和足心,能收到更好的效果。

产后如何护理会阴部

产后护理会阴部应从以下几个方面着手:

产后用 1:5000 高锰酸钾液或 0.1% 新洁尔阴冲洗会阴,每天 2~3 次或于大小便后冲洗,尽量保护会阴部清洁及干燥。

会阴部有缝线者,应每天检查伤口周围有无红肿、硬结及分泌物。若伤口有感染应及时去医院请医生处理,及早拆除缝线,创面每天应换药,并用红外线局部照射,尽量暴露伤口以保持表面干燥促进愈合。

另外消毒的卫生巾或其他卫生用品、内衣内裤要勤洗勤换。

由于会阴组织血管丰富,伤口愈合较快,会阴拆线后愈合并不牢固,有些动作容易使伤口再度裂开,所以不要做用力下蹲、大腿过度外展等动作。

产后为什么尿量多,为何要及时排尿

在妊娠期,由于内分泌的改变,雌孕激素及醛固酮的作用,使新妈妈的新陈代谢发生改变,体内水钠的潴留增加。而水钠潴留是妊娠期的生理需要,起着稳定母体内环境的作用。

分娩后情况发生了变化,胎盘排出,胎盘循环停止,子宫缩小,大量血液进入体循环。胎盘激素撤退,醛固酮和皮质醇减少,组织间液的回收增加,进入体循环。循环血容量上升,肾小球滤过率增多而钠的回收减少,孕期潴留的水钠通过肾脏排出体外,因而产后尿量大大增加,新妈妈尿量多是正常现象。

因为在分娩过程中膀胱受压黏膜充血水肿、肌张力降低以及会阴伤口疼痛,不习惯于卧床姿势排尿等原因,容易发生尿潴留,而尿潴留使膀胱胀大,妨碍子宫收缩从而会引起产后出血,还易引起膀胱炎。因此,产后新妈妈要及时排尿。

专家叮咛

产后新妈妈尿量增多,应尽早自解小便,新妈妈一般在产后 4 小时应解小便。

为什么产后出汗多

产后出汗多,主要是皮肤的排泄功能旺盛,将妊娠期间积聚在体内的水分,通过皮肤大部分排泄出体外,以保持正常血容量。所以产后出汗多,不是病态,而是正常的生理代谢现象,是身体器官组织进行复原的表现,不必担心,也不必特殊处理。

另外产后许多新妈妈喝红糖水、热汤、热粥较多也是产后出汗的原因之一。一般在产后头 1～3 天较为明显,于产后 1 周左右则自行好转,约需 2 周能恢复到孕前水平。

爱心贴士

产后出汗多,称为褥汗,表现为在夜间入睡和初醒时更甚,往往满脸汗珠,衣衫湿透。

产后出汗多如何护理

产后出汗多,虽然是正常的生理现象,但要加强护理,这对新妈妈身体的康复大有益处。

新妈妈室内温度不要过高,要适当开窗通风,保持室内空气流通、新鲜。

新妈妈穿盖要合适,不要穿戴过多,盖的被子不要过厚。

出汗时用毛巾随时擦干,勤换衣服,尤其新妈妈的内衣内裤要及时更换。

有条件的话,要洗淋浴,也可以每晚用温水擦洗。一定要避免受凉。

专家叮咛

如果是盗汗、虚寒,出汗的时候全身乏力或恶寒,则可能是生病了,需要去医院作检查。

什么是恶露

产后从阴道排出来的分泌物叫恶露。恶露的成分有血液、坏死的蜕膜组织及黏液等。分为三种:

血性恶露。分娩后最初几天的恶露,以血液为主,色鲜红、量多,有时有小血块。

浆液性恶露。血性恶露持续 3～5 天后,恶露变为淡红色,所含的血液量较少,有较多的宫颈黏液及阴道渗出液,还有坏死的蜕膜、白细胞及细菌。

白色恶露。产后 10～14 天恶露呈白色或淡黄色,内含有大量白细胞、蜕膜细胞、表皮细胞、细菌及黏液。

爱心贴士

正常恶露在产后 3 周左右就会干净了。

怎样观察恶露

正常的恶露有血腥味,但不臭。如果恶露量多,呈土褐色,混浊,并具有恶臭,再伴有下腹压痛及发热,则可能发生了产褥感染,应立即去医院诊治。

如果血性恶露持续很长时间,淋漓不断,并有臭味,除考虑子宫腔内有感染外,还应想到子宫内是否有胎盘或大块胎膜残留。这时应去医院检查和诊治,不可疏忽或拖延,以防突然大量出血。

💗 爱心贴士

　　通过对恶露的认真观察,注意其质和量、颜色及气味的变化,可以了解子宫恢复是否正常,并能发现有无产褥感染。

做哪些运动有利于子宫复旧

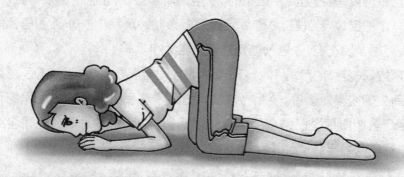

　　为预防产后子宫变位,使子宫保持正常的位置,应进行"子宫复原运动"。分娩后,新妈妈休息应注意卧位姿势。早晚可行俯卧位,每次俯卧时间20～30分钟,平时可采取侧卧位,俯卧时间不要太长。

　　分娩后10天起,早晚各做1次胸膝卧位,每次持续10～15分钟。胸膝卧位姿势要正确。胸部与床紧贴,尽量将臀部提高,膝关节呈90°角。注意有高血压、心脏病的新妈妈饱饭后不宜做胸膝卧位。

　　另外一些专门针对产后恢复的瑜伽动作也可以做一下。

💗 爱心贴士

　　女性在妊娠期间,子宫腔的容积由非妊娠时的5毫升增大到足月时5000毫升,子宫的重量由非妊娠时50克到足月时1000～1200克。当宝宝和胎盘娩出后,子宫要逐渐恢复到非妊娠时状态,这个过程就是子宫复旧的过程。

产后的子宫什么时候复原

子宫体的复原:正常情况下,当胎盘娩出后,子宫立即收缩,子宫底降至脐下。12小时后由于盆底肌肉的恢复,子宫底上升达脐平,以后每天平均下降1~2厘米,10~14天就完全降入到小骨盆腔内,这时,在腹部就摸不到子宫体了。产后6周左右,子宫就基本恢复到原来的大小。

子宫颈的复原:在分娩刚结束时,子宫颈非常松软,子宫颈壁很薄,皱起来如同一个袖口,7天以后,才恢复到原来的形状。产后7~10天子宫颈内口关闭,产后4周左右,子宫颈就恢复到正常大小。

子宫内膜的复原:产后10天左右,除胎盘附着面外,其他部分的子宫腔全部被新生的内膜所覆盖。刚刚分娩后,胎盘附着部分的子宫壁面积约手掌大,至产后2周直径已缩小至3~4厘米,直到产后6~8周才能完全愈合,并不留任何瘢痕。

专家叮咛

子宫恢复期间注意最好不要进行性生活,做一些针对性的锻炼可以加快恢复。

新妈妈如何注意劳逸结合

由于新妈妈刚生下宝宝时身体很虚弱,需要充分调整才能复原。因此新妈妈要充分注意休息,但完全卧床不活动对新妈妈也不利。

一般情况下正常产24小时以后,便可下床活动;年龄稍大的新妈妈,于产后32小时起床活动。产后3~5天,可在床上多躺着休息,做产后保健操,这样可以防止子宫下垂和加快身体康复,以后就要下床多活动。产后10~20天内,应自理日常生活,产后20日以后,便可下床徐行。如果新妈妈有创伤、感染、难产、手术及其他合并症者,其休息和活动的时间、范围,宜根据具体情况,或在医生的指导下休息。

当伤口和感染控制后,就应当按时下床活动锻炼,但活动的时间和范围都应比正常产减少。适当活动可避免手术后的粘连。如下床活动有困难,也应在床上多翻身,或做抬腿、坐卧活动。

🔍 专家叮咛

中医认为"动则生阳",活动能使人体产生阳气,使五脏六腑功能旺盛,气血调和,经脉流通。"静则生阴",适当休息,能助阴血增长。"久卧伤气",产后卧闲过久,正气受损,而致倦怠乏力、气短、懒言、脏腑功能减弱等病症。正因为此,新妈妈要注意劳逸结合。

新妈妈为什么不要浓妆艳抹

新妈妈进行合理、必要的皮肤护理是可以的,但不可浓妆艳抹。新妈妈体质虚弱,皮肤功能与产前相比有较大改变,通透性增加,对化妆品的吸收性也增加,这就增加了潜在中毒的危险性。化妆品都有防腐剂,大都有一定的毒性。在使用色底、色霜、粉底等时还形成遮盖层,不利于皮肤排汗,能干扰产后恢复。

毒性物质通过乳汁传给宝宝,影响宝宝健康成长,有时还会造成宝宝过敏。由于宝宝的解毒能力和耐受性比成人低得多,所以危险性更大。

🔍 专家叮咛

新妈妈的气味对宝宝影响特别大,新生儿出生后50个小时,就能对各种气味作出生理的反应,绝大多数宝宝能将其头部准确地转向有妈妈气味的地方,并能唤起愉快情绪,增进食欲。新妈妈若浓妆艳抹,浓郁的化妆品香味和各种挥发性物质就会掩盖自己原来的气味,宝宝辨认及情绪都会受到干扰,影响哺乳。

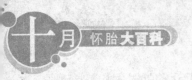

产后可以读书、看报吗

新妈妈分娩后不久,体内所发生的各种改变都会恢复到妊娠以前的状态。如果妊娠期间没有发生妊高征,血压是正常的,眼底没有改变,周身没有其他疾病,在产后完全好之后适当读书、看报是完全可以的。

产后最初几天最好是半坐起来,选择舒适的位置看报或读书,不要躺着或侧卧位阅读,以免影响视力;阅读时间不宜太长,以免造成视力疲劳;光线不要太强,以免刺眼,也不应太暗,亮度要适中。

新妈妈怎样看电视有利于保健

彩色电视普及,使普通家庭接受到低剂量的放射性污染。假如产后哺乳期的新妈妈长期受到来自彩电产生的放射性辐射,对身体是不利的。

新妈妈如果身体尚未康复,长时间看电视,容易产生双眼疲劳,视觉模糊。产后新妈妈身体虚弱,供血不足,便很容易发生屈光不正等眼病。眼部肌肉如果长期处于紧张状态,调节过度就会出现头痛、胸闷、恶心、眼睛胀痛、畏光等眼病。所以说新妈妈应减少看电视的时间,一般最好不超过1小时,另外与电视保持正常距离,不要太近,以使眼睛得到充分休息。尤其新妈妈身体虚弱者更要少看电视,以免引起不适,影响身体康复。

> **爱心贴士**
>
> 很多新妈妈以为生完孩子以后终于可以不节制地看电视和上网了,其实,产后身体虚弱的时候更需要多注意。

新妈妈可以吹电风扇吗

新妈妈在分娩后,汗腺分泌旺盛,产后体质下降,应该避免风直接吹到身上。特别是不要用电风扇直接给新妈妈降温。

但这并不是说产后一定不能使用电风扇。居室中如果使用电风扇给新妈妈降温,可以让电风扇吹出来的风刮向墙壁或者其他地方,利用空气对流或者返回的对流风来给新妈妈降温。同时保持室内宽敞、整洁,开窗通风,降温防暑以保证新妈妈和宝宝不会发生中暑,顺利度过炎热的夏天。

💗 爱心贴士

夏季气温普遍较高,人体皮肤主要通过辐射、传导、对流、蒸发等方式,散发热量约占人体总热量的80%。人体体温过高或过低,都会导致生理功能紊乱。

产后 42 天为什么要做产后检查,检查什么内容

产后6周内,新妈妈的生殖器官要逐渐恢复正常,所以产后42天要常规检查,以了解全身和生殖器官及产后哺乳情况。检查内容包括测血压、血常规、尿常规,乳房及泌乳量,并要做妇科检查,检查子宫复康及两侧附件、腹部及会阴部伤口愈合情况、盆底托力等。妊娠及产后有并发症者应做为重复查对象。

除一般情况检查外,还应根据不同情况进行必要的检查。若发现异常应及时治疗,以促进身体早日康复。

🔍 专家叮咛

最好同时带着宝宝一起来医院做一次全面检查。

坐月子期间为什么不宜进行性生活

女性分娩是一种强体力劳动,生养孩子必然会消耗相当大的体力,在产褥期是一个充分养息的阶段,不宜因为性生活而消耗体内的能量,浪费精力与体力。

在产褥期子宫的变化相当大,子宫会由大到小地逐步缩小,子宫腔里边的分泌物会以恶露的形式不断由阴道排出体外,由于恶露的存在,生殖道很容易受到细菌的感染,加上产后生殖器本身抵抗力低下,如果因性生活而招惹细菌入侵,后患无穷,可引起产褥热,还会留下盆腔炎之类的病根。

由于性激素代谢的缘故,产后女性生殖器的组织会发生一定程度的脆弱现象,一旦遇上粗暴的性交动作,甚至会造成阴道穿孔破裂,还会引起腹膜刺激症状和腹腔出血等。

不少女性分娩时会伴随着子宫颈撕裂、会阴部撕裂等情况,这些病症都需要在产褥期内逐步愈合长好,性生活会妨碍愈合,也会带来细菌感染,引起这些裂伤部位的化脓。

♥ 爱心贴士

对于正常新妈妈来说,全身和子宫逐步恢复到未怀孕时的状态所需要的时间为6～8周。

● 分娩后为什么会出现性欲淡漠

有的女性生了孩子,性欲反而淡漠,原因包括心理和生理两个方面。

从心理上说,当孩子出生时,父母都会高兴不已,但母爱的程度却远远超过父爱。这是因为妈妈经历了十月怀胎之苦,又倾注了所有的哺乳之情。结婚后妻子把爱100%地献给了丈夫,有了孩子做了妈妈,自然把爱的一部分转给了孩子。角色的转换使神经中枢兴奋优势发生转移,这就会抑制性兴奋。

从生理上说,当有了孩子以后,妻子增添了不少家务劳动的工作量,还担负起哺乳的重任,照顾孩子分散了许多精力和时间,使新妈妈感到身心疲劳,这也会使她们性欲降低。

另外,分娩造成的会阴和腹部伤口,愈合后会导致产生过多的肉芽组织,导致性交疼痛,也会影响性欲。

♥ 爱心贴士

一般来说,产后3个月女性的性欲会逐步提高的。

怎样纠正产后的性冷漠

新妈妈在分娩后出现性欲淡漠,基本上属于生理性、心理性变化范畴,并不是病态,不必用药物治疗,可用康复手段使之逐渐恢复。一般产后 3 个月性欲会逐步增加。

改变生孩子后新妈妈的性淡漠,首先是在有了孩子以后,夫妻之间的感情不要受家庭中的第三者——小婴儿的干扰,夫妻双方要给对方更多的体贴、关怀和温暖,这样才不会发生性淡漠。再者是丈夫要理解妻子,共同挑起家庭重担,只有腾出更多的空间、时间归夫妻两个人所有,情况才有可能大为改变。

专家叮咛

生完孩子后,针对性做一些性区肌肉锻炼,可帮助提高恢复性生活质量。

怎样安排产后性生活时间

产后恢复性生活大致的时间为产后 8 周,但还得主要看新妈妈体力恢复与恶露是否完全干净等情况。有时必须适当延长停止性交的时间,不可操之过急。如果能在月经恢复后性交,则是最文明、最理智的做法。

如果是在剖宫产、产钳术、会阴及宫颈缝合术后或产褥期中有感染、发热、出血等情况,其子宫、阴道、外阴等器官组织恢复缓慢,恢复性交的时间则应后延。一般来说,产钳及有缝合术者应在伤口愈合、瘢痕长好,产后 70 天左右性交。

专家叮咛

剖宫产,最好在 3 个月以后性交。而有发热宫内感染均须病愈后,元气充足方可性交。

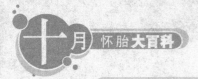

产后恢复期的性生活有哪些禁忌

情绪不好或疲劳时禁止性生活。性生活要在双方精神愉快,体力充沛,容易激起兴奋,能相互配合的情况下进行,否则会伤害夫妻感情。

饱食或饥饿时禁止性生活。饱食后,由于消化功能的需要,血液集中流向胃肠,其他器官则相对供血不足。另外还会危及心血管系统健康。饥饿时,精力不充沛,人不易兴奋,这都影响性生活。

浴后不宜立即性交。特别洗热水澡后,全身血液循环加快,血管充分扩张,若浴后立即性生活,性器官会急剧充血而加重全身血液循环负担,甚至会使局部供血不足,产生晕厥等严重后果。因此,浴后应休息一段时间再进行。

哺乳宝宝之前不宜进行。在哺乳宝宝之前性交会影响正常的哺乳节律,乳量也会受到影响。性兴奋时乳房多会漏乳。最好在性交之前给婴儿喂乳,既可减少性交过程中的漏乳,同时宝宝对乳房的刺激、抚摸、吸吮等可诱导性兴奋,也不干扰正常哺乳时间。

狂风暴雨、雷鸣闪电等气候恶劣时,双方情绪易受干扰,所以不宜进行性生活。

 爱心贴士

对男性而言,要体贴照顾爱人,动作忌粗暴,性交时,阴茎插入不宜过深,动作应轻柔,以防造成损伤。

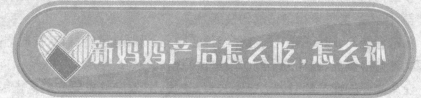

新妈妈饮食调养的重要性是什么

尽快补充足够的营养素,补益受损的体质,对于防治产后病症,帮助新妈妈早日恢复健康,维持新生儿的生长发育,都具有十分重要的意义。

饮食调养可以补充足够的新妈妈营养:新妈妈产后的营养需要比妊娠时还要多,所以必须加强饮食调养,进食营养丰富的食物,合理安排配餐,补充足够的营养素,以满足新妈妈的体质需要。

调养有利于新妈妈早日复原:饮食调养可为新妈妈提供复原所需要的各种营养物质和热能,消除因分娩给新妈妈所造成的虚损,促进新妈妈的体质恢复到妊娠前最佳状态。

饮食调养能防治产后病:饮食疗法不仅可补充新妈妈所需的各种营养物质,提高免疫功能,增强抗病能力,预防疾病发生,而且还可以作为已患产后病的新妈妈的治疗饮食,起到药物所起不到的作用。

♥ 爱心贴士

在提倡母乳喂养的今天,新妈妈的营养状况就显得更加重要。如果新妈妈膳食质量差,乳汁成分也就变差,这样,就不能满足宝宝生长的需要。

新妈妈恢复期饮食调养原则有哪些

要保护脾胃,吃清补而易消化的食物,不要一味进补。新妈妈的脾胃功能较差,如这时吃得过于肥腻,会使脾胃难以接受,引起消化不良。可多吃汤、粥、羹类,可少食多餐,每日进 5~6 次,这样宜消化又能健脾养胃。

多吃有利于新妈妈恢复的食物,以养气补血、恢复元气。饮食要有充足的营养,包括各营养素和合适的药性成分。

要符合催乳、哺乳的需要,选择能养血增乳、疏肝通乳的食物,并根据新妈妈乳汁分泌情况、哺乳的不同阶段进行调整。

注意必要的饮食禁忌,凡大热、大燥、生冷、酸涩之物会导致脾胃虚寒、脏腑失调,有毒的、不洁的、有可能过敏的、含特殊成分的,都要慎用和忌用。

专家叮咛

新妈妈还要根据宝宝大便性质调整饮食。如果宝宝大便泡沫多且酸味重,此时新妈妈要控制甜食;宝宝大便呈油状,则说明新妈妈进食脂肪多;宝宝进食不足,大便色绿、量少、次数多,新妈妈应多食下奶食品。

新妈妈应注意补充哪些营养素

新妈妈特别需要的营养素有:

蛋白质:这是因为每日泌乳要消耗蛋白质 10~15 克,6 个月内的宝宝对 8 种必需氨基酸的消耗很大,为成人的 8~12 倍。此外,产后本身气血虚弱、生殖器官复原和脏腑功能康复,也需要大量的蛋白质。

保证钙等无机盐的补充:泌乳使新妈妈每日消耗约 300 毫克钙,为减少动用母体的储备,必须选食含钙多的食物。

不可缺乏水溶性维生素:B 族维生素、维生素 C 是可以通过乳腺转移至乳汁的,但转换力很低,50% 左右,如补充过少,满足不了需要。

足够的水:水和乳汁的分泌量有关,哺乳期新妈妈每日应供给足够量的水,才能保证乳汁的分泌。

新妈妈需要补血,造血需要铁、铜、锌等物质。因此膳食中要经常吃些含铁、铜、锌多的食物。

专家叮咛

新妈妈每日所需热量基本上与男性重体力劳动者相当。如此高的热量单靠糖类是远远不能满足的,需要摄入羊肉、猪瘦肉、牛肉等动物性食品和高热能的硬果类食品如核桃、花生、芝麻、松子等。

产后头几天的饮食怎样安排

为了恢复体力和早日下奶,保持充足奶量,产后头几天的饮食安排很重要,以下几点仅供参考:

由于产后胃消化能力弱,食欲尚未恢复,产后头几天饮食以半流、软饭为主,加工也要精细一些。可选用稀粥、汤面、馄饨、面包、牛奶、豆浆等,选用的动物蛋白以鸡蛋、瘦肉、鱼、鸡较好,除了三顿饭,可以在下午和晚间各加餐1次。

鸡汤、鱼汤、排骨汤有利于下奶,但要把汤内浮油撇净,以免进食过多脂肪,奶汁内脂肪含量增加,导致宝宝腹泻。在下奶前不要喝太多汤水,以防奶胀,乳管通畅后可以不再限制。

不要忌食青菜和水果。绿叶菜和水果含有丰富的维生素 C、食物纤维,能使大便通畅。

孕期合并缺钙、贫血以及分娩时出血多的新妈妈,除了吃含钙、铁多的食物(如牛奶、鸡血、猪肝、青菜、豆制品)外,还要继续服用鱼肝油丸、钙片等。

> **爱心贴士**
>
> 一般产后 3～4 天新妈妈就可以吃普通饭了,不必吃得过稀,也不要吃得过饱过多。

产后虚弱吃什么能快点恢复

新妈妈身体健康,产后无病,仅属于一般产后损伤者,为了产后身体早日康复,可选用以下食疗方:

将淮山药 100 克洗净切片、大米 200 克洗净放锅内,加水适量煮粥。熟烂后即可,能健脾开胃,固肠止泻。

将薏苡仁 150 克、糯米 250 克,均淘洗干净,放锅内加水煮粥,粥熟放红

糖少许即成,具有健脾、益气、除湿的功能。

用沙锅将水烧开,放入洗净大麦60克、大枣(去核)15克、糯米30克煮粥,熟烂为宜。食用加红糖,分数次食完。

将猪蹄4只洗净切开,当归头50克洗净,与花生米250克同放锅内,加水炖食,可加少许食盐食之,具有滋阴养血、润肠通便、下乳汁的作用。

鸡汤4碗加入适量水,放入沙锅内煮沸,大米洗净,入鸡汤内同煮熟食之。此粥具有益气健脾作用。

 专家叮咛

虚弱进补切忌猛补。

剖宫产术后的新妈妈吃什么好

剖宫产术后的新妈妈,消耗体力大,术后配合饮食调理,能促使新妈妈恢复健康。

剖宫产术后6小时内,新妈妈应平卧,禁食,目的是减少腹胀。若术后胃肠功能已恢复(约在术后24小时),第一天可以进食流质食物,但忌用牛奶、豆浆、鸡蛋等胀气食品,最好饮用萝卜汤,既能促进胃肠蠕动,又能促使排气、通便,减少腹胀。情况好转可改用半流质饮食如稀粥、面条等。

当新妈妈排气后就可以像正常新妈妈一样进食了,但要注意饮食不要太油腻,要多吃蔬菜,以保持营养均衡,促使大便通畅。为了促进伤口的愈合,新妈妈应多吃些高蛋白的食物,如鱼汤,特别是乌鱼汤。

专家叮咛

术后排气,也就是放屁,表明你的消化系统已经开始正常运转了,在这之前,饮食一定要清淡。

新妈妈怎样注意饮食卫生

饮食要讲卫生,对新妈妈来说非常重要,如果不讲饮食卫生,就会病从

口入,轻者可引起腹泻,重者可发生食物中毒,甚至危及生命。为此,饮食要确保安全,防止病从口入,要注意以下几点:

首先要选购新鲜无公害食物,霉腐变质、污染等食物一律不能食用。

在食物的加工烹调过程中,一定要做到生熟分开,如菜刀、菜板、容器,防止交叉使用污染。

搞好厨房和个人卫生,餐具要洗净,定期消毒。

🔍 专家叮咛

> 在夏秋季节食物中毒的高发期,为新妈妈做的饭菜尽量适量,最好一次吃完,尽可能不吃剩饭剩菜。对吃不完的食物尽量低温保存,吃前一定要回锅加热。

新妈妈饮食为什么要注意烹调方法

新妈妈的饮食要多样化,并要注意烹调方法,否则会造成营养素大量损失。比如蒸馒头不过量加碱,煮稀粥不得加碱,否则会造成 B 族维生素大量损失。做米饭以焖煮或蒸煮较好,捞米做饭会损失 B 族维生素和无机盐。蔬菜应先洗后切,急火快炒,以减少维生素 C 的损失及破坏。动物性食物如禽肉、鱼类的烹调方法以煮或煨、炖为最好,少用油炸。食用时要同时喝汤,这样既可增加营养,还可以补充水分,促进乳汁分泌。

❤ 爱心贴士

> 在保证食品无害和具有良好口感的前提下,应尽量缩短加温时间和控制烹调温度,烹调后的食物不要放置过久,以减少维生素的损失。

新妈妈每天该吃多少东西

新妈妈每天所需食物及推荐量是:

主食:大米、面粉、小米、玉米面或杂粮 450 克。

动物性食品:禽类(鸡、鸭)、肉类或动物内脏 200 克。

鸡蛋:150 克。

烹调用油:可用豆油、花生油或香油等 20 克。

牛奶或豆浆:250 克。

红糖:20 克。

芝麻:20 克。

蔬菜:450 克。

水果:300 克。

爱心贴士

蔬菜、水果注意不要太单一,要什么都吃一点,蔬菜多吃绿叶蔬菜。

新妈妈为什么要多吃蔬菜、水果

在我国,流行着一种传统的错误认识,即产后坐月子不能吃蔬菜、水果,这种说法是错误的,毫无科学根据。

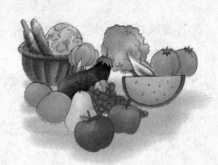

产后由于身体哺乳的需要,各种维生素的需要比平时增加 1 倍以上,其中维生素 C 每日需要 150 毫克。维生素 C 可以保持血管壁和结缔组织健康致密,减低脆性,并有止血和促进伤口愈合的作用。维生素 C 在新鲜蔬菜和水果中含量很丰富。如蔬菜中的油菜、卷心菜、白菜、菠菜、白萝卜,水果中的柑橘、荔枝、猕猴桃等。

蔬菜和水果还含有较多的食物纤维,食物纤维可促进肠胃蠕动,有利于排便通畅。蔬菜如芹菜、油菜、萝卜、白薯,水果如柑橘、柿子、菠萝等,都含有丰富的食物纤维。

新妈妈在月子里吃些蔬菜、水果,增加了营养,对身体恢复、宝宝生长发育大有益处。

专家叮咛

新妈妈每天吃上 750 克的蔬菜和水果,可得到 8～12 克的食物纤维,即可满足身体的需要。

新妈妈要克服哪些不良饮食习惯

不良的饮食习惯有营养单一、饥饱不一。

忌营养单一。新妈妈不要挑食、偏食,要做到食物、膳食的多样化,全面吸收营养,特别要粗细粮搭配,荤素搭配,稀干搭配,广泛食之,合理营养,以免造成某些营养素的缺乏,影响身体的恢复。

忌饥饱不一。由于新妈妈肠胃功能较弱,过饱会影响胃口,妨碍消化,过饥会影响营养吸收。因此,新妈妈在饮食用量上更要注意适当,每次吃得不要过多过饱,吃八成饱,每日加餐两三次,形成少吃多餐的方式,对消化吸收均有利。

专家叮咛

每天虽然可以加餐,但是要注意加餐最好也要定时。

新妈妈为什么不能急于节食

女性在生育后,体重会增加不少,体形会明显发胖。因此,很多女性为了恢复生育前的苗条体形,分娩后便立即节食,这样做是有害身体的,对小宝宝也无益处。

产后女性所增加的体重主要是水分和脂肪,如授乳,这些脂肪根本就不够用,还需要从新妈妈身体原来储存的脂肪中动用一些营养来补充哺乳所需的营养。为了保证宝宝哺乳的需要,新妈妈一定要多吃些含钙质丰富的食物和每天最少要吸收 11760 千焦的热量。如果新妈妈在产后急于节食,这样哺乳所需的营养成分就会不足,使新生儿营养受损,影响发育。

新妈妈过多地滋补有什么害处

　　在分娩后的产褥期,新妈妈适当进行营养滋补是必要的。但是,有的新妈妈滋补过量,顿顿鸡鸭鱼肉,这种大补特补的做法不但浪费了钱财,而且损害了新妈妈的身体健康。这是因为:

　　新妈妈滋补过量易导致身体过胖。新妈妈本来活动就少,再吃得过多、过好,身体过胖,会使体内糖和脂肪代谢失调,引发各种疾病。据调查表明,肥胖者冠心病的发病率是正常人的2～5倍,糖尿病的发病率可高出5倍。

　　新妈妈营养太丰富,必然会使奶水中脂肪的含量大为增多,如果宝宝胃肠能够吸收,也易造成宝宝肥胖,并易患扁平足一类的疾病。若宝宝胃肠消化能力差,不能充分吸收,则会出现脂肪泻,长期的慢性腹泻,会造成宝宝营养不良,发生各种营养缺乏症。

新妈妈为什么吃红糖好,吃多长时间为宜

　　中医认为,红糖性温、味甘,具有益气缓中、行血活血、化淤散寒的功效,善治产后淤血所引起的腹痛,可促进恶露排出和子宫复原。分娩后的女性体质虚弱,气血有亏损,食用红糖可益气养血、健脾暖胃、补血化食。饮用红糖水可以帮助祛风散寒,还可以利尿,有利于防治产后发生尿潴留现象。

但新妈妈吃红糖应以 7～10 天为限,不宜过多。另外夏天少用,冬天可多用些;产前经常吐酸水者,少用或不用。

💗 **爱心贴士**

新妈妈食用红糖时间不宜过长,因为产后 10 天左右,恶露已逐渐减少,子宫收缩开始恢复正常,继续食用红糖水可造成失血过多,不利于产后子宫的恢复。

新妈妈在滋补方面应注意什么

新妈妈在滋补方面应注意以下几点:

一般来说,新妈妈分娩后 1～3 天内,应吃容易消化、比较清淡的饭菜,如煮烂的米粥、面条、新鲜蔬菜、鲜瘦肉、鲜鱼、鲜蛋类食物,以利于消化和补充营养。

新妈妈在 3 天以后可吃普通饭菜,适当增加瘦肉、鱼类、青菜、蛋类,这既可以增加营养,又可催乳下乳,还不会使人发胖。

整个产褥期,副食安排要荤素搭配,多吃些青菜,既可保证营养全面,又有利于母体恢复和下乳,并要少吃多餐。

新妈妈要吃些新鲜水果,水果可为人体补充维生素、矿物质和纤维素。

适量控制主食。主食含糖量高,容易使人发胖。

💗 **爱心贴士**

传统坐月子的新妈妈一般吃的都是粥、鸡蛋和各类肉食补品,应该多吃一点蔬菜。

新妈妈饮牛奶和高质量的清汤为什么好

牛奶适宜新妈妈饮用。牛奶除了不含纤维素外几乎包含了人体所需要的各种营养素,是最佳营养保健品之一。牛奶所含的蛋白质是完全蛋白质,含有丰富的人体必需氨基酸和钙、磷、铁等矿物质及多种维生素,是补钙的

优良食品。中医认为牛奶有补虚赢、益肺胃、生津液、润大肠等作用。新妈妈可根据自己的饮食习惯,每日饮用 250～500 毫升牛奶,以利健身。

新妈妈适当饮用鸡汤、鱼汤、肉汤、排骨汤、猪蹄汤等,因为这些清汤,营养价值高,含有易于人体吸收的蛋白质、维生素及矿物质。味道鲜美,可刺激胃液分泌,提高食欲,能够促进泌乳。这些汤可以互相掉换着吃。新妈妈易出汗和分泌乳汁,需水量要高于一般人,因此适量喝汤十分有益。在饮汤时,鸡肉、鱼肉等可连同汤一起食用。

💗 爱心贴士

　　牛奶一般不要煮沸,用微波炉加热 1～2 分钟即可,既能消毒,又能加热。

新妈妈宜用的清暑饮料有哪些

为了预防新妈妈中暑,除使居室空气流通清新、阳光充足、温度宜人,还可在夏季经常吃些绿豆汤、番茄、西瓜等,以清凉解暑,并多饮水以补充因出汗而消耗的水分,还应做些清暑饮料给新妈妈饮用。下面介绍几种清暑饮料,供选用:

鲜荷叶 1 张洗净撕碎,水煎代茶饮。如加冬瓜适量,效果更佳。

西瓜汁 1 杯,加白糖少许,频服。

生扁豆汁、嫩竹叶各适量,开水冲泡代茶饮。

绿豆 60 克、西瓜翠衣 60 克,水煎至豆熟汤成,加适量冰糖,饮服。

薏苡仁 30 克、冬瓜 100 克,加水共煮至薏苡仁熟加糖调服。

💗 爱心贴士

　　新妈妈夏天不宜吃冷饮和喝碳酸饮料。

有利于新妈妈增乳的营养素和食物有哪些

增加热能摄入量。新妈妈的乳汁中热能供给量要有明显增加,乳汁量应能使宝宝饱足。碳水化合物是最主要的热量来源，因此，新妈妈宜多吃如面粉、糙米、鲜玉米、蜂蜜、豆面、糖浆、苹果等碳水化合物丰富的食物。

补充蛋白质。必须供给新妈妈丰富的优质蛋白质，如多吃豆类、肉类、蛋类和水产品类。

摄入充足的脂肪。植物油、动物油、肉类、奶类、蛋类以及大豆制品，平时用油最好以植物油为主，适当用动物油结合食用。

补充钙质。如果膳食中钙供应不足，势必造成新妈妈身体缺钙和降低乳汁的钙含量，影响宝宝钙的吸收。含钙丰富的食物有海带、牛奶、虾皮、虾米、芝麻酱、白木耳、黑木耳、豆类等。

补充足够的维生素。以维持新妈妈身体健康和促进乳汁分泌，保证乳汁营养成分稳定，满足宝宝需要。

新妈妈增乳，要有充足的水分，可以多吃汤类、粥类和蔬菜、水果，有利于增乳和提高母乳的质量。

爱心贴士

母乳的成分不是一成不变的，根据你饮食的情况也会发生变化，所以要想宝宝有充足的营养，新妈妈也要有充足的营养才行。

新妈妈怎样保证有充足的乳汁喂养新生儿

营养丰富，乳汁就充足。新妈妈多吃营养丰富的食物，必须有足够的糖类和水，多吃一些含有丰富蛋白质和脂肪的肉汤、排骨汤、鱼汤、蛋类等，以及含有丰富的维生素和无机盐的水果、蔬菜。

新妈妈的乳汁分泌还与心情有关。心情舒畅、愉快，避免生气、焦虑，尽可能不要过于忧虑和心情焦躁，这些情绪上的刺激也影响乳汁分泌。新妈妈还要注意休息和睡眠，不可过于疲劳。

从宝宝方面讲，让宝宝勤吸吮乳汁，吸吮是最好的增奶刺激。宝宝吸吮得越多，乳汁产生得越多。

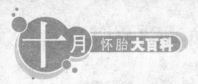

新妈妈乳汁偏少采用哪些食疗方

要使产后乳汁分泌充足,既要靠新妈妈增加营养饮食,也可以采用一些食疗方。

下列食疗方可在产后 1 周左右选用:

清炖乌骨鸡:乌骨鸡肉 1000 克,洗净、切碎,与葱、姜、盐、黄酒等拌匀,上铺党参 15 克、黄芪 25 克、枸杞子 15 克,隔水蒸 20 分钟即成。适用于产后虚弱,乳汁不足。

芪肝汤:猪肝 500 克,切片洗净,加黄芪 60 克,放入锅内加水适量同煮。烧沸后加黄酒、精盐等调料,用小火煮半小时,即成。适用于气血不足之少乳者。

花生炖猪爪:猪爪 2 个,洗净,用刀划口,花生 200 克同放锅内,加入适量精盐、葱、姜、黄酒和清水,用旺火烧沸后,再转用小火煮至烂熟即成。适用于阴虚少乳者。

母鸡炖山药:母鸡 1 只,收拾干净,将黄芪 30 克、党参 15 克、山药 15 克、红枣 15 克,置入鸡腹内,浇上黄酒 50 毫升,隔水蒸熟即成,1～2 天内食完。适用于脾胃虚弱少乳者。

专家叮咛

缺乳在吃一些下乳食品的同时,其他食物也要注意全面营养,防止营养不良。

缺奶一般用什么中药进补

产后缺奶或无奶,中医分两型,即气血虚型缺奶和气血滞型缺奶,要辨证用药。

气血虚型缺奶:表现为乳房不胀痛,面色苍白,皮肤灰暗干燥,饮食不佳,舌淡红无苔,脉多虚。一般服用补血益气与通乳药物。黄芪 15 克,党参、当归与通草各 10 克,水煎汤,另炖烂猪蹄 2～4 只,取猪蹄肉汤与药液同服。还可用豆腐 10 克、红糖 50 克与适量水煮后,再加米酒一杯拌匀,豆腐与汤一起吃下,还可用猪蹄 2 只与花生同炖成烂泥状,连汤同吃,数量不限。

气血滞型缺奶:乳房胀满疼痛,心口窝饱胀作痛,易激怒,舌苔薄黄,脉眩。选用行气活血药物,可取漏芦 10 克,王不留行与花粉各 6 克水煎,日服 2 次,连服 3～6 天,或用蒲公英 120 克捣烂后敷乳房处。

专家叮咛

治疗缺乳的中成药有生乳汁,平时体质虚弱者可用十全大补丸、河车丸或人参养荣丸等与上述汤药同服。

新妈妈在月子里忌食哪些食物

辛辣食物食后会刺激新妈妈的胃肠,还可引发新妈妈内热,上火,引起口舌生疮、大便秘结或痔疮发作,宝宝吃奶后会引起口腔炎、流口水等毛病。所以辛辣之品要忌食,但用少许做调料,还是可以适量食用的。

新妈妈身体虚弱,胃肠功能低下,加之活动量少,消化功能低下,如吃些生冷、坚硬食物易损伤脾胃,影响消化功能,生冷之物还易淤血滞留,可引起产后腹痛、产后恶露不尽等疾病。如食坚硬之物,还易使牙齿松动疼痛。

忌食过咸的食物。咸食中含盐较多,可引起新妈妈体内水钠潴留,易造成水肿,并易诱发高血压病。但也不可忌盐,因产后尿多、汗多,排出盐分也增多,需要补充一定量的盐。

爱心贴士

一些成品食物,尤其是可能加了防腐剂的食物不要吃,如超市里的袋装熟食、瓶装果汁,各种膨化食品、炒货等。

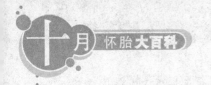
为什么不要吃太多巧克力

新妈妈在产后需要给新生儿喂奶,如果过多食用巧克力,对哺乳宝宝会产生不良的影响。这是因为,巧克力所含的可可碱,会渗入母乳并在宝宝体内蓄积,能损伤神经系统和心脏,并使肌肉松弛,排尿量增加,结果会使宝宝消化不良、睡眠不稳、哭闹不停。

新妈妈整天嘴里嚼着巧克力,还会影响食欲,使身体发胖,而必需的营养素却缺乏,这会影响新妈妈的身体健康,造成乳汁不足,不利于宝宝的生长发育。

为什么在分娩后 3 个月内少吃或不吃味精

为了宝宝不出现缺锌症,新妈妈应忌食过量味精。

因为味精内的谷氨酸钠,会通过乳汁进入宝宝体内。过量的谷氨酸钠对宝宝,尤其是 12 周内的宝宝发育有严重影响,它能与宝宝血液中的锌发生特异性的结合,生成不能被机体吸收的谷氨酸锌,而生成物随尿排出体外,导致缺锌。

锌是人体许多酶的组成成分。锌对宝宝的生长发育有着非常重要的作用。婴儿缺锌,不仅出现味觉差、厌食,而且还可造成智力减退,生长发育停滞,身材矮小,形同侏儒。所以新妈妈应在分娩后 3 个月内少吃味精,最好不吃味精。

 爱心贴士

鸡精大约 50% 以上的成分是味精,所以鸡精也不要吃。

什么时候吃红糖,什么时候吃白糖

一般新妈妈产后都喝红糖水,但有时也应喝白糖水。

　　红糖和白糖都是从甘蔗、甜菜中提取的。红糖具有活血化淤的作用,对产后子宫收缩、恢复和恶露的排出、乳汁分泌均有一定作用。由于含葡萄糖浓度较高,吸收后,都有利尿功能,利于新妈妈泌尿系统保持通畅,减少新妈妈卧床期间引起膀胱尿液潴留,从而防止尿路感染。在产后 10 日内,饮红糖水或在食物中加红糖,有益健康。

　　白糖性平,有润肺生津的功效。适合于夏季分娩的新妈妈,或产褥中、后期食用,有发热、出汗较多、手足心潮热、阴道流血淋漓不断、咽干口渴、干咳无痰病症的新妈妈,就是在寒冷的季节分娩,也可以适当食用白糖。

专家叮咛

　　红糖性湿,如果新妈妈在夏天过量食用,可能出现发热、头晕心悸、阴道流血增多等弊病。

新妈妈为什么不能吸烟、喝酒

　　新妈妈不能吸烟、喝酒,这是因为:

　　烟草中含有尼古丁、氢氰酸、焦油等有害物质,会随着烟雾被吸收到血液中,有些有害物质可进入乳汁,从而影响宝宝的生长发育。同时,小宝宝的呼吸道还不能承受烟毒的刺激,在体内受尼古丁毒害的同时,还容易使呼吸道黏膜受到损伤,而使宝宝反复患呼吸道感染,直接影响宝宝的发育。

　　饮酒会抑制新妈妈的消化功能。干扰营养代谢,造成营养不良,容易引起维生素和微量元素缺乏,极不利于产后的恢复。新妈妈喝酒会使泌乳量减少,宝宝吃不到充足的乳汁。另外,大量饮酒会导致宝宝发育迟缓,神经功能低下,过度紧张和沉睡等,有损宝宝健康。

　　为了宝宝的健康,新妈妈不要吸烟、饮酒。

爱心贴士

　　一些关键的日子,要注意宝宝不受二手烟的伤害,如宝宝满月、家人聚会等人多的环境。

临产期、哺乳期为什么忌饮茶

临产期新妈妈饮茶,因茶中含有咖啡碱,咖啡碱可引起心悸、失眠,导致体质下降,还可能导致分娩时产生精神疲劳,造成难产。

哺乳期也不要饮茶。因为茶叶中的鞣酸被胃黏膜吸收进入血液循环后,会产生收敛的作用,抑制乳腺的分泌功能,造成乳汁分泌障碍,而且由于咖啡碱的兴奋作用,新妈妈不能得到充足的睡眠,同样影响乳房的正常分泌。而乳汁中的咖啡碱进入宝宝体内,会使宝宝发生肠痉挛,出现无故啼哭。

❤ 爱心贴士

新妈妈最好的饮料是白开水,一些茶、咖啡、减肥饮品、保健饮品、碳酸饮料、成品果汁等最好少喝或者不喝,可以喝一些鲜榨果汁。

有会阴切口或腹部刀口的新妈妈能吃海鲜吗

如果在日常生活中对海鲜不过敏的话,新妈妈在产后是可以吃的。

只有少部分人对海鲜食物产生过敏反应。因为海鲜类属于高蛋白食物,产后适当食用,有利于身体健康的恢复和刀口的愈合,但是以前如果有过敏史,那么在刀口愈合之前最好不要吃虾、螃蟹与海贝之类的海鲜,吃这些东西易引起发炎,不利于刀口的愈合与恢复。

🔍 专家叮咛

会阴侧切的饮食调养和普通外伤一样,尽量少吃辛辣刺激的食品和发物。

新妈妈为什么要少吃盐和糖

我们说健康新妈妈在产褥期一般不应忌糖、盐。但患有某些疾病的新妈妈在产褥期内合理膳食的同时,要限量或忌用糖和盐。

比如患糖尿病的新妈妈就不能在月子里喝红糖水。喝红糖水对新妈妈是非常有利,但对患糖尿病的新妈妈来说是加重病情。患糖尿病的新妈妈在产褥期加强营养的同时,还要按糖尿病患者要求进食。

患心脏病、高血压、肾脏病的新妈妈,饮食要清淡,易消化,并富含纤维素和维生素,同时要低盐饮食,如伴有心力衰竭、严重水肿时,一定要忌盐,以利于心衰纠正、水肿消退,否则不利于新妈妈身体的恢复。

爱心贴士

饮食过于清淡可能会影响食欲,粥里可以放一点干果,增加香味;菜可以吃一点凉菜,或者在炒菜出锅的时候再放盐,这样口感就更咸一点。

新妈妈多吃小米粥好吗

小米的营养优于精粉和大米。同等重量的小米含铁比大米高 1 倍,维生素 B_1 比大米高 1.5～3.5 倍,维生素 B_2 高 1 倍,纤维素含量比大米高 2～7 倍。小米每 100 克含蛋白质 9.7 克、脂肪 3.5 克、碳水化合物 72.8 克、钙 29 毫克、维生素 B_2 0.12 毫克等。新妈妈适量吃小米粥,能帮助恢复体力刺激肠蠕动,增进食欲,并且还对母婴健脑大有好处。

专家叮咛

要注意的是小米不宜太稀薄,在产后也不能完全以小米为主食,以免缺乏其他营养。

新妈妈为什么吃炖公鸡好

鸡肉营养丰富,适宜新妈妈强身、健体食用。新妈妈产后应多吃炖公鸡,不仅能增加营养,而且有很好的催乳作用。这是因为,公鸡的睾丸中含有雄激素,雄激素有对抗雌激素的作用,减少血液中雌激素的含量,从而有利于发挥催乳素的泌乳作用,使新妈妈的乳汁增加,达到催乳的目的。

专家叮咛

新妈妈不宜吃煨母鸡,由于母鸡体内的卵巢中含有较多的雌激素,吃后会增加体内雌激素的含量,抑制泌乳素的作用,减少乳汁的分泌量,使新妈妈乳汁不足,甚至产后无奶。

新妈妈为什么吃鸡蛋好

鸡蛋营养丰富,含蛋白质丰富而且利用率高,还含有卵磷脂、卵黄素及多种维生素和钙、磷、铁等矿物质。鸡蛋是壮身和促进乳汁分泌的好食品,有利于新妈妈身体恢复和宝宝生长发育。同时还能维护神经系统健康,对宝宝健脑增智有益。

鸡蛋可选用配菜炒、荷包蛋、鸡蛋羹、鸡蛋汤等吃法。牛奶和鸡蛋一起食用效果更佳。煮鸡蛋比煎、炸、炒消化率高。新妈妈每日吃 3~4 个为宜。宝宝满月后,每天吃 2 个鸡蛋比较合适。

专家叮咛

鸡蛋虽好,但不能多吃。吃鸡蛋过多,会造成消化不良,影响新妈妈的食欲;会使新妈妈营养过剩,造成产后肥胖;并且容易引起大便干燥,诱发痔疮。

有的新妈妈为什么要吃醪糟蛋

有些新妈妈在月子里喜吃醪糟蛋。醪糟辛温,有活血化淤作用,并能祛寒助热,使人身体感到温暖。醪糟能增强心率,加快血行,扩张毛细血管,促进子宫收缩,将子宫中的余血浊液排出体外。鸡蛋含丰富的蛋白质,是修复机体器官的物质基础。醪糟蛋既能增加营养,又能促进子宫收缩,帮助撵余血。

在一般情况下,最好在产后 10 天内,加食醪糟蛋。因为产后 10 天内,是子宫复旧最快的时候,需要很好地收缩,10 天以后,子宫已降入骨盆内,收缩较缓慢,此时须视恶露量、色、质而定,若恶露量多,色暗红,有淤块,兼腹胀痛者,可连续服到 20 日。若产后恶露很快干净,并兼见腹痛、腹胀者,可服至症状消失为止。上述情况如兼有发热者应及时求医,不得随意多吃醪糟蛋。

爱心贴士

坐月子的时候新妈妈会常吃鸡蛋,像醪糟蛋这样换着花样的做法也有助于改善胃口。

新妈妈为什么吃鲤鱼好

新妈妈吃鱼有益,尤其吃鲤鱼更为有益。鲤鱼富含蛋白质、钙、磷、铁和 B 族维生素、多种氨基酸等。鲤鱼肉味佳,主要是因为其中的 10 余种游离氨基酸在发挥作用,特别是谷氨酸、甘氨酸和组氨酸最为丰富。

研究表明,鲤鱼能促进子宫收缩,去除恶露,还有滋补、健胃、利水、利尿、消肿、通乳、清热解毒的作用,是新妈妈康复和催乳的理想食物,所以新妈妈宜多吃几次鲤鱼。

为什么说新妈妈多吃芝麻好

芝麻营养极其丰富,每 100 克芝麻中含蛋白质 21.9 克、脂肪 61.7 克、钙高达 564 毫克、磷 368 毫克,铁的含量更是惊人,竟达到 50 毫克之多,为各类粮油食物之冠,另含油酸、亚油酸、花生酸等,还含有芝麻素、芝麻酚、维生素 E、多缩戊糖、卵磷脂等。此外,芝麻中还含有脂溶性维生素 A、维生素 D 和维生素 E 等。

中医认为,芝麻有填精、益髓、补血、补肝、益肾、润肠、通乳、养发的功能。这对新妈妈增强补中健身、和血脉及破积血等有良好作用。新妈妈多吃芝麻,对哺乳的宝宝健脑也非常有益。

产后食用山楂有什么好处

山楂又名山里果、红果等,有极丰富的营养价值,特别是维生素 C 的含量每 100 克高达 89 毫克,比一般水果高,并且有消食开胃的作用。

山楂中还含有黄酮类成分等,能帮助新妈妈子宫收缩、子宫复旧,有利于恶露排除,减少疼痛;并且有助于产后消化,增加食欲,增加维生素 C 的供应;因此,产后适量吃些山楂对母体及宝宝健康大有益处。但要注意,新妈妈服用人参滋补身体时,要忌食山楂。

产后食用桂圆对身体恢复有什么好处

桂圆又名龙眼,营养丰富,含有胆碱、有机酸、蛋白质、葡萄糖、果糖、蔗糖、脂肪、铁、磷、钙、胡萝卜素、维生素 B_1、维生素 B_2、尼克酸、维生素 C 等。桂圆既是佳果,又是良药。

中医认为,桂圆味甘、性温,具有补心健脾、养血安神、补精益智、壮阳健体等功效。

新妈妈产后身体偏虚、阳气不足,气血、脾胃虚弱,宜温热,故用性温助火、养血益脾的桂圆最为合适,对产后恢复是非常有益的。

专家叮咛

孕妈妈不宜食用桂圆,若食用桂圆能使孕妈妈增添胎热、气机失调、呕吐,甚至流产。

产后怎样服用人参

从临床医学角度来说,产后不宜立即服用人参来补身体。

研究表明,由于产后服用人参使阴道流血过多而导致新妈妈贫血,有的还会出现产后烦躁综合征。新妈妈服用人参,一般应在产后 3 周以后,此时伤口已愈合,恶露可尽,有利于体力恢复,但一次不宜服用过多,宜掌握在 3 克左右。

专家叮咛

人参是一种大补元气的中药,但对于刚刚分娩的新妈妈来说弊大于利,它会使血液循环加快,加速血液的流动,血压升高,不利于虚弱的新妈妈恢复。

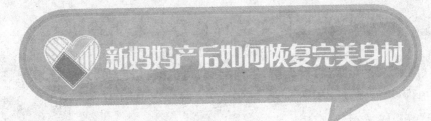

产后如何恢复体形美

分娩后由于腹直肌、肛提肌和骨盆腔内各韧带有不同程度的松弛,体形往往变得臃肿肥胖。产后体形的恢复受遗传因素的影响,但科学合理的饮食、锻炼等,也对体形的恢复有一定的帮助。

产褥期应保证睡眠,每天睡眠保证 10 小时以上。人睡眠充足,会变得精神焕发,有利于身体的恢复。

产褥期的饮食要合理搭配,如饮食不当,容易造成脂肪堆积、肥胖。

衣着要宽松、舒适。如腹壁松弛可以用腹带,但腹带要松紧适度,乳房用宽松的乳罩托起,防止下垂。产后适当运动,特别是做一下产后保健操,可以促进腹壁肌肉、盆底组织及各韧带的恢复,对恢复产后体形美很有好处。

> **爱心贴士**
>
> 生育早期的肌肉松弛就在几个特定的部位,所以一些专门为产后恢复定做的体操和瑜伽对体形恢复大有好处,不妨多练一练。

为什么生了孩子身体容易走样

有些新妈妈生了宝宝以后,乳房变得松弛下垂,腹部隆起,腰部粗圆,臀部宽大,产前的魔鬼身材彻底消失了。这也成为很多年轻女性害怕生育的原因。

在妊娠期随着宝宝长大,腹壁皮肤、肌肉长期受到膨胀子宫的影响,腹皮被拉松、拉长,腹肌纤维增生、拉松,以致断裂。分娩后子宫复原,腹皮、腹肌松弛而下垂,常可见腹部正中线变宽,腹部有许多花纹,这是由于腹肌过度扩张、肌纤维分离所致。腹壁紧密度的恢复,一般需经过 6~8 周,但多数不能恢复到孕前那样。

产后乳腺增生,乳房充盈庞大,表皮及肌纤维被胀得宽松。产后停止喂奶,乳房缩小,乳房皮肤、肌肉松弛而下垂。由于妊娠时盆底肌肉和筋膜因过度扩张而失去弹力,肌纤维也常有断裂,以致盆腔内的器官组织疏松,也会引起腹部膨隆下垂。

💟 爱心贴士

生宝宝多少对身材肯定是有一定影响的,但是只要注意保养锻炼,还是可以恢复到产前的魔鬼身材。

产后妊娠纹能消失吗

要想彻底告别妊娠纹,怀孕期间的养护很重要:腹部洗净后按摩 10 分钟,把蛋清敷在肚子上,10 分钟左右擦掉,再作一下腹部按摩,这样可以让皮肤吸收更好一些,还可以同时加入一些橄榄油。

从怀孕初期即可选择适合体质的乳液、按摩霜,在身体较易出现妊娠纹的部位,勤加按摩擦拭,以增加皮肤、肌肉的弹性以及血流的顺畅。保持肌肤的弹性,对以后妊娠纹的淡化会有明显作用。

生完孩子后,在洗澡时用毛巾对腹部、腿部进行揉洗,再将温热的牛奶涂在肚皮上,用双手从里向外揉,最后再涂上纤体紧致霜,能收紧皮肤,并促进皮肤新陈代谢,加速细胞修复的作用,当然以上这些只是起到一定的预防作用。

💟 爱心贴士

妊娠纹主要是皮肤问题,所以按摩、补充胶原蛋白食物都可以减轻妊娠纹,不过这一过程可能会比较慢,不要操之过急。

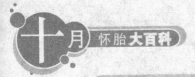

怎样才能预防产后肥胖

大多数新妈妈都希望自己产后恢复原来苗条的身材,但由于产后营养过剩、活动很少,忽视身体锻炼,而造成产后发胖。那么怎样预防产后发胖呢?

要合理调节饮食,要粗细粮搭配,多吃水果、蔬菜、豆制品、鱼、虾、蛋类等高蛋白、高纤维素食物,不宜多吃肥厚、油腻的高脂肪、高糖食品,并要少吃多餐,如果产后已经发胖,要注意减少含热量较高的主食。

要早下床活动,在正常情况下,自然分娩的新妈妈在产后 24 小时就可以下床活动,从产后第二天开始,就可以做一些轻微的运动和产后保健操,15 天以后可做些力所能及的家务活劳动。

> **爱心贴士**
>
> 产后 1 个月,运动尤其重要,从产后第一天动动胳膊,到几天后做恢复体操,对恢复体力和恢复身材都大有帮助,如果一直赖在床上,身体是很容易发胖走形的。

产后什么时候瘦身最合适

产后千万不要马上就开始减肥,因为刚刚生产结束,元气大伤,身体还很虚弱,这时候最主要的任务是滋补、调养来恢复元气。所以坐月子期间,应该以滋补为主。

宝宝出生以后的头几个月需要的所有营养全部来自母乳,新妈妈如果减肥,甚至营养不良,会影响到宝宝的正常生长发育,所以前三四个月,可以适当控制热量总量的摄取,防止营养过剩,但还是不宜瘦身。

等宝宝添加辅食了以后,新妈妈才可以根据自己的身体状况调节饮食,开始减肥计划。

> **爱心贴士**
>
> 产后的减肥运动比节食效果好,瑜伽、瘦身操等运动不仅可以帮助控制体重,对身材恢复也大有好处。

哺乳会影响体形吗

母乳是宝宝必须的和最理想的食品,但现在有许多年轻的新妈妈错误地认为哺乳会影响自己原来健美的体形,产后不愿亲自给宝宝哺乳。我们说哺乳不但不会影响体形,而且还有利于恢复健美的体形。

哺乳由于宝宝的吮吸,刺激了乳头,使母体催产素的激素分泌增加,这种激素可使因妊娠而增大的子宫回缩,臃肿的腹壁迅速复原。

哺乳可加速乳汁分泌,促进母体的新陈代谢和营养循环,减少皮下脂肪的累积,从而有效地减少肥胖。

宝宝吃奶,分泌催乳素的激素作用于乳房上皮细胞和乳房悬韧带,有助于防止乳房的过度下垂。

爱心贴士

宝宝吃奶是吃不坏新妈妈的身材的,要想有好身材,还要从饮食、运动等日常习惯上做起。

哺乳期怎样保护乳房

分娩后要及时给宝宝哺乳,在哺乳期一定要注意乳房的保护,尤其是坐月子期间,这样可避免乳头损伤及乳腺炎的发生,应注意以下几点:

哺乳前柔和地按摩乳房有利于刺激泌乳反射。

注意乳头卫生,用温水擦洗乳头,不要用肥皂、乙醇等擦洗乳头,以免引起局部皮肤皲裂。

喂奶姿势要正确,让宝宝含住乳头和大部分乳晕。每次哺乳,应两侧乳房交替进行。

哺乳结束后不要强行用力拉出乳头,以免引起乳头损伤。

学会正确的挤奶方法,避免乳房疼痛和损伤。

哺乳期要佩戴大小合适的乳罩,以改善乳房的血液循环。

一些新妈妈担心给宝宝喂奶会使乳房变形,所以请人代乳或过早人工喂养,其实,给宝宝喂奶对乳房反而可以起到保养的作用。

怎样给宝宝喂奶可以保护乳房

哺乳前,揉一揉乳房,或是用热毛巾敷一下乳房,有利于刺激排乳,宝宝吮吸也更省力。哺乳时,一定要将乳头及乳晕的大部分放入宝宝口腔中,吸吮时对新妈妈乳房的牵扯较小,宝宝也容易很快吃饱。

结束前,要用食指轻轻地压宝宝的下颌,让宝宝自然地吐出乳头,千万不要硬拽乳头,否则有可能引起乳头或乳房的损伤。哺乳后,可以用少许自己的乳汁涂抹在乳头上,母乳含有丰富的蛋白质,能对乳头起到保护作用。

学会正确的挤奶方法,以免造成乳房的人为损伤。

新妈妈应戴上合适的棉质胸罩,托起乳房以改善乳房的血液循环。

新妈妈最好每天用温水清洗乳房1～2次;每天坚持做胸前肌肉的运动,如俯卧撑、扩胸等,可以加强前胸部肌肉的力量,从而增强对乳房的支撑。

如果一侧乳房有乳腺小结,应该让宝宝多吸这一侧的乳房,可以促进乳房疾病的好转。

怎样预防产后乳房下垂

预防产后乳房下垂应从以下几个方面入手:

哺乳时不要让宝宝过度牵扯乳头,最好养成宝宝不牵扯乳头的习惯。每次哺乳后应用手轻轻托起乳房按摩10分钟。每日用温开水清洗乳房2～3次,这样可保持乳房清洁卫生,又能增加乳房悬韧带的弹性,对防止乳房下垂有重要作用。

选戴乳罩大小、松紧度要合适,以发挥提托乳房的作用。

哺乳期要适当,不宜过长,当宝宝满10个月即可断奶,这样做不仅对防止乳房下垂有益,而且还有利于小宝宝的健康生长。

坚持做一些扩胸锻炼,如俯卧撑等,使胸部肌肉发达,以增强对乳房的支撑作用。

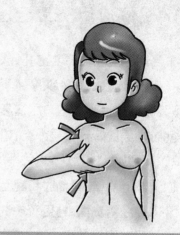

爱心贴士

孕期多吃富含蛋白质的食物,特别是水产品,以及水果、蔬菜等,有助于帮助预防乳房下垂。

新妈妈怎样选择乳罩

大多数新妈妈乳房较大,略有下垂,佩戴乳罩就显得更重要。

乳罩大小要合适。可根据最大胸围和胸底围之差确定乳房高,选择号码。乳罩应既能托住乳房,又不会把乳房压扁,也不会使两个乳房向中间紧靠。乳房兜要合适,不挤也不空,完全容纳。

要选择质地柔软的棉织物或真丝织品,吸水性好,既可吸汗又可吸奶,对皮肤没刺激,不要选用化纤类乳罩,主要是化纤类乳罩透气性差,吸水性也差,化学纤维进入乳头可能阻塞乳腺导管,若被宝宝吸入体内,危害更大。化纤制品还易产生静电,会导致母婴不适。

爱心贴士

在哺乳过程中乳罩还能使乳汁排泄通畅,防止其他衣服上的纤维进入乳管孔,引起堵塞,影响哺乳,特别是直接穿羊毛类衣服时。所以新妈妈哺乳时不要怕麻烦费事,一定要佩戴乳罩。

佩戴使用乳罩应注意哪些

　　戴乳罩时应轻轻将乳房托起,调节松紧度,太紧会压迫乳头,太松起不了兜托作用,还会造成乳头摩擦受损。松紧度应以活动时乳房无明显跳动感,取下后皮肤上不会留有压迫痕迹为宜。

　　乳罩内层最好衬一层纱布,如果乳罩上没有,可自己加上或戴时垫上小毛巾,以免漏奶。

　　白天戴上乳罩,哺乳时和晚上睡觉时解开或脱下。

　　乳罩要经常洗换,并且应单洗,决不要与其他衣服混合洗涤,特别是化纤衣物。每次使用前应认真检查一下乳罩内侧有无微细纤维粘附在上面,发现应及时清除。

爱心贴士

　　乳头内陷时,还可在乳罩内再垫一个凸起的奶罩,既防止压迫影响哺乳,又防止乳头摩擦而导致炎症。

产后美胸吃什么

　　蛋白质:蛋白质可以促进乳房的正常发育。

　　豆类:因为植物种子的衣膜部分有促进腺体发育的作用,富含磷脂的黄豆、花生,或含丰富蛋白质的杏仁、核桃、芝麻等,都是良好的丰胸食物;蛋类、牛奶等,含有B族维生素,能有助于激素的合成,海参、猪脚、蹄筋等富含胶原蛋白质的食物,也是不错的丰胸圣品。

　　微量元素:锌能促进人体生长发育,特别是促进性征的产生、性机能的形成。铬是一种活性很强的物质,它能促进葡萄糖的吸收并在乳房等部位转化为脂肪,促使乳房丰满、臀部圆润。

　　维生素:维生素是美化胸部的重要营养元素,因此要在平日饮食中注意摄取。

　　维生素 C:葡萄、西柚等,防止胸部变形。

　　维生素 E:芹菜、核桃等,有助胸部发育。

　　维生素 A:椰菜及葵花子油等,有利于激素分泌。

B族维生素:牛肉、牛奶及猪肝等,有助于激素的合成。

> **爱心贴士**
>
> 想要拥有丰满挺拔的胸部,就要保证充足的营养,不提倡盲目地节食减肥。因为乳房除了腺体之外,还有脂肪组织,而且,脂肪组织的多少是决定乳房大小的重要因素之一。

什么情况下可使用腹带

下列新妈妈可以使用腹带,但相应的症状消失后,就不应该再使用了。

腹部非常松弛,成为悬垂状,特别是站立时腹壁下垂比较严重,这时纤维细胞有较多断裂,较难自主恢复,使用腹带会起到支持作用,也会使新妈妈感到舒适,消除产后腹部空虚和垂胀感。这种情况多见于宝宝过大、一胞多胎或生育多胎的新妈妈。

连接骨盆以及脊柱的各种韧带发生松弛性疼痛时,腹带可起到支撑作用。

施行过剖宫产的新妈妈,用腹带可对伤口愈合起到较好的保护作用。

> **爱心贴士**
>
> 使用腹带一定要宽、厚,在卧位时系上,注意不要系得过紧而有不舒服感,晚上睡觉时解开。

新妈妈紧腹束腰有哪些危害

产后大多腹部肥胖而松弛,有的新妈妈为了恢复形体,采取了紧腰、束腰的方法,把腰腹部勒得很紧,这种方法是错误的,既达不到健美的目的,还影响身体健康。

会使腹内压升高,极易导致子宫下垂、严重后倾后屈,阴道前后壁膨出等生殖器官异常。

会使盆腔血液运行不畅,抵抗力下降,极易引起附件炎、盆腔炎等妇科疾病。

会使人腹式呼吸受阻,膈肌上下移动受限,并影响肺呼吸,导致人体慢性缺氧。

腹内压升高会使肾、肝、脾、胃、肠等脏器受压,血管变位,动脉供血和静脉回血发生障碍,影响脏器功能,时间长了会使人产生食欲缺乏、消化不良、腹胀、恶心、下肢肿胀等。

> **♥ 爱心贴士**
>
> 紧腹束腰除了对新妈妈的健康有害以外,还可能影响奶水质量,影响到宝宝。

产后如何恢复细腰

早晨睁开眼,先喝下一大杯凉白开,注意要一口一口地下咽,凉水可以刺激肠胃蠕动,使内脏进入工作状态,促进排出体内垃圾。新妈妈产后常被便秘困扰,若在水中加一点儿盐,正确的喝水习惯会为你的"美腹计划"提速。

轻便的家务也有助于产后恢复,另外,产后练习健美操效果可能会更明显。每天在床上做仰卧位的腹肌运动和俯卧位的腰肌运动,这对减少腹、腰、臀部的脂肪有明显的效果,每节操做两三分钟,早晚各一次。

选择"高腰式"设计的产后塑身束裤,可以刺激腹部脂肪,消除腹部赘肉,将怀孕时消失的腰线重新塑造到理想的位置上。坚持每天用收腹按摩霜按摩1小时。

> **♥ 爱心贴士**
>
> 饮食上要既保证营养全面,又要少吃含糖量高的食物。每天早晚喝2杯脱脂牛奶,吃纤维丰富的蔬菜和富含维生素C的食物,以此增加细胞膜的通透性和皮肤的新陈代谢功能。

头发掉得厉害怎么办

有些地方有新妈妈在月子里不能洗头的传统习俗,认为洗头会掉头发,日后会引起头痛。其实这是没有道理的。

正常人每天可脱发 40～100 根。新妈妈产后 4～20 周,脱发明显增多,每天可脱发 120～140 根以上。这种现象为休止期脱发。这种脱发毛囊本身无病变,无炎症,脱发增多,毛发分布较稀但不会超过头发一半,可见新妈妈掉头发是正常现象,而非洗头所致。长时间不洗头,头皮不清洁,会影响毛囊细胞呼吸,从而会脱发或加重脱发。

相反,新妈妈新陈代谢旺盛、汗多,适时洗头,对于促进头皮局部血液循环、保持乌黑靓丽的发质是非常重要的。

> **♨ 爱心贴士**
>
> 爱护头发的洗头方:
>
> 松树叶 250 克、侧柏叶 250 克、附子 20 克,用水洗净,煎水去渣洗头。
>
> 先用清水洗去头上尘垢,再用药水揉搓,浸泡 5～6 分钟,擦干即可,切忌清洗。

新妈妈参加锻炼有什么好处

积极适当地参加锻炼,有许多好处。

参加锻炼,有利于子宫的恢复,促进子宫内膜的修复和恶露排除,加速伤口的愈合,预防子宫后倾和子宫脱垂等疾病的发生。

参加锻炼,有利于产后排尿,减少产后尿潴留,并可防止泌尿系统感染。

通过锻炼还能预防或减少产后腰背痛、便秘、痔疮等病的发生和发作,提高心肺功能,有利于体力恢复。

通过锻炼能增加食欲,促进乳汁分泌,提高泌乳质量,有利于宝宝的健康生长。

通过锻炼,使新妈妈精神愉快,并有利于减肥,重塑健美的体形,也有助

于恢复新妈妈的性活力。

专家叮咛

　　平时总有某些疾病及在分娩中出现病症的新妈妈均不宜锻炼，如高血压、心脏病、严重产伤、产后感染、产后大出血、产后体弱者、糖尿病新妈妈等，因她们参加锻炼会加重病情。

在产褥期不宜参加哪些锻炼

　　新妈妈参加运动是为了恢复身体和健美，凡不利于此目的的项目必须禁止。比如在产褥期内憋气、深蹲等过度增加腹压的动作就应不做，因它会导致子宫脱垂、痔疮等疾病发生。剧烈的、震动大的跑跳动作，倒立动作可引起脏器位置改变，影响产后身体的恢复。

　　会阴切开或Ⅲ度以上裂伤者，在产褥期内或伤口未愈合前不要做髋关节大幅度外展运动，因为这动作对伤口的恢复、愈合不利，有时已愈合也难免伤口开裂。

爱心贴士

　　新妈妈在产褥期参加运动一定要考虑自己的身体特点，量力而行，科学合理地锻炼。

产后1周如何运动

　　第1周的其他几天，重复第1天运动外，增加以下内容：

　　腹式呼吸：仰卧平躺，使两手轻放于腹部，深吸气让腹部隆起，双手随之抬高，稍停片刻，呼气时让腹部下陷，双手随之落下，连续2～3分钟。

　　上肢活动：可增加坐起、胸前出拳动作，两手握拳屈时置于胸部，轮流用力向前冲打。

　　下肢活动：增加勾脚尖蹬腿，用力向下伸展的动作，做10次。

可下床走动:每天 2～3 次,每次 5～20 分钟,应量力而行。

俯卧锻炼:非剖宫者可增加俯卧动作,可安排在早晨或晚上入睡前,每次 5～15 分钟,以防子宫后倾。不要压迫乳房,可在腹部垫上枕头。

骨盆底肌及提肛锻炼:仰卧位,或站立时将两腿并拢或交叉,尽力将肛门和会阴似排便后收缩提起,保持几秒钟,然后放松回位。会阴手术有裂伤者,待伤口愈合后再做。

专家叮咛

剖宫产或会阴侧切的新妈妈,可根据伤口的愈合情况,适当延后运动或者减轻运动量。

产后锻炼要注意什么

产后锻炼是为了恢复身体和健美,但必须注意以下几点,才能达到锻炼的目的。

锻炼一定要量力而行,循序渐进。新妈妈要根据自己的体质和产后情况按各阶段要求安排锻炼内容,逐步实施,在运动强度、运动量、运动时间、运动幅度方面逐步提高,次数由少到多。通过一段时间锻炼后,运动量、运动强度要逐渐增加,不要想一口吃个胖子,急于求成,否则会使新妈妈受到不必要的损伤。

锻炼要适时适地,长期坚持。锻炼不要三天打鱼,两天晒网,要经常坚持,只有经常坚持锻炼,身体各个部位、各个系统才能得到连续的刺激,才有效果。锻炼时间自己安排。身体状态不好时,可以少练一会儿,感冒或身体不适等不要强迫锻炼,锻炼内容可适当减少。

爱心贴士

产后锻炼,尤其是做产后恢复体操和产后瑜伽,要注意保暖,室内温度不要太低。

剖宫产后应参加哪些锻炼

剖宫产的新妈妈也要参加适当的锻炼,但要与自然分娩的新妈妈有所不同。

剖宫产新妈妈在卧床休息后,如果没有任何合并症可在拔掉尿管,排气之后开始做呼吸运动和四肢运动,如胸式呼吸,上肢的扩胸、开合、张开等。另外,在他人帮助下多翻身,最好4小时左右1次,以防止术后肠粘连。

正常进食后可下床活动,并且开始作腹式呼吸练习,收缩肛门、憋尿等骨盆底肌及提肛门锻炼,在床上做一些仰卧举腿、屈服、踏车式等活动,千万不要做强烈收缩腹肌、拉伸腹部的动作。

5~7天拆线后如果没有感染、体温正常、伤口无明显疼痛时,可开始做些肢部锻炼,如仰卧抬头、收鼓腹部。锻炼时用腹带保护为好,千万少做或不做增加腹压的动作,否则对深处伤口愈合不利。

> **爱心贴士**
>
> 半个月后可逐步做些仰卧起坐、收腹举腿等动作,并增加散步时间等。满月后的锻炼与自然分娩新妈妈相同。

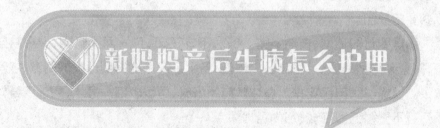

产后为什么会抑郁

产褥期是新妈妈情感生活中最为脆弱的阶段。新妈妈在分娩后数天内出现不快、焦躁、紧张,甚至会哭哭啼啼,有的新妈妈感到疲劳、胃口变坏、无法入睡等,这就是女性分娩后常患的一种轻微精神障碍性疾病——产后抑郁。

这种产后抑郁持续时间短,但基本上都能自愈。此病在新妈妈中的发生率一般在 50% 左右。

由于分娩引起新妈妈内分泌环境的急剧变化而致内分泌不平衡,是其主要的内因,而分娩方式、对健康的担心、新生儿疾病,以及家人对新生儿的态度、丈夫的协作程度、社会的帮助等,都是不可忽视的诱因。观察资料显示,高龄新妈妈、性格内向者、孕期有并发症或难产者,比一般新妈妈更容易患抑郁症。

❤ 爱心贴士

新妈妈抑郁不能得到很好的休息,消极的情绪可抑制乳汁分泌,如果常伤心落泪,还会影响视力,这对母婴健康都十分不利。

产后抑郁怎么办

提高认识。即认识到妊娠、分娩、产褥是新妈妈正常的生理过程,一旦妊娠,就要了解有关方面的知识,进行相应的产前检查和咨询。

在妊娠期要心情愉快。因为妊娠期表现焦虑的新妈妈,倾向于患产后抑郁。做丈夫的有责任给予关心和生活上的帮助,当好妻子的心理医生,强化心理护理,减少精神刺激,这样有助于减少或减轻新妈妈的抑郁程度。

让新妈妈在分娩后有一个和谐、温暖的家庭环境,并保证足够的营养和睡眠,对妻子分娩所承担的痛苦给予必要的关怀和补偿。

🔍 专家叮咛

若产后抑郁症状严重,已经影响正常生活了,或者持续时间长,超过 2 个月以上,就要在医生指导下进行药物治疗。

产后恶露会持续多长时间

正常恶露一般经过 3 周左右干净,也有稍长或稍短的情况,都属正常范

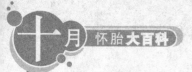

围。少数新妈妈,即使在正常情况下,恶露也可以延续到产后1~2个月,大部分产后恶露在1个月时可停止。

如果产后3个月恶露仍淋漓不净,属于恶露不净,肯定有病理因素存在。常见的原因有子宫腔感染,子宫腔内有妊娠产物如胎盘、蜕膜、胎膜等组织遗留,子宫复旧不良,最严重的并发症是绒毛膜癌,这些病理现象不能忽视,应去医院检查治疗。

专家叮咛

如果排出恶露量逐日增多,颜色逐日变红变深,或出现淤块,都属于异常现象,或有子宫出血,或有宫颈、阴道创伤,或有感染发生情况,也要及时去医院检查治疗。

恶露不净如何调养

恶露超过20天不干净,量多,颜色淡红,质清稀,无臭气,新妈妈感到疲倦无力,懒于言语,小腹空坠,说明新妈妈身体虚弱、无气不能固摄精血,应注意配合食疗,要食用健脾益气类药膳,如淮药粥、赤豆粥、芡实粥、人参粥、人参山药乌鸡汤等;同时还要注意卧床休息,尽量减少活动,以恢复体力。

如新妈妈阳气亢盛,血方有热,饮食宜清淡,多吃新鲜水果和蔬菜。此时尤要注意新妈妈身体和室内卫生,常换内裤,保持外阴清洁,避免细菌侵袭。

专家叮咛

情绪调养也十分重要,新妈妈个人情绪要稳定,不可过于悲伤、忧虑和操劳,家人也要注意避免惹其生气。

产后出血怎么办

分娩时,在宝宝娩出后24小时之内,阴道出血量达到或超过500毫升,称为产后出血。产后出血多发生在产后2小时内。如果短时间内大量出血,新妈妈很快就会出现死亡,如抢救不及时,往往危及生命或遗留后遗症。所以产后出血必须积极防治。

产后出血是可以预防的。

首先做好计划生育,避免多次人工流产、刮宫,减少出血的机会。

产前要定期作产前检查,如有贫血应及时注意治疗。

对高危因素新妈妈要提前入院待产;对胎盘早剥及死胎应注意防止凝血功能障碍。

消除新妈妈思想顾虑,分娩时不要过分紧张,注意饮食、休息、睡眠,避免体力过度消耗。

专家叮咛

对于产后出血,虽然很严重,但是不要产前就过分紧张,只要准备充分,产后出血的概率还是很小的。

什么是月子病

产褥感染是由细菌感染引起的。正常新妈妈的阴道内、宫颈内寄生着大量的细菌,但多数不致病。产后由于机体抵抗力降低,妊娠后期性交不注意卫生,产道损伤时,细菌便可侵入而引起感染。

分娩时及分娩前,细菌从外界进入产道,如接生用的器械敷料、手套等消毒不彻底时可能带入致病菌,还有新妈妈盖的被褥、产后的恶露都存在细菌以及产后不注意会阴部卫生等都是导致感染的原因。

产褥感染轻者使会阴部伤口局部感染,如果细菌由胎盘剥离面侵入,则可引起子宫内膜炎和子宫肌层的炎症。大量细菌向外扩散,可引起盆腔结缔组织炎、急性输卵管炎、腹膜炎、血栓性静脉炎、败血症。

专家叮咛

产褥感染多发生在分娩后 48 小时,出现发烧,伴有下腹隐痛,恶露有臭味、量多,严重者发烧、寒战、全腹部压痛及反跳痛,不及时治疗可以引起感染性休克,甚至死亡。

怎样预防月子病

加强孕期保健,治疗孕期各种并发症,增强新妈妈抵抗力。

加强新妈妈卫生,妊娠末期避免盆浴及性交。

接生用具要彻底消毒,接生时避免过多和不必要的阴道检查及肛查。

产褥期要注意个人卫生,保持外阴部清洁。

产后早期要下床活动,加强锻炼,做产后健体操,增强体质。

产后发烧时,不要滥用退热药,要及时请医生检查,针对原因进行治疗。

爱心贴士

常用食疗方:

何首乌60克,入沙锅加水煎取浓汁,去渣取汁,加入粳米100克、大枣3枚、冰糖适量,同煮为粥。每日早、晚服,适用于产后发热。

红鸡冠花3克,加水煎服,趁沸冲生鸡蛋2个,再置火上微沸,待温时顿服,适用于产后腹痛。

鲜鸡蛋1个,用湿纸包裹,置火煨成干黄,去纸,将皮壳及蛋研细末,顿服。每日一次,空腹黄酒送服,以愈为度,适用于产后抽搐。

产后为什么容易出现牙齿松动

妊娠后期宝宝快速生长发育,分娩后新妈妈又要哺乳,为了维持宝宝的生长需要,对其各种营养物质,尤其是钙的补充明显增多。钙是构成骨骼和牙齿的主要成分,如果膳食中摄入钙不足时,只好动用骨骼、牙齿中的钙进行补充。

因为母乳钙的含量比较稳定,这样妊娠后期及产后两个阶段中,新妈妈饮食中营养不足或缺乏,均能导致新妈妈骨质因缺钙而患骨软化症,牙槽骨疏松软化,使牙槽骨支持牙齿功能减弱,牙便松动易脱落。

❤ 爱心贴士

多吃含钙丰富的食物如牛奶及乳制品,虾皮、海带、紫菜,还有大豆及豆制品和各种瓜子、芝麻酱等,也可吃些钙强化食品,并且适当进行户外活动,多晒太阳,在医生指导下服用钙剂及维生素D,这样就可预防牙齿松动。

怎样预防"产后风"

不少人认为新妈妈怕风,风是"产后风"(指产褥热)的祸首,因而将新妈妈房舍的门窗紧闭、床头挂帘,新妈妈则裹头扎腿,严防风袭。

其实,产褥热是藏在新妈妈生殖器官里的致病菌的作用,多源于消毒不严格的产前检查,或新妈妈不注意产褥卫生等。

❤ 爱心贴士

如果室内卫生环境差、空气混浊,很容易使新妈妈、宝宝患上呼吸道感染。如果夏日门窗紧闭、裹头扎腿,还会引起新妈妈中暑,实不可取。

夏天坐月子怎样防中暑

由于新妈妈分娩后体质虚弱,对环境的适应能力差,加上几千年来封建习俗的影响,片面强调怕风,即使盛夏时坐月子也关门闭窗,穿上厚衣服,从而影响体内散热,容易引起中暑。

新妈妈居室一定要空气流通、新鲜。夏天要经常打开窗通风换气。但要注意门窗不要对流,不要让冷风直接吹到新妈妈及宝宝身上。新妈妈床铺应避开穿堂风的位置,一般冬春秋季室温保持在16℃～22℃之间为好,夏季在28℃以下为好。

暑天分娩的新妈妈不要用布包头,也不要穿厚的衣服和裤子,穿一些夏季衣裤即可,最好用棉布制作。被子也不宜厚,可盖些毛巾被、夹被、被单。

多饮水,多吃水果、西瓜、绿豆汤。

新妈妈出汗多,要注意个人卫生,每天温水擦身或洗淋浴,勤换衣服。

一旦发现中暑症状可服用十滴水、藿香正气水等加以缓解,及时去医院诊治。

❤ 爱心贴士

坐月子的时候吹一点自然风是没有关系的,但是最好不要吹风扇、直接吹空调风和穿堂风,尤其是身体有汗的时候,更要避免。

为什么在产后会出现宫缩性腹痛

产后宫缩性腹痛是指产后 2～4 天,由于子宫收缩而引起的下腹部剧烈的疼痛。宝宝及胎盘娩出后,会在原子宫壁附着的地方留下一个很大的创伤面。为了防止流出过多的血,子宫肌肉反射性地强烈收缩,所以新妈妈会感到有些腹痛。

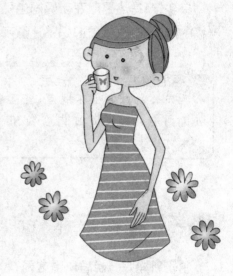

在给宝宝喂母乳或轻轻按摩子宫时,也会出现腹痛。这不但是一种正常的生理现象,而且还有利于恶露排出,无须过多担心。一般 6～9 天疼痛可自然消失。

如果是很轻微的疼痛不需要作任何处理,通常产后6～9天疼痛会日渐消失。

若疼痛明显,可轻轻按摩腹部,或放热水袋热敷,注意热水的温度不要过高,避免烫伤皮肤。

疼痛较剧烈,并影响休息和睡眠,可在医生指导下适量服用止痛药或镇静安眠药等。

辅助治疗产后腹痛的食疗方有这些：

山楂肉 15 克、红糖 30～50 克、米酒适量,水煎服。每天 1 剂。

鲜荠菜、红糖各 30 克,荠菜洗净切碎,与红糖共放锅内炒香,再加水煎汤食用。

大枣 6 枚、蚕豆 20 克、生姜 6 克,水煎煮,饮汤吃枣和豆。

鲜荠菜 30 克切碎、鲜藕 50 克切片,用花生油 15 克用旺火加热,将荠菜与藕片共爆炒熟吃。

顺产产后为什么也会阴道痛

许多新妈妈在分娩时,既没有做会阴切开术,阴道和会阴部也没有破裂,但产后却感到阴道部位很疼痛,特别是笑或大声说话时。其实,一个好几千克的宝宝从狭窄的阴道娩出,总会使阴道组织因扩张和伸展过度而积聚淤血和受到损伤。随着时间的推移,疼痛会慢慢减轻。

疼痛部分要洗温水浴;疼痛剧烈时,可在医生的指导下,使用温和的止痛药;避免做对不适处产生压力的姿势,睡眠宜取侧卧位;不要长久站立或坐,坐位时应垫个软枕头,以缓解不适处的紧张感。

专家叮咛

做促使阴部组织恢复的运动,方法为收紧阴部及肛门附近的肌肉,以 8～10 秒钟为宜,然后再慢慢放松肌肉,并持续放松几秒钟,接着重复做,每天至少做 25 次。这一运动可在任何部位做,以加快血液循环,使损伤的组织尽快康复。

什么是子宫脱垂

子宫脱垂,是指子宫从正常位置沿阴道下降到坐骨棘水平下,甚至脱出于阴道外。首先在产褥早期做简单的康复体操,加强产后锻炼,并且逐渐增加运动量,以促进盆底组织早日恢复。在产褥期不要总是仰卧,应当经常更换体位,如侧卧或俯卧,避免子宫后倾,因后倾的子宫更容易脱出。在做家

务时,最好是站着或坐着,避免蹲着干活。

产后尤应防止便秘或咳嗽,因这些容易发生子宫脱垂。如果新妈妈在产后注意以上几点,子宫脱垂的发生就会减少。

> **爱心贴士**
>
> 将黄鳝 1 条去内脏,洗净切细,加精盐与洗净的小米 50～100 克同煮为粥。日食 1 剂,具有益气补虚的作用,对缓解子宫脱垂有一定效果。

怎样预防产后子宫变位

长时间仰卧、久坐或习惯向一侧卧位,使子宫在产后恢复期间由于重力作用倒向一侧,随子宫复旧使子宫恒定在盆腔的异常位置。子宫变位的症状为腰酸背痛,腰骶部更明显,下腹部、阴道、外阴部有坠胀感,尤其是久站、走路、劳累后更甚。子宫变位严重者还可出现尿频、尿急、张力性尿失禁等。

预防子宫变位,首先新妈妈要在月子里休息好,休息时要注意卧位姿势,宜经常变换卧位,防止平卧使子宫后倾,做子宫复原运动。产褥期无特殊情况可早期下床活动,但不宜做过多或过重体力劳动,也应避免久站、久坐、久蹲。

> **专家叮咛**
>
> 子宫变位的一个表现是恶露不止,所以产后恶露不止时应及时治疗促进子宫复旧。

预防新妈妈子宫复旧不全应注意什么

为了预防产后子宫复旧不全,应注意以下几点:

产后应及时排尿,不使膀胱过胀或经常处于膨胀状态,以免影响子宫复旧。

产后 6～8 小时疲劳消除后可以坐起来,第二天下床活动,以利于身体生理功能和体力的恢复,有利于子宫复旧和恶露排除。

产褥期应避免长期卧位,如果子宫已经向后倾屈,应做膝胸卧位来纠正。

注意卫生,以免引起生殖道炎症。

爱心贴士

母乳喂养可以促进子宫还原,因为宝宝的吮吸刺激,会反射性地引起子宫收缩,从而促进子宫复旧。

哺乳期新妈妈用药原则是什么

哺乳期新妈妈要掌握一定的用药知识。如果在服药之前,不了解所吃药品对宝宝是否有危害,最好征求一下医生的意见。

用药应坚持以下原则:能不用药时尽量不用;能少用药就不要多用;能局部用药的就不要全身用药;能用中药治疗则不用西药;能口服的不要打针;能用老牌药品就不用刚研制出的新药。在用药时应尽量避免在血中药物浓度高时哺乳。服药前哺乳要比服药后哺乳要好。

如果新妈妈确实需要短期用药,药又对宝宝危害较大,应暂停喂养,若患有恶性肿瘤、精神病、甲亢等慢性或严重疾病时,应停止母乳喂养。

同样也不要走极端,为了宝宝而生病不吃药,这样做对新妈妈和宝宝的健康都不利。

新妈妈用药对宝宝有影响吗

正常人服药后,药物进入人体内,或在肝脏解毒,或由肾脏排出。哺乳期的新妈妈用药后,还有一部分药物经乳汁排出。宝宝如果吃母乳就把药物也吃下去了。一般药物使宝宝产生副作用的较少,有的婴儿对药物则很敏感,有些药物进入乳汁的浓度较高,也有的药物能在宝宝体内蓄积,宝宝的肝、肾功能不全,药物对宝宝的影响更明显,甚至引起不良反应。

新妈妈如果口服四环素,宝宝吃奶后可能影响骨骼、牙齿的发育。新妈妈服用磺胺类药物时,可加重宝宝黄疸。母亲服用灭滴灵,可使宝宝厌食、

呕吐。

药物虽有治疗作用,但也有副作用,宝宝对药物较为敏感,所以新妈妈在哺乳期用药时一定要慎重,既要考虑药物的治疗作用,又要考虑对宝宝的影响。

专家叮咛

如果病情需要服药时,应在医生的指导下选用对宝宝影响不大的药物,用量以最小有效量为宜,一般用药3~5天,如病情较重,需要治疗,而药物对宝宝又有影响时,可以停止哺乳。

新妈妈应慎用哪些中药

新妈妈应慎用的中药有以下几种:

破气通导,攻下逐水药既易克伐新妈妈的正气,又会影响乳汁分泌,不可妄用。如大黄、芒硝、枳壳、枳实、甘遂、大戟、芫花、青皮、牵牛子、车前子等。

消导药如山楂、神曲、麦芽等均有一定的回乳作用,最好不用。

寒凉滋腻、损伤脾胃之品,容易引起食欲缺乏、腹痛胸闷、恶露排出等症状,亦当慎用。如黄芩、黄连、黄柏、黄花、连翘、山栀子、大青叶、板蓝根、玄参、生熟地等。

部分有下行趋势的药物,如无特殊必要一般不用。如牛膝能引血、引热下行,也有回乳作用。

凡作用峻猛的中成药,不经过医生同意,最好不要擅自服用。如栀子金花丸、四消丸、消积丸、跌打丸、金匮肾气丸、七厘散等。

爱心贴士

药物能通过乳汁进入宝宝的体内,而宝宝身体稚嫩,对药比较敏感,容易发生腹痛、腹泻、食欲缺乏、吐奶或便秘、口疮等疾患,所以产后用药要谨慎。

哺乳期应禁用哪些药物

抑制泌乳药物:如溴隐亭等。

抗癌药物:可抑制宝宝免疫力,引起白细胞减少症,如环磷酰胺、阿霉素等。

抗凝药物:如阿司匹林,可引起宝宝出血、呕吐、腹泻、惊厥。

抗精神病药:如奋乃静,可影响宝宝智力发育。

抗甲状腺药:可引起宝宝甲低,影响发育、智力低下。

氨基甙类抗生素:如链霉素、卡那霉素、庆大霉素可损伤听神经、肾脏。

酰胺醇类抗生素:如氯霉素,宝宝吸乳后可出现腹泻、黄疸等。

喹喏酮类:如氟哌酸等,可影响宝宝骨骼发育。

磺胺类:早产儿和葡萄糖－6－磷酸脱氢酶缺乏的宝宝有导致溶血性贫血发生的可能。

巴比妥类:如鲁米那,可引起宝宝的中枢神经系统抑制,出现镇静状态,应禁用。

专家叮咛

西药的危害主要是针对宝宝,所以如果新妈妈确实需要用药,则应在服药期和之后的一段时间停止母乳喂养,采用人工喂养。

怎样预防乳腺炎

促进乳汁排空。患急性乳腺炎时,患单侧乳腺炎应暂停哺乳,常用手法挤奶,每天挤奶 7～8 次,每次应尽量将乳汁排空,这是治疗早期急性乳腺炎、防止脓肿的最有效措施。

局部理疗和热敷,可用热毛巾热敷,每次 20～30 分钟,每天 3～4 次,有利于消炎。

可用青霉素静脉点滴或注射在乳腺炎块周围。

还可选用蒲公英、野菊花等清热解毒药物进行治疗,也可应用仙人掌外敷治疗,将仙人掌一块,捣碎后敷在乳房炎块处,外面盖上干净的纱布,每天换 1～2 次,2～3 天可收到较好的疗效。

取粳米50克淘净煮粥,快熟时加入白梅花3克,续煮片刻即可,每日2次,温服。能健胃开胃、舒肝理气、清热解毒,症见乳房肿胀、内结硬块、排乳不畅等。

乳头皲裂如何护理

发生乳头皲裂后,常给新妈妈造成很大的痛苦,并且不及时治疗容易引起乳晕炎和乳腺炎,治疗措施主要是改进哺乳方法和加强乳头保护。一般不要停止哺乳,并可适当缩短宝宝2次吃奶间歇时间。如果乳头糜烂严重、疼痛难忍,可将奶挤出盛在洁净的容器里再用小勺喂给宝宝吃。

在每次哺乳或挤奶后用温热的水清洗乳头及周围皮肤,然后涂以2%龙胆紫或10%鱼肝油铋剂或抗生素药膏也可以。

如果采用了药膏或药剂,哺乳前一定要清洗干净,不要让宝宝吃下去。

产后浑身酸痛怎么办

新妈妈在产褥期内出现肢体、腰膝、关节疼痛或全身酸痛,称为产后身痛或产后关节痛。主要原因为产褥期机体血脉空虚、气血运行不畅,稍有劳累或受风寒外邪极易发病。

产后痛厉害时,宜卧床休息,保证充足睡眠。新妈妈下床活动,宜量力而行,以免损伤筋骨导致肌体酸痛。居室应保持干燥,温度适宜,阳光充足,空气流通,但应避免直接吹风,以免风寒入侵,病情加重。应注意局部保暖,夏季不要贪凉,不要睡竹席、竹床,空调控温不宜过低。保持床铺及衣被的干燥、清洁,出汗多时,应用温水擦身和淋浴洗澡,衣服要常洗换,谨防着凉受寒。

专家叮咛

血虚引起的身痛宜多吃营养丰富的食品,如猪肝、羊肉、鸡、桂圆、红枣、红豆等;外感风寒引起的身痛宜多吃辛温散寒之品,如生姜、葱白、红糖及一些易消化的鱼、肉类等。忌食生冷之物。

怎样预防产后足跟痛

有的新妈妈生了小孩后脚后跟痛,每遇潮湿、寒冷则加重,新妈妈对此不要麻痹。

足跟痛的原因是有的新妈妈生产之后,穿拖鞋,赤脚穿凉鞋,不注意避寒凉或不注意休息造成的。也就是由于产后体虚,尤以肾气亏虚未复,而感受寒冷以致足跟痛。足跟为肾所主,新妈妈产劳损肾气,复遭风冷乘虚而侵袭,以致腰、脚之脉络自行不畅,麻痹而作痛。主要症状为足跟疼痛,休息后减轻,遇热则感舒适,久站或步行稍远或遇寒凉则疼痛明显,甚或较原来疼痛增重,日久不愈。

爱心贴士

新妈妈产后一定要做好预防工作,如防寒凉,不赤脚穿鞋,不要过早下地干体力劳动或家务活等。

产后出现腕部痛是怎么回事,怎么预防

因为内分泌的影响,新妈妈的皮肤毛孔及关节大开,又因产后气血两虚,若受风寒侵袭,则使风寒滞留于肌肉和关节中。

新妈妈虽然不做重体力劳动,但长期重复单一劳动,如不停地换尿布、喂奶、抱宝宝、洗衣服,会使肌肉关节损伤加重,引起肌腱和神经发炎。

腕部酸痛或疼痛,握拳或做拇指的伸展动作,如写字、拿筷子、举杯子及

拿奶瓶时疼痛加剧,在手臂上能够见到条索状肿胀物,如不及时休息和治疗,疼痛会日益加重。

产后照料宝宝时避免受凉,更不要过早动用凉水。

新妈妈应注意家务活动的合理安排,尽量避免重复劳动的时间过长。

当感到手腕部发酸发胀时,应注意休息,不要使用腕和拇指,也不要让它们用力。

新妈妈应少吃酸性食物,如香蕉、鸡肉、啤酒等,以免加重疼痛。

> **专家叮咛**
>
> 新妈妈本人不要用力揉动或推拿患处,应及时请医生诊治。

产后耻骨疼痛是怎么回事,怎样防治

耻骨疼痛部位在阴毛的上端,最主要是蹲着、排便时都疼痛,严重时,行走迈不开腿,用不上劲。骨盆是由骶骨、尾骨、髂骨、坐骨、耻骨融合而成的。左右两块耻骨在骨盆前正中连接,形成耻骨联合。耻骨联合中间有纤维软骨,上下附有韧带。

怀孕时体内分泌的激素使得耻骨联合处部位逐渐分开,韧带也随之松弛,当新妈妈分娩时,激素就会使耻骨联合的软骨溶解开,特别是第一胎会因用力猛烈而把耻骨联合撑开,以便让宝宝顺利通过,但常常会损伤骨头和韧带,所以产生疼痛。

疼痛轻者休息一段时间就可痊愈,疼痛严重的新妈妈需卧床休息,用弹性腹带固定骨盆也对恢复有些帮助,疼痛可以在医生指导下服用止痛药物治疗。

> **爱心贴士**
>
> 多吃虾、牡蛎等食物,也可以在医生的指导下服用补肝肾类药物,可以缓解耻骨痛。

产后尾骨痛是怎么回事，如何防治

新妈妈产后感到脊柱最下端处疼痛,这是因为分娩时骨盆偏于狭窄而胎头较大,在穿过产道时把尾骨挤破了,肌肉也因此而损伤。最明显的表现是仰卧、坐立或入厕用力时会有疼痛感,特别是坐在较硬的东西上可加重疼痛。

防治措施是:疼痛时,在患处做热敷,以放松局部肌肉;躺或坐时,避免疼痛处接触硬物,最好用柔软的垫子或橡皮圈垫。

专家叮咛

满月后仍不见好转应去看医生。

产后为何容易发生腰背痛，怎样防治

分娩后新妈妈体内的内分泌系统尚未得到调整,骨盆韧带还处于松弛状态,腹部的肌肉也因分娩变得松弛。加上产后照顾宝宝,要经常做弯腰动作,或恶露排出不畅引起血淤盆腔,所以很容易发生腰背痛。

可按摩、热敷疼痛处或洗热水澡,促进血液循环。

注意腰、背、腹部位的保暖,受凉会加重疼痛。

不要久站,更不要提、举重物。

睡觉时平躺或用身体的侧面着床,睡床不宜太软,如果太软可铺上较硬的垫子。

照料宝宝时避免弯腰。

爱心贴士

避免弯腰的小窍门:

如喂奶时,不要盘腿而坐,背部和肘部都要有支撑物(像枕头),保持一个舒适的姿势。给宝宝换尿布,应该有1个不用弯腰操作的台子。哄宝宝时,不要抱着在地上来回走,可放在摇篮里轻轻地摇。抱宝宝时让宝宝叉开双腿坐在新妈妈骨盆上,新妈妈的腰部就不会过度后伸而引起疼痛了。

新妈妈如何防治肌纤维组织炎

此病又叫肌风湿,主要症状是腰局部发凉,肌肉紧、僵硬、酸胀不适,遇阴雨天,便更加严重。

要防风邪。因为新妈妈分娩后,由于出血和体质的消耗,身体的抗病能力下降,若不注意防风寒、虚邪,贼风易乘虚而入,引起肌纤维组织炎。因此,新妈妈分娩后应注意气候的变化,对虚邪贼风应注意避之。

注意增加营养。因为分娩时出血较多,身体耗损,抵抗力下降,极需增加脂肪、蛋白质食品及富含维生素的新鲜蔬菜和水果等。

专家叮咛

也可以根据疼痛部位的大小,将食盐放入锅中炒热,用布包好敷于疼痛处,每天 1 次,每次 20～30 分钟。

怎样预防产后心力衰竭

患心脏病的新妈妈要重视预防产后心力衰竭。在产后的 6～8 天内,尤其是产后 1～3 天,仍存在发生心力衰竭的危险。下面提出几点预防产后发生心力衰竭的注意事项:

新妈妈一定要好好休息,最好请别人带宝宝,以保证充足睡眠,避免劳累,可以每天在床上适当运动,以助心脏活动,5～7 天后再下地活动。

一定注意不要情绪激动,要自我调节情绪。

饮食应吃容易消化的食物,不可吃太油腻的食品,以免增加消化负担,要少吃多餐,要限制食盐。

要注意卫生,防止感染。消毒棉、卫生巾要勤换,内裤要清洁干净。

专家叮咛

心功能为 Ⅲ 级以上的新妈妈不宜哺乳。

产后为什么要严防感冒

新妈妈产后 10 天内,一般出汗较多,这是因为,通过排汗协助排出体内积蓄的废物,此属正常生理现象,此时应特别注意不要受风,造成感冒。这时受风寒之邪,会导致感冒咳嗽,不仅对新妈妈恢复健康不利,还会致病,长期不愈给后半生留下病根。

为了防止受风寒,新妈妈穿衣服要适当,不要一会儿穿,一会儿脱,造成身体对外界抵抗力的降低。夜间或白天盖被子要适当,以防盖被过多,夜间踢去被子受寒。

爱心贴士

新妈妈感冒可选用的食疗方:

鲜姜 5 克切片,红糖 15 克,水煎服,可发汗解表、祛寒温中。

白菜心 100 克、白萝卜 50 克、红糖适量,水煎服,吃菜饮汤,可治风寒感冒。

梨 3 个、蜂蜜适量,将梨洗净捣烂绞汁与蜂蜜调匀,可治风热感冒。

怎样防治产后盆腔淤血

造成新妈妈盆腔淤血的原因很多,最主要是由于妊娠期子宫长大,压迫盆腔血管,血液回流受阻,引起淤血;产后盆腔血管复旧不良;产后久蹲、久站、久坐、长期便秘等。

由于盆腔静脉淤血,血液循环不畅,可引起下腹疼痛、恶露多、白带增多,还可出现尿频、尿急等膀胱刺激症状,出现痔疮等。防治该病的方法,除去外界和人为因素,作好产后调养,加强腹肌、盆底肌肉和下肢肌肉的锻炼。

产后注意卧床休息,避免长时间的下蹲、站立、坐的姿势。

保持大便通畅,多吃新鲜蔬菜和水果。若有便秘发生,应早晚服蜂蜜 1 匙,多吃治疗便秘的食物及食疗方。

做缩肛运动,每天做 5～6 次,每次收缩 10～20 次。

可采用膝胸卧位锻炼,即胸部紧贴床,臀部抬高,大腿必须与小腿呈直角,每天 2 次,每次 15 分钟左右。

卧床休息时,最好多采取侧卧位。在有可能的情况下,卧床可采取头低脚高位。

🔍 **专家叮咛**

经确诊为盆腔淤血者,可按摩下腹部,用手掌在下腹部作正反方向圆形按摩,并同时在尾骶部进行上下来回按摩,每日 2 次,每次 10～15 遍。

产后贫血应如何调养

产后贫血是指妊娠分娩后出现的贫血,多由大出血而引起。下面的食疗方对产后贫血有很好的辅助治疗作用。

生猪骨 250 克、枸杞子 15 克、黑豆 30 克、大枣 10 枚,共加水适量煮至熟烂,加精盐调味即可饮汤,食黑豆、大枣。

豆腐 250 克、猪血 400 克、大枣 10 枚,加水煮可常服。

桂圆肉 50 克、红枣 20 克共煮为汤。

猪瘦肉、黑木耳、金针菜各适量,将猪瘦肉切丝(片),黑木耳、金针菜泡发好,择洗干净,放花生油烧热,下肉丝炒,再放入黑木耳、金针菜、精盐共炒熟即成。

☕ **爱心贴士**

哺乳期不宜经常服用保健品,因为很多保健品中含有激素,会通过乳汁传给宝宝,对宝宝的生长不利。

产后为什么易发生消化不良

消化不良的主要表现为常有肠胀气、腹泻、食欲缺乏、恶心、呕吐等。产生消化不良,大多是饮食过多或不当引起的,尤其是食用油腻食物过多过饱和食用不消化食物而引起的。

治疗消化不良,首先要减少油腻食物和不易消化的食物,并多食用新鲜水果和蔬菜,要少食多餐,另外要适当地运动。

爱心贴士

缓解消化不良的食疗方:

绿豆、鲜橘子皮煮水代茶饮用。主要用于热泻、粪便臭秽、肛门灼热等。

萝卜炖猪瘦肉。萝卜具有健脾消食、降气利便的作用,主治气滞腹胀等。

西瓜,饭后半小时内食用(主要用于夏天,其他季节不宜食用)。此方主治热泻腹痛。

新妈妈发生肛裂如何调养

新妈妈发生肛裂的主要原因有两个方面。一是新妈妈怀孕后,逐渐长大的宝宝压迫盆腔组织,使血液在盆静脉丛内淤积,回流受阻,造成肛门周围组织水肿,抵抗力及弹性下降。二是由于产后出血多,出汗多,精细的食物摄入多,活动少,睡眠休息不足,水及蔬菜、水果摄入少等原因,使粪便干燥。当干硬的粪便通过组织水肿、脆弱的肛门时,就会撑破肛门的皮肤黏膜,鲜血从裂口流出,肛管内的粪便刺激裂开的伤口底部的神经末梢而引起疼痛。

预防肛裂的发生关键在于预防便秘。产后便秘的预防在于改善饮食结构,适量多食一些含维生素及纤维素多的蔬菜、水果,少吃热性辛辣的食物,以保持大便的松软。再者要多饮水,并多饮一些菜汤,增加水分及维生素。产后争取早期下床活动,自然分娩者产后1~2天即可

下床,初起床时可以先进行一些轻微活动,如抬腿、仰卧起坐、缩肛等,对增强腹部肌力、锻炼骨盆肌肉、协助排便有益处,同时还需要养成每天定时排便的习惯。

> **专家叮咛**
>
> 　　肛裂发生后,每日应用 1∶5000 高锰酸钾溶液(产后 2 周)坐浴,每日 1～2 次,大便后加洗 1 次。肛裂疼痛难忍时,可用 1% 的普鲁卡因局部封闭。久治不愈者,应手术治疗。

怎样预防痔疮

　　新妈妈在产后容易发生痔疮,但注意预防,预防方法得当,痔疮的发生是可以避免的。

　　饮食合理,多吃新鲜蔬菜和水果,尤其是多吃富含纤维素的食物,注意粗粮搭配,少吃热性辛辣的食物,保持大便通畅,多喝点汤,如猪蹄汤,补充充足水分,润滑肠道,避免便秘。

　　产后早下床活动,有利于肠蠕动的恢复及大便畅通,但不要过度疲劳,因过分疲劳也易诱发痔疮。

　　养成良好的排便习惯,定时排便。如出现便秘应适当采取措施,如开塞露塞肛或服用中药润肠片。

　　每天做缩肛运动,每日 2 次,每次做 20 遍以上。

产后为什么会出现尿失禁

　　女性在生产时,不管是自然分娩,还是阴道手术助产,盆底的肌肉和筋膜,以及腹肌都因承受较大的伸展或因撕裂而变得松弛、软弱、弹性下降,所以有的新妈妈在生下宝宝后出现小便失控现象。

♥ 爱心贴士

锻炼盆底肌的方法：

仰卧在床，双脚屈膝微开 7～8 厘米，收紧肛门、会阴及尿道 5 秒钟，然后放松，心里默数 5 下再重复，每次运动做 10 次左右。

盆底两侧，屈腿，有规律地抬高臀部离开床面，然后放下，每次运动做 10 次左右。

怎样防治产后尿潴留

一般新妈妈于产后 6～8 小时即可自行排尿，若产后 8 小时膀胱充盈却不能排尿则为产后尿潴留。

积极防治尿路感染。对于妊娠末期的明显水肿或泌尿系统感染，应积极治疗。

要积极排尿，新妈妈于产后 4～6 小时之间主动自行排尿。

新妈妈要精神放松，选择自己习惯的排尿体位，或用热水熏洗外阴，或用温开水冲洗尿道口周围，诱导排尿。

可在脐下，耻骨联合上方放置热水袋，以促进血液循环，消除膀胱壁和尿道水肿，有利于膀胱排尿功能的恢复。

♥ 爱心贴士

产程过长是引发尿潴留的重要原因，所以放松心情，配合大夫顺利生产客观上可以预防尿潴留。

产后为什么容易患膀胱炎及肾盂肾炎

有些新妈妈宝宝出生不久就出现泌尿异感染，以膀胱炎、急性肾盂肾炎较常见。怀孕后由于内分泌的影响，尿液常有滞留，易造成细菌感染。据调查，5％～10％的新妈妈尿液中有细菌，如果不治疗，其中的 80％持续带菌到产后，当产褥期抵抗力减弱而又有适当的细菌繁殖条件，就会发展成急性泌尿道感染。

女性尿道4厘米长，短而直又接近肛门，尿道很容易有细菌污染。产后恶露持续时间长，恶露处理欠清洁，容易引起尿道的污染。新妈妈分娩后膀胱和输尿管肌肉暂时松弛，易存残尿。

有的新妈妈习惯憋尿。助产操作时使阴道极度扩张，也可引起膀胱黏膜、尿道的挫伤和渗血而发生尿潴留。分娩或产后导尿、保留尿管等，所有这些都会增加尿道感染的机会。

❤ 爱心贴士

产后预防尿路感染，要注意恶露的清洁处理，每天清洗外阴部，多喝水，不要憋尿。及早下床活动，有助膀胱肌肉功能恢复。

辅助治疗产后泌尿系感染的食疗方有哪些

新妈妈在产褥期发生泌尿系感染，在治疗的同时，选些食疗方配合辅助治疗，效果会更好。

鲜荠菜 60～90 克，洗净加水煎浓汁，每天1剂，分3次服或鲜荠菜 60 克洗净切碎，加大米30～50 克，煮粥吃。荠菜有清热解毒、抑菌、抗感染、退热、利尿、止血、促使恶露排出等作用。

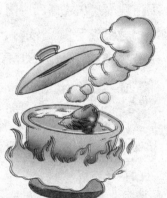

冬瓜（连皮）500 克，洗净，切片，与豆豉、粳米各 50 克一同入水中熬成粥，随意食用。

冬瓜 350 克、鲫鱼 1 条(250 克)，去鳞、鳃、内脏洗净，放入锅内，加水煮至鲫鱼肉熟，放入洗净切好的冬瓜片煮至熟烂，放少许盐调味即成。可清热利尿，伴排尿困难时宜食用。

葵菜 100 克、葱白 30 克共放沙锅，加适量清水煮 20～30 分钟，放入洗净的粳米 100 克共煮为粥，粥熟加少许精盐、味精调味。具有清热利尿、通乳明目等作用，适于尿路感染。

第四章

产后，细心呵护新生宝宝

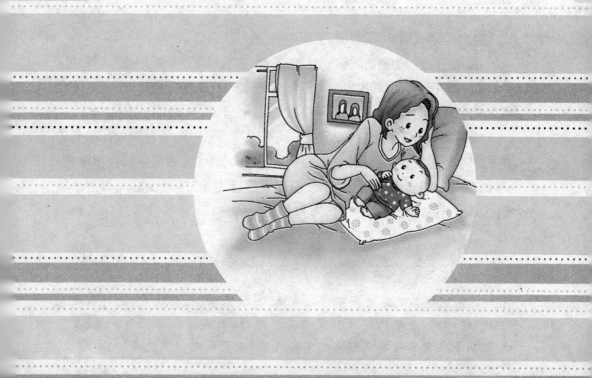

新生宝宝怎样喂养

为什么母乳是宝宝最好的食物

母乳喂养的优点有：

母乳含有各种适合宝宝成长的营养成分，且容易消化吸收。

在宝宝的免疫系统尚未发育完全时，母乳可以帮助宝宝抵御疾病以及抗过敏。

乳汁是现成的，不用消毒，不用调配，温度也合适。

宝宝的依偎，小嘴的吮吸，小手的抚摸，都会激发出新妈妈强烈的母爱。

新妈妈在哺乳时释放的激素可以促进子宫很快恢复到正常大小，而且乳汁的分泌会消耗妊娠期间积蓄的脂肪。

母乳含有新生宝宝生长发育所需的各种营养物质，适合新生儿胃肠功能的消化和吸收，而且其质和量会不断变化，以适应宝宝的生长发育所需。母乳，尤其是初乳中含有丰富的免疫球蛋白、乳铁蛋白、溶菌酶和其他免疫活性物质，可以增强新生儿抗感染能力。因此，母乳喂养是最佳的哺喂方式。

专家叮咛

新妈妈如果患有严重的心脏病、心功能不全、肾脏疾病、肝脏疾病、精神病、癫痫病等均不宜哺乳。另外，新妈妈在患乙型肝炎、艾滋病等病毒感染疾病期间也不能哺乳，以免引起宝宝感染。

宝宝出生后多久可以开始喂奶

世界卫生组织专家认为，新生宝宝出生后应立即吃母乳或起码在2小时内喂奶，这对新妈妈和宝宝均有益。这是因为，初乳中含有新生宝宝所需要的高度浓集的营养素和预防多种传染病的物质；此外，由于母乳分泌受神经、内分泌调节，新生宝宝吸吮乳头，可以引起新妈妈神经反射，促进乳汁分泌和子宫复原，减少产后出血。因此，早喂母乳对新生宝宝健康和新妈妈身体恢复都有利。

早喂奶还可以预防小儿低血糖的发生，减轻生理性体重下降的程度。所以，只要新妈妈情况正常，分娩后即可让新生宝宝试吮新妈妈的乳头，让宝宝尽可能早吃到新妈妈的初乳。

> **专家叮咛**
>
> 在新生宝宝出生后20～30分钟时吸吮能力最强，如果未能得到吸吮刺激，将会影响以后的吸吮能力，而且在出生后1小时是新生宝宝的敏感时期，是建立母子相互依恋感情的最佳时间。

为什么不提倡宝宝一出生就给他喝奶粉

新妈妈在新生宝宝出生后第一次喂奶前，怕宝宝饿着，就先用糖水或牛奶喂给新生宝宝，称为哺乳前喂养。研究表明，这种做法不科学而且有害。

这是因为，新生宝宝出生前体内已贮存了足够的营养和水分，完全可以维持到母亲初乳下来。初乳虽少，但也足够刚出生的正常新生宝宝需要。

如果坚持进行哺乳前喂养，反而会对宝宝和新妈妈都不利。对新生宝宝的危害是，因吃饱糖水或牛奶以后，不愿意再吸吮新妈妈的乳头，也就得不到具有抗感染作用的初乳，而且人工喂养又极易受细菌和病毒感染，人工喂养也容易发生新生宝宝对牛奶过敏等。

对新妈妈来说，推迟开奶时间也相应地使新妈妈来奶的时间推迟，如果新生宝宝因喂养后不饿，再不把新妈妈的奶水吃完，新妈妈容易发生胀奶或乳腺炎。

为何不要弃掉初乳

有些新妈妈分娩后几天内不给新生宝宝喂奶,认为初乳营养不丰富,乳汁不干净,往往挤掉弃之不用,过几天下来浓乳汁才给宝宝喂奶。这是不对的。

初乳中不但营养很丰富,而且免疫球蛋白含量很高,含有大量免疫物质,能保护新生宝宝娇嫩的消化道和呼吸道的黏膜,使之不受微生物的侵袭。如果用初乳喂养新生宝宝,可使新生宝宝在出生后一段时间内具有防止感染的能力。初乳中含有中性粒细胞、巨噬细胞和淋巴细胞,它们能直接吞噬微生物异物、参与免疫反应的功能,增加新生宝宝的免疫能力。

用什么姿势给宝宝喂奶最科学

母乳喂养时抱宝宝有数种姿势。新妈妈不妨每种都试试,选择一种自己和宝宝都感觉最舒适的姿势。

搂抱(轻松且常用的姿势)。

交叉搂抱、垂直搂抱或中间姿势(宝宝头下垫上东西,有助于宝宝含住乳头。适合于早产儿或吮吸能力弱或含乳头有困难的小宝宝)。

紧抱或像抱橄榄球一样(可让新妈妈看到并控制宝宝的头部。适合于乳房较大或乳头内陷而非凸出或扁平的新妈妈）。

换位（有助于鼓励拒绝在不太喜欢的乳房上吃奶的宝宝吃奶）。

宝宝的嘴唇包住乳头和乳晕，其鼻子和面颊接触乳房。宝宝的嘴唇在外面（或外翻），不是向内收回。

🔍 **专家叮咛**

> 无论选择哪种姿势，请确定宝宝的腹部是正对自己的腹部，这有助于宝宝正确地"吮住"或"攀着"。也不要只用双手抱着宝宝，而是要将宝宝搁在自己的大腿上，否则哺乳后往往会腰酸背痛。

剖宫产的新妈妈怎样喂奶

现在许多孕妈妈选择剖宫产，剖宫产的新妈妈由于最初几天腹部切口疼痛，因此在母乳喂养体位方面建议采用以下方式：

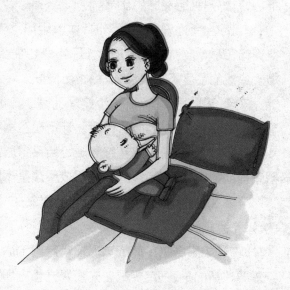

床上坐位喂奶法：新妈妈取坐位或半坐卧位，在身体的一侧放小棉被或枕头垫到适宜高度，同侧手抱住宝宝，宝宝下肢朝新妈妈身后，臀部放于垫高处，胸部紧贴新妈妈胸部，嘴巴和下颏能贴住新妈妈乳房为宜。用乳头触及宝宝口唇，宝宝就会张大嘴巴含住同侧乳头及大部分乳晕吸吮。

床下坐位喂奶法：座椅一张放于床边，新妈妈坐于椅上靠近床缘，身体紧靠椅背，以使背部和双肩放松，新妈妈身体的方向要与床缘成一夹角。宝宝放在新妈妈床上，可用棉被或枕头垫到适宜高度，新妈妈环抱式抱住宝宝哺乳，其他姿势同床上喂奶法。

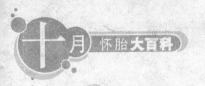

胀奶怎么办

之所以发生胀奶,是由于新妈妈体内泌乳激素大量增加,刺激乳汁的产生,并使乳腺管及周围组织膨胀。这个时候如果宝宝吮吸不及时或是吃奶不多,新妈妈就容易胀奶。

热敷:当新妈妈胀奶疼痛时,可以用热毛巾热敷乳房,使阻塞的乳腺变得通畅,改善乳房循环。注意避开乳晕和乳头部位,因为这两处的皮肤较嫩。热敷的温度不宜过热,以免烫伤皮肤。

按摩:热敷后,可以进一步按摩乳房。一般以双手托住单侧乳房,并从乳房底部交替按摩至乳头,再将乳汁挤在容器中的方式为主。

借助吸奶器:新妈妈若感到胀奶且疼得厉害时,可使用手动或电动吸奶器来辅助挤奶,目前市售的吸奶器效果还是不错的。

冲热水澡:当乳房又胀又疼时,不妨先冲个热水澡,将全身洗得热乎乎的,感觉会舒服些。

冷敷:如果胀奶疼痛的情形非常严重的话,不妨以冷敷的方式止痛。特别需要注意的是,一定要记住先将奶汁挤出后再进行冷敷。

如何注意产后的乳头卫生

每次哺乳前，先洗净双手，然后用温开水或 2％ 硼酸水擦净乳头，挤掉几滴奶，以冲掉乳腺管内可能存在的细菌。哺乳时，应让宝宝含住乳头周围的部分乳晕，以减少吸吮对乳头皮肤的摩擦。

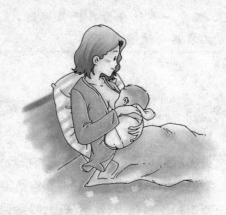

宝宝吸吮乳头的时间不能超过 20 分钟，否则乳头皮肤过度浸润，容易发生皲裂。切忌让宝宝含着乳头入睡，以免乳头浸软、皲裂而有细菌侵入。

倘若乳头皲裂或破皮，且伴疼痛和发红，应减少哺乳次数或停止直接喂哺，将乳汁用吸奶器吸出或挤出，装入奶瓶喂哺。

专家叮咛

乳头皲裂可涂以清鱼肝油、10％复方安息香酸酊或 50％鱼肝油剂，在下次哺乳或挤奶前擦去即可。

新妈妈为什么要注意两侧乳房交替哺乳

乳汁的成分因出乳先后而不同。最先分泌的乳汁，脂肪含量低而蛋白质含量高。随后，脂肪含量逐渐增多而蛋白质含量逐渐减少。末段乳汁的脂肪含量比初段高 2～3 倍。

两侧乳房轮流吸空，既可保证新生宝宝吸到最后一部分含脂肪较多的乳汁，又可促进乳腺继续分泌更多的乳汁。倘若乳汁多，新生宝宝吃不完，应将多余的奶用吸奶器吸出或挤出，否则乳房内常有剩余的奶，将会使乳汁越来越少且易生乳疖。

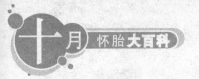

专家叮咛

乳房两侧交替的时间一般为 15～20 分钟。左右乳房轮换着喂，吸空一侧乳房后再换另一侧，下次哺乳时先后掉换。这样可使左右乳房轮流被吸空。

怎样知道宝宝吃饱了

许多新妈妈担心小宝宝吃不饱，但又不知道怎样衡量宝宝是不是吃饱了。根据以下几个方面观察可知道新生宝宝是否吃饱：

新妈妈乳量充足，乳房胀满，静脉显露，喂哺时可听到宝宝吞咽乳汁的声音，宝宝吃饱后会自己吐出乳头。

吃饱的宝宝腹部可见微微隆起。

吃饱后宝宝睡眠时间较长，可达 2～3 小时。

爱心贴士

正常宝宝每天大便 1～2 次或更多，颜色质地均匀而稠，有一点微微的酸味。也有的宝宝要 1～2 天大便 1 次，但大便性状正常就可以放心。饥饿时大便量小，颜色发绿，混有黏液。

怎样进行混合喂养和人工喂养新生宝宝

在混合喂养和人工喂养时，必须注意以下事项：

宝宝混合喂养，在每次喂养时应先吃母乳，约 10 分钟后加喂牛奶或羊奶等其他代乳品。母乳和其他奶类或代乳品间隔喂，或交替喂，每天只有 1～2 次喂其他奶类或代乳品，其余喂奶时间全喂母乳。

混合喂养和人工喂养都必须作好奶具和奶的消毒，以免食物变质。

喂奶的温度要合适。喂前可将奶滴在手背或将盛奶的瓶子贴在脸颊上试温度，以不感到烫也不感到凉为宜。

奶头大小要合适，在奶头上扎 1～2 个小孔，以宝宝在 10～15 分钟吃完为宜。喂奶时要随时注意将奶汁充满奶头，以免宝宝吸进空气。

每次喂奶量要适当。一般认为宝宝要吃多少就是他的需量。每天总乳量计算为：新生宝宝每日乳量约等于体重的 1/5，2～5 个月为 1/6，6 个月为 1/7，7～12 个月为 1/8。

乳奶要做到稀释适宜。喂新生宝宝奶和水比为 2：1，2～4 周后为 3：1，1 个月后可 4：1 或喂全奶。如果新生宝宝健康，也可以一开始就喂全奶的鲜牛奶。奶粉调配，按重量 1：8 配，这样相当于全奶。

注意宝宝大小便情况。糖少、蛋白质多，大便干燥，尿量少而发黄；糖多则大便有泡沫或酸味。

专家叮咛

在补喂或喂养牛奶以及其他代乳品时，还应及时加添辅食。宝宝出生后第 3 周即应添加菜汤、西红柿水或山楂水、鲜橘子汁等富含维生素 C 的食品。

宝宝不吸奶瓶怎么办

很多宝宝出生后几个月，妈妈要上班不得不将奶水挤出用奶瓶喂养宝宝。

如果妈妈因为偶尔外出不能持续让宝宝直接吸吮母乳或者其他原因需要给宝宝添加配方奶的时候，不管奶瓶里是母乳还是配方奶，宝宝都拒绝吸奶瓶。在这种情况下，可以暂时 1～2 次用杯子、滴管喂食即可。如果妈妈要上班而无法在白天亲自直接哺喂母乳，而必须改以其他方式的话，仍可以选择以杯子、滴管喂食，而不一定需要以瓶喂；当然，若仍希望用奶瓶喂食，就需要先多多和宝宝沟通，然后以渐进方式，先依照宝宝需求来喂食瓶装母乳，多次尝试将母乳润湿宝宝嘴唇边以及奶嘴边，鼓励宝宝吸吮舔食，而后再放入奶嘴与奶瓶即可。

 新生宝宝怎么养护

怎样抱宝宝更好

一般说来,以下三种抱宝宝的方法比较科学,更适合宝宝的特点。

将宝宝抱在手臂中:你左手臂弯曲,让宝宝的头躺在左臂弯里,右手托住宝宝的背和臀部,左胳臂与身子夹住宝宝的双腿,同时托住宝宝的整个下肢。左臂要比右臂略高 10 厘米左右。这样抱宝宝,使宝宝的头部及肢体受到很好的支撑,有安全感,也比较舒适。

将宝宝面向下抱着:左臂弯曲,使宝宝的下巴及脸颊靠着你的前臂,你的左手按着他的外臀,宝宝的两只手分别放在你手臂的内外。你的左臂从宝宝的屁股处插入宝宝的腹部,手直伸到宝宝前胸。这样,你的两只手臂完全托住宝宝的身体,宝宝面向下,宝宝会感到舒适和安全。这种抱法最好在 8 周以后采用为好。

让宝宝靠住大人的肩膀抱着:你的一只手放在宝宝的臀下,支持其体重;另一只手扶住宝宝的头部,使宝宝靠住你的肩膀,直卧在你的胸前。这样抱宝宝,不但会使宝宝感到安全,而且直立,无压迫感。

爱心贴士

三种抱宝宝的方法,均可以根据习惯左右方向变动,也可以三种方法轮换使用。这样既能减轻大人的疲劳,也可以使宝宝变换姿势而感到舒服。

宝宝哭时新妈妈应怎样安抚

宝宝哭闹时,新妈妈不要急,观察一下他为什么哭闹。如果是闹觉,哭

一会儿他就会睡觉。不是闹觉,也可以根据哭闹的原因采取以下几种安抚方法:

喂奶:第 1 个月内的宝宝因饥饿哭闹是主要原因,给他喂奶,就可停止哭闹。

搂抱:新妈妈经常搂抱新生宝宝,可以使他感受到爱抚,新妈妈和身体接触,能使宝宝静下来。

包好宝宝:宝宝包裹不好,感到不舒服甚至有压感,就会哭闹,如果新妈妈重新好好包一下宝宝,就会使他感到有安全、舒适感,可停止哭闹。

有节奏地拍宝宝:拍他或按摩他的背部和腹部,帮助他排气,使其感到舒服就会不再哭闹。

给宝宝东西吸吮:把他自己干净的小手指放进他的嘴里,他就会立即停止哭闹。

分散宝宝的注意力:如给一件东西让他注视,放一段轻音乐让他听,吸引他的注意力,他也会安静下来。

💗 爱心贴士

> 宝宝哭闹一定是有原因的,如果宝宝哭得很异常,找不到原因,则可能是因为生病不舒服了。

新生宝宝嘴唇起白皮怎么处理

有的宝宝出生 2~5 天后,嘴唇上往往起白色薄皮,有的新妈妈常常随意用手去揭或用力擦,想去掉白皮。这种处理方法不对,往往导致出血感染。

新妈妈发现新生宝宝嘴唇出现白色薄皮时,可用石蜡油或熟花生油涂在嘴唇上,每次吃完奶后涂 1 次,过几天就会自然脱落。此外,还可用消毒纱布在温开水内浸温后覆盖在嘴唇上,待 1 小时后揭开纱布;用消毒的小毛巾轻轻擦拭,也可防止感染。

怎样处理宝宝头皮上的厚痂

　　有些宝宝在头顶脑门处有一层很厚的褐色硬痂。这是出生时头皮上过厚的胎脂未洗净,加上出生后头皮每天分泌的皮脂以及泥土灰尘等混在一起,再由于洗头不多,一天天堆积加厚而成。处理这层厚痂时,不要硬剥,以免损伤皮肤,引起细菌感染。正确的处理方法是:用花生油或麻油、甘油、石蜡等浸泡一会儿,待干痂皮松软后,用温水或淡肥皂水洗净,一次洗不干净,可反复洗几次,直到洗净为止。

怎样作好宝宝眼部、耳朵、鼻子的护理

　　新生宝宝眼部要保持清洁,每次洗脸时先将眼睛部位擦洗干净,平时也注意及时将分泌物擦去。如果眼部分泌物多可滴氯霉素眼药水,每眼每次滴一小滴,每日滴 4 次。如果发现有睫毛倒向眼内,用洁手将眼皮轻轻拨开,使睫毛离开眼球即可。

　　宝宝耳道内会有污垢,主要是乳汁或眼泪流进所致,此时可采用棉签进入,以旋转的方法取出。但要注意限于浅部,而且要将宝宝头固定住。

　　新生宝宝只用鼻呼吸,鼻一旦被堵就会影响呼吸,所以妈妈要经常为宝宝取出鼻垢和清洗鼻涕;也可用小棉球在鼻内转动清除污垢,但不可过深,并扶住宝宝的头。

专家叮咛

新生宝宝用药需要特别谨慎，所以很多父母不愿意轻易给宝宝使用眼药水，其实给宝宝用的眼药水十分温和，可以放心使用。

给新生宝宝洗澡应注意什么

给宝宝日常洗澡可以在出生后第 2 周，脐带脱落之后开始。

宝宝洗澡时，室温最好在 23℃～30℃为宜，水温 38℃～40℃，应以不烫手，不凉手为宜。

选用洗澡用宝宝皂应以油性较大而碱性小、刺激性小的香皂。

夏季每日给宝宝洗澡 1～2 次，春秋季每周 2～3 次，冬季每周 1 次。每次洗澡时间 3～5 分钟为宜。

专家叮咛

宝宝出生时皮肤上覆有一层白色奶油样胎脂，其有保护皮肤避免外伤和保温作用，不宜在出生后立即除去，可在出生后 6 小时左右用植物油将其揩去。

怎样给宝宝洗澡

给宝宝洗澡时，用左手托住宝宝的头，拇指及食指将宝宝的两耳向前按住，使紧贴于耳前脸上，以防止洗澡水流入耳内（也可用棉花塞住耳孔）。用左臂挟住宝宝身体，让宝宝面向上，先用小毛巾洗头、颈、腋窝、胸部、两臂和手，然后将宝宝翻过来，使宝宝俯卧在左手臂上，头顶贴在大人的左胸前，用左手托住宝宝的右大腿，开始洗身体下部，从会阴向后洗臀部，最后洗下肢和脚。

稍大点的宝宝也可放在洗浴盆内的洗浴垫上，左手拇指和食指将小儿的耳向前按住，遮住耳孔，按以上顺序洗澡。

给宝宝洗完澡后,把他放在干浴巾上,逐步拭干全身。擦干后,可在腋窝、腹股沟、颈部等皮肤皱褶处涂上痱子粉或爽身粉。

怎样给宝宝换尿布

宝宝尿布湿了或脏了要及时更换,以免尿布浸袭产生皮炎。更换尿布时,要将宝宝放在毛巾上,取掉脏尿布,并用温水轻轻地由前向后清洗宝宝外生殖器部分,然后用毛巾轻轻拍干。如果宝宝大便污染了尿布,将有粪便的部分折到尿布里面并去除,用棉布或卫生纸轻轻擦净臀部,再用温和的肥皂水冲洗并拭干宝宝臀部,特别要留意皮肤皱褶的地方要拭干。

然后,将方形尿布叠成3～4层(宽度12～15厘米),一端平展地放置宝宝的臀部,另一端由两腿之间拉上至腹部。男婴应将阴茎向下压,防止小便渗入脐部。再将方形的尿布叠成三角形,放在长条形尿布下,三角形的两端覆盖在长方形尿布上,尖端内两腿之间拉上固定。

换尿布时不要时间很长,防止宝宝受凉。包扎尿布不要过紧或过松,过紧活动受限,妨碍发育;过松粪便容易外溢,污染皮肤。尿布不要垫得太厚,否则两侧大腿外旋,长大走路呈"鸭步"状态。

宝宝的皮肤细嫩,最易损伤,因此宝宝的尿布应当选用柔软、清洁、吸水强的白色或浅色棉布制作,将布截成50厘米×50厘米大小,30块左右才可供一昼夜用。

宝宝睡眠有什么特点

宝宝除吃奶或尿布潮湿时觉醒外,几乎都在睡觉。睡眠多是宝宝的一个特点。宝宝睡眠多,一方面是生长发育的需要,另一方面也是他的脑神经系统还没有发育健全,大脑容易疲劳的缘故。

正常宝宝每天睡眠时间约为 20～22 小时。但也有差异，有的睡眠时间稍短些，但只要精神状态很好，也不必担心。随着宝宝的一天天长大，睡眠的时间会渐渐地缩短。

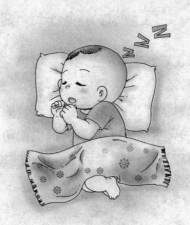

如果宝宝白天清醒的时间逐渐增多，那么夜间的睡眠时间就应相应延长，要逐渐建立起白天少睡，夜间熟睡的习惯，能睡的宝宝长得壮，长得高，可见睡眠对宝宝的发育关系极大。

爱心贴士

新妈妈要注意给宝宝创造一个舒适、安静的睡眠环境，以保证宝宝有充足的睡眠时间。

宝宝睡觉要不要用枕头

很多新妈妈愿意给宝宝做一个用粮食装的高枕头让宝宝枕，目的是可以纠正睡头偏。这种做法是不对的。

从生理学角度来看，宝宝不需枕枕头。宝宝的脊柱为直形，头部较大，平睡时后脑勺与脊背成一条线；侧卧时与肩部相平。如果小儿头下再塞个枕头，脖子就会受委屈。如果为了防吐奶，可把上半身略垫高 1 厘米。

爱心贴士

一般说来，当宝宝长到 3～4 个月时，睡觉可以枕 1 厘米高的枕头，长到 7～8 月时睡觉可枕 3 厘米高的枕头。但枕头不宜过高，以防形成驼背。

宝宝晚上不睡白天睡怎么办

为了培养宝宝的正常睡眠习惯,在出生后两周,新妈妈可有意识地让宝宝少睡,留在晚间多睡觉。具体办法是,白天可给宝宝少喂些奶,使宝宝处于半饥饿状态,或多给宝宝些刺激(如捏耳垂、弹足底等),使宝宝睡不踏实。这样,白天宝宝疲倦了,晚上睡觉前再喂足奶,夜晚自然就会睡得安稳,经过几天适应过程,宝宝就会形成正常的睡眠规律。

专家叮咛

宝宝白天睡觉多是正常现象,他在回避白天的外环境刺激,尤其是阳光的照射,对他很不适宜。另外,宝宝睡眠规律尚未形成,不会分辨白天黑夜。

宝宝吸安慰奶嘴为什么不好

宝宝的吸吮动作与消化机能是相联系的,正常的吸奶与胃肠道的消化吸收作用已建立起条件反射。而吸安慰奶嘴时,同样给消化道一个刺激性信号,却没有奶水可消化吸收,这样时间长了,就会发生消化不良症状。而且吸安慰奶嘴时还会把大量空气吸入胃内,造成胃的膨胀,容易发生吐奶。

专家叮咛

宝宝如经常吸安慰奶嘴,养成不良习惯,平时就会把手指或其他东西放入嘴里吸吮,不利于卫生,也不安全。

宝宝为什么不要一哭就哄

有的新妈妈不让宝宝哭,宝宝一哭就抱起。其实宝宝啼哭不是坏事,完全不让宝宝啼哭反而对宝宝健康不利。

宝宝啼哭是全身性的健康运动。这是因为,宝宝哭时,呼吸系统运动量增大,增加了肺活量,有利于肺的发育。宝宝啼哭还可促进血液循环和新陈代谢。一般来说,宝宝啼哭会本能地调节全身循环和代谢。宝宝哭到一定程度,就会自然停止。

但是也要注意,有时宝宝饥饿时也会啼哭,这时应哺乳或喂食物;有的宝宝撒尿拉屎也会啼哭,这时应立即给换尿布。当然,也有的宝宝是由于疼痛、不舒服或疾病引起啼哭,这就要去医院诊治。如果哭得厉害或哭的时间过长,就要把宝宝抱起,轻轻拍打背部,使之安静下来。

专家叮咛

宝宝正常哭是有益的,但要注意观察其他原因引起的啼哭,根据具体情况处理。

宝宝该不该穿袜子

小宝宝不会走路,不必穿鞋,但还是要穿袜子,这是因为:

宝宝的体温调节功能尚未发育成熟,产热能力较小,而散热能力较大,加上体表面积相对较大,更容易散热。当环境温度略低时,宝宝的末梢循环就不好,脚就会发凉,如果穿上袜子,可起到一定保暖作用,避免着凉受寒,宝宝也觉得舒服。

宝宝随着月龄的增长,四肢活动增多,甚至手舞足蹈或者乱踢乱蹬,很容易损伤脚皮肤、脚趾,穿上袜子可以减少损伤的发生。

宝宝皮肤接触外界环境越来越多,一些脏东西如尘土等有害物质容易通过娇嫩的皮肤侵袭身体,增加感染的机会。穿上袜子可起到清洁卫生作用,还可防蚊虫的叮咬。

宝宝穿袜子有益,新妈妈不可忽视。

爱心贴士

宝宝学走路之前,可以用厚一点的袜子代替鞋子,开始学走路以后,鞋袜就都需要了。

怎样给宝宝做保健按摩

宝宝保健按摩的方法简单易行,易学易用,既无痛苦,又无不良反应。当你与宝宝嬉戏玩耍的时候,简单地为宝宝做一些保健按摩,既能增进你与宝宝的感情,又可起到健脾健胃、增进食欲、强壮身体、预防疾病的作用,一定会使你的宝宝健康成长。

宝宝的保健按摩一般在饭前进行,每天操作 1 次,每 7 天为 1 个疗程。休息 3 天后,可继续进行下一个疗程。宝宝患急性传染病期间可暂停,病愈后再恢复进行。在按摩的同时要配合进行适当的运动锻炼。

按摩要点:使宝宝拇指屈曲,循拇指外侧边缘向掌根方向直推 200 次。轻摩腹 5 分钟,轻捏宝宝的脊柱 5 遍。最后,用拇指端揉按宝宝的足三里穴 100 次。足三里穴在膝盖外侧凹陷下 3 寸(宝宝除拇指外其余四指并拢后中指横纹处宽度),胫骨旁 1 寸处(宝宝拇指横纹处宽度)。

专家叮咛

对于体质较弱的宝宝来说,日常保健非常重要。如果每天坚持进行保健按摩,可以使宝宝更好地发育和生长,减少生病的概率。

图书在版编目（CIP）数据

十月怀胎大百科/张秀丽编著.—北京：中国人口出版社，2011.6

ISBN 978-7-5101-0753-5

Ⅰ.①十… Ⅱ.①张… Ⅲ.①妊娠期—妇幼保健—基本知识

Ⅳ.①R715.3

中国版本图书馆CIP数据核字（2011）第079709号

十 月 怀 胎 大 百 科

张秀丽　编著

出版发行	中国人口出版社	
印　　刷	北京华戈印务有限公司	
开　　本	710×1010　1/16	
印　　张	30　　插页　4	
字　　数	300千	
版　　次	2011年8月第1版	
印　　次	2014年1月第2次印刷	
书　　号	ISBN 978-7-5101-0753-5	
定　　价	36.80元（赠送CD）	

社　　长	陶庆军
网　　址	www.rkcbs.net
电子信箱	rkcbs@126.com
电　　话	(010)83519390
传　　真	(010)83519401
地　　址	北京市宣武区广安门南街80号中加大厦
邮　　编	100054

图书在版编目（CIP）数据

十月怀胎大百科/张秀丽编著. —北京：中国人口出版社，2011.6
ISBN 978-7-5101-0753-5

Ⅰ.①十… Ⅱ.①张… Ⅲ.①妊娠期—妇幼保健—基本知识
Ⅳ.①R715.3

中国版本图书馆CIP数据核字（2011）第079709号

十 月 怀 胎 大 百 科

张秀丽　编著

出版发行	中国人口出版社
印　　刷	北京华戈印务有限公司
开　　本	710×1010　1/16
印　　张	30　　插页　4
字　　数	300千
版　　次	2011年8月第1版
印　　次	2014年1月第2次印刷
书　　号	ISBN 978-7-5101-0753-5
定　　价	36.80元（赠送CD）

社　　长	陶庆军
网　　址	www.rkcbs.net
电子信箱	rkcbs@126.com
电　　话	(010)83519390
传　　真	(010)83519401
地　　址	北京市宣武区广安门南街80号中加大厦
邮　　编	100054